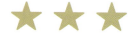

三ツ星シェフへの道

経静脈栄養
実践GUIDE

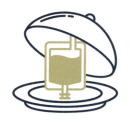

浅ノ川総合病院 薬剤部　東 敬一朗

南山堂

●●● 本書を手に取っていただいた方へ ●●●

　栄養はすべての人にとって生きるために必須のものであり，とくに治療を必要とする患者にとってはより重要性が高いものです．しかし，臨床で実際に見かける経静脈栄養の組成は，お世辞にも素晴らしいと言えるものではありません．こういった現状を「なんとかしなければ！」と考え，本書を執筆しました．

　他にも栄養に関する書籍はたくさんありますが，本書はまず「経静脈栄養って面白い！」と思ってもらうことを一番に構成しています．何かを深く学ぼうとするとき，自分のなかに湧き出た興味が最大の動機になるはずです．本書はその動機につながるきっかけになると思います．また，経静脈栄養に対して難しいというイメージをもっている方も多いのではないでしょうか？私は，栄養管理のなかでは経静脈栄養が一番簡単だと思っています．どういうことかというと，食事や経腸栄養だと何かひとつの栄養素（例えばたんぱく質）を減らしたり増やしたりしようとすると必然的に他の栄養素の量も変わってしまうので，実は調整がとても難しいんです．でも，経静脈栄養の場合は，アミノ酸のみ，ブドウ糖のみといった感じで，容易に個々の栄養素の量を調整できます．だから，実は経静脈栄養ってそんなに難しくないってことが伝わるように，できるだけわかりやすく，読みやすい内容にしました．

　本書では「経静脈栄養」という言葉を使っています．これは，経口摂取や経腸栄養では"経"という文字が入るのに，静脈栄養だけ入らないのはなんだかおかしい…という私の勝手なこだわりなので，あまり気にしないでください（笑）．

　また，本書は薬剤師向けの月刊誌「薬局」で3年以上連載していたものをまとめ，すべての医療従事者向けの内容となるように再編集したものです．手前味噌ですが，ひとつの読み物としても楽しんでいただけると思いますので，あまり肩肘張らずに気軽にご一読いただき，皆さんが経静脈栄養に興味をもつ一助になれば幸いです．

2024年10月

浅ノ川総合病院 薬剤部
東 敬一朗

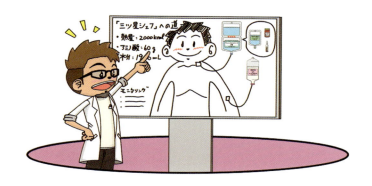

目次

付録「輸液組成ペーパークラフト」の使いかた .... 巻頭 p.viii

＊ 輸液製剤一覧

- 高カロリー輸液用製剤 2
- 末梢静脈栄養用製剤 9
- アミノ酸製剤 16
- 脂肪乳剤 19
- 電解質輸液 等張電解質輸液（細胞外液補充液） 20
- 電解質輸液 低張電解質輸液 24

I はじめに ～なぜ経静脈栄養は難しい？～

1 医師・薬剤師・看護師と臨床栄養 30

2 "とある一例"が教えてくれる大事なこと
—common sense based nutrition— 37

II　意外と知らない? 水・電解質管理

3　水・電解質管理を理解するうえで知っておいた方がよいこと ……………… 54

III　経静脈栄養組成の立案に必要な情報

4　経静脈栄養の適応と投与ルート ………………………………………… 66
5　必要栄養量の設定方法 …………………………………………………… 73
6　糖質（グルコース） ……………………………………………………… 79
7　アミノ酸 …………………………………………………………………… 91
8　脂質 ………………………………………………………………………… 104
9　経静脈栄養組成，ここまでのおさらい ………………………………… 113

IV 経静脈栄養に用いる輸液製剤

10 高カロリー輸液用 糖・電解質液，高カロリー輸液用マルチバッグ製剤 ……………… 124

11 末梢静脈栄養用製剤，アミノ酸製剤，脂肪乳剤 …………………………………… 131

12 電解質輸液 ……………………………………………………………………………… 139

13 脱水の種類と用いるべき製剤 ………………………………………………………… 147

14 ビタミン剤，微量元素製剤 …………………………………………………………… 151

15 経静脈栄養の通り道 ―経静脈栄養のルート管理― ………………………………… 158

V 病態別栄養

16 慢性腎臓病 ……………………………………………………………………………… 166

17 肝硬変 …………………………………………………………………………………… 173

18 心不全 …………………………………………………………………………………… 178

19 慢性閉塞性肺疾患 ……………………………………………………………………… 182

20 がん ……………………………………………………………………………………… 187

21 周術期 …………………………………………………………………………………… 193

22 病態別栄養のまとめ …………………………………………………………………… 199

23 番外編❶：リハビリテーションと栄養（リハ栄養）………………………………… 202

24 番外編❷：リハビリテーションと薬剤（リハ薬剤）………………………………… 212

VI 栄養アセスメントとモニタリング

25 栄養状態の評価，アセスメント ………………………………………………… 222

26 モニタリングなしは栄養管理にあらず …………………………………………… 230

輸液課題

- 課題 1 （健康な人）………………………………………………………………… 28
- 課題 2 （透析前 CKD）……………………………………………………………… 52
- 課題 3 （誤嚥性肺炎）……………………………………………………………… 122
- 課題 4 （COPD 急性増悪時）……………………………………………………… 164
- 課題 5 （あなたの経静脈栄養組成）……………………………………………… 172
- 解答例 ………………………………………………………………………………… 240

索引 ……………………………………………………………………………………… 242

vii

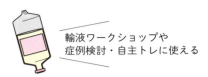

輸液ワークショップや
症例検討・自主トレに使える

つくって楽しい！ならべて学ぶ！
輸液組成ペーパークラフト（輸液製剤カード）の使いかた

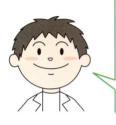

経静脈栄養の三ツ星シェフを目指し，食材である「輸液製剤」を組み合わせて，愛のある組成を構築する練習に使える輸液製剤カードを用意しました．本書に登場する課題にも使えます．
ぜひ，Web上からダウンロードしてみてくださいね！

ダウンロードはココから！

https://www.nanzando.com/downloads/26081.php

● 輸液製剤カードのつくりかた

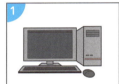

1　Web上のファイルをダウンロードする！

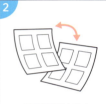

2　両面印刷する！

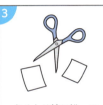

3　キリトリ線に沿って切り分ける！

健康な人の経静脈栄養組成づくり（p.39）や輸液課題（p.28ほか）に使おう！

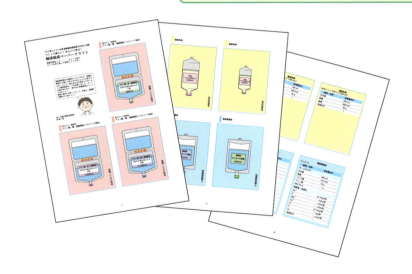

本書は2024年10月時点の医薬品情報に基づき作成しております．正確を期すよう細心の注意を払って制作しておりますが，添付文書ならびに診療ガイドライン等の情報はつねに更新されており，最新の情報であることを完全に保証するものではありません．医薬品の使用にあたっては，最新の情報をご確認くださいますようお願い申し上げます．

輸液製剤一覧

高カロリー輸液用製剤　糖・電解質液（基本液）

ハイカリック®液　テルモ
-1号，-2号，-3号

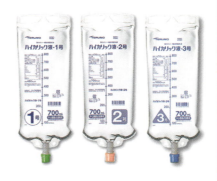

特徴

- 糖質と電解質が一つになった製剤．
- 大きな特徴はナトリウム（Na$^+$）とクロール（Cl$^-$）が含まれていないこと．
- 同社のプロテアミン®12注射液にNa$^+$，Cl$^-$ともに多く含まれており，それと配合することで十分量の補充が可能．

　私の思うところ

- あくまで基本液なので，必ず他の製剤と組み合わせる必要がある．そのため，最終的にオーダーメイドの組成になりやすい．
- NaとClが入っていない分，投与量を自在に調節できるが，やはりあらかじめ配合されている製剤の方が使いやすいのも事実．
- 原則プロテアミン®12注射液と組み合わせる前提なので，他のアミノ酸製剤と組み合わせる際には，Na，Clの追加が必ず必要になるため，注意が必要な製剤と言える．

ハイカリック®RF輸液　テルモ

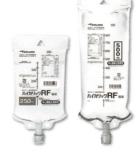

特徴

- 慢性腎臓病といった，カリウム（K），リン（P），マグネシウム（Mg）の上昇がみられる病態でも投与可能なように，これらの含有量をなくす，あるいは少なくした製剤．
- 高濃度のため，少ない水分で多くの熱量（エネルギー量）が投与できる．

　私の思うところ

- 高濃度ブドウ糖液を除き，高カロリー用でカリウム（K）フリーの製剤はこれのみなので，高カリウム血症の患者で多く使われている．
- ブドウ糖の濃度が50％と高いため水分量は少なくなるが，500mLで250g，つまりブドウ糖による熱量だけで1,000kcalにもなることを知っておく必要がある．また，リン（P）も入っていないことはあまり知られておらず，低リン血症から乳酸アシドーシスになる危険性もあり，使う側が十分にその特徴を理解していないといけない製剤．

高カロリー輸液用製剤　アミノ酸・糖・電解質液

ピーエヌツイン®　エイワイファーマ
-1号, -2号, -3号輸液

特徴
- わが国で初めてのマルチバッグ製剤.
- 糖質とアミノ酸の間に隔壁を設けることでメイラード反応を防止し，長期間の保管を可能にした.
- ビタミン，微量元素，脂質は入っていないので，別途入れる必要がある.
- アミノ酸の組成はWHO/FAO基準.

私の思うところ
- ビタミンや微量元素が入った製剤が出てきたため今となってはあまり使用されなくなってしまったが，実は大きなメリットがある製剤.
- 必ず高カロリー輸液用総合ビタミン製剤を加えるので，1日1袋のみで経静脈栄養管理を行いたい場合でも，1日量のビタミンをちゃんと入れられる．すでにビタミンが入っている多くの製剤の場合，1日1袋にするとビタミンの量が半分になってしまう.
- 3号液があるので，少ない水分量で多くの熱量（エネルギー量）が入れられる.
- アミノ酸組成は最新のTEO基準ではないが，WHO/FAO基準もヒトの母乳のアミノ酸組成がもとになっているため，全く問題ない.
- より便利な製剤が普及するなか，1日1袋だとビタミン量が少なくなってしまうことに頭を悩ませていた私としては，個人的にはあらためて価値を見いだした製剤でもある.

高カロリー輸液用製剤　糖・電解質・アミノ酸・総合ビタミン液

フルカリック®　テルモ

1号，2号，3号輸液

> 特徴

- わが国で初めての総合ビタミンを加えたマルチバッグ製剤．
- 容器を3つの室に分け（13種類の）ビタミンをそれぞれ安定に維持できる室に配合することで一つの製剤とした．
- 微量元素，脂質は入っていないので，別途入れる必要がある．
- アミノ酸の組成は最新のTEO基準．

> 私の思うところ

- フルカリック®の特筆すべきところはいくつかある．まず，ピーエヌツイン®（p.3）同様，濃度の濃い3号液があることである．高齢者や病態によっては，水分を多く投与できないこともある．そこで，少ない水分量でしっかり栄養を投与できる3号液は大活躍する．水分が足りなければ足せばよいだけだが，多いとそうはいかない．
- もう一つは，隔壁未開通防止の対策が秀逸なことで，しっかり開通しないとびん針が刺さらないようになっており，投与そのものができない．
- 一方で，3号液2本だと熱量（エネルギー量）が多いだけでなく，ブドウ糖も過剰になるため，低栄養患者の場合は3号液1本という使い方が現実的であることも多い．すると，ビタミンの量が半分になってしまう．半分でも乳酸アシドーシスを起こすリスクはないが，そもそも低栄養の患者に使うものなので，しっかり1日分のビタミンを入れたいところ．

ネオパレン® 大塚製薬工場

1号，2号輸液

特徴

- 総合ビタミンを加えたマルチバッグ製剤．
- 糖質とアミノ酸の間の隔壁付近にビタミンの入った小室を設置することで，ワンアクションですべての隔壁が開通できる．
- 微量元素，脂質は別途入れる必要がある．
- アミノ酸の組成はTEO基準．

 私の思うところ

- 基本的な栄養組成はフルカリック®と大きな違いはないが，こちらは容量が1,000mL，1,500mLとキリがいい．水分量の計算はしやすいと思う．
- 少し力は必要だが，ワンアクションですべての隔壁が開通できるのもよい．ただ，うまく開通操作をしないとビタミンの小室だけ開通しないこともある．
- 最大の弱点は，3号液がないこと．2号液の1,500mL製剤はほぼ3号液の組成となり，実際3号液に対抗するためにつくられたわけだが，3号液と比べて水分量が400mL程度増えるのは，とくに高齢者ではつらい．一方で，1,500mL製剤は1袋でビタミン量が75%入れられる．ある程度水分が入れられるような患者の場合，ビタミンが多く入るということは栄養管理という点ではメリットとなり，十分に3号液の代わりになる．
- 個人的に1,500mL製剤はバッグが大きすぎると思う．

高カロリー輸液用製剤　糖・電解質・アミノ酸・総合ビタミン・微量元素液

エルネオパ®NF　大塚製薬工場

1号，2号輸液

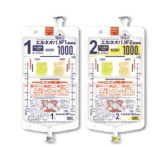

特徴

- ネオパレン®に微量元素の入った小室を足したマルチバッグ製剤．
- ワンアクションですべての隔壁が開通できる．
- 本剤に脂肪乳剤を足すことでほぼすべての栄養素の投与が可能．
- アミノ酸の組成はTEO基準．

 私の思うところ

- 基本的にはネオパレン®(p.5)に微量元素を足したものである．
- ネオパレン®と同じく，やはり3号液がないので，水分量という点では弱点．
- 脂肪乳剤を加えるとほぼすべての栄養素の投与は可能となるが，それでも最適とは言えない場合もある．結果，アミノ酸を足すなどの調整が必要になることも多い．
- エルネオパ®NFの前のエルネオパ®には一つ大きな問題があった．鉄(Fe)の量が多かったのである．これは，現在発売されているすべての微量元素製剤に言えることでもある．連日投与するとFe過剰となり，フェリチンは高値だが貧血が進行するという事態になることがある．
- マルチバッグに微量元素を入れたことで，エルネオパ®を選択すると必然的に微量元素が連日投与されることになった．そこで，微量元素のうちFeの量を半分程度に減らしたのがエルネオパ®NFである．よって，エルネオパ®NFを連日投与しても，Fe過剰による貧血の進行は起こりにくい．
- ビタミンの組成もFDA2000基準に変更となっているが，個人的には何よりもFeの量を減らしたことを評価している製剤である．

ワンパル®　エイワイファーマ
1号，2号輸液

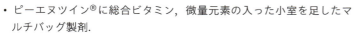

> **特 徴**

- ピーエヌツイン®に総合ビタミン，微量元素の入った小室を足したマルチバッグ製剤．
- 本剤に脂肪乳剤を足すことでほぼすべての栄養素の投与が可能．
- アミノ酸の組成はWHO/FAO基準．

 私の思うところ

- エルネオパ®同様，脂肪乳剤を加えるとほぼすべての栄養素の投与は可能となるが，やはりアミノ酸を足すなどの調整が必要になることも多い．
- ピーエヌツイン®(p.3)がベースであるため，アミノ酸組成は最新のTEO基準ではない．しかし，WHO/FAO基準もヒトの母乳のアミノ酸組成がもとになっているため，全く問題ない．
- ビタミンB_1，ビタミンB_6，ビタミンC，葉酸を増やし，ビタミンKを減らすといった調整がされているが，やはり特記すべきはFeの減量である．よって，ワンパル®を連日投与しても，Fe過剰による貧血の進行は起こらない．
- 規格が1号液，2号液ともに800mLと1,200mLとなっており，エルネオパ®NFよりも少ない水分量で栄養投与が可能となっている点も，とくに高齢者や心不全患者など，水分制限が必要な場合に重宝する．
- 実は薬価が少し安いのも長期的観点からすると，地味にありがたい．

高カロリー輸液用製剤　アミノ酸・糖・脂肪・電解質液

■ ミキシッド®　大塚製薬工場

L，H 輸液

特 徴

- 糖質，アミノ酸，電解質に脂質を足したマルチバッグ製剤．
- ビタミン，微量元素は含まれていないため，別途組み合わせる必要がある．
- アミノ酸の組成は TEO 基準．
- 脂肪乳剤が含まれているため，隔壁開通後は液全体が白くなる．

 私の思うところ

- 高カロリー輸液用マルチバッグ製剤の多くは，12時間または24時間かけて投与され，それはミキシッド®も同じである．脂肪乳剤には投与速度に上限（0.1g/kg/時間以下）があるが，ミキシッド®の場合，脂肪の投与速度は必然的にこれよりもずっとゆっくりになるため，脂肪乳剤特有の副作用は起こりにくい．
- 高カロリー輸液製剤のなかではエネルギー産生栄養素（旧：三大栄養素）が一つの製剤ですべて投与できるのはこれだけ．
- 弱点は市場シェアが低いこと．現在の臨床であまり脂肪乳剤が使われていないのと同じで，ミキシッド®もほとんど使われていない．
- 脂質を含むため，ルート管理も煩雑になりがちであり，無菌操作を十分にしないと感染の原因にもなりうる．
- 脂質は生体にとって必要な栄養素のひとつであり，それをマルチバッグに入れたことはとても評価しているが，使われなければ意味がない．

末梢静脈栄養用製剤　高濃度糖加維持液

▍トリフリード®輸液　大塚製薬工場

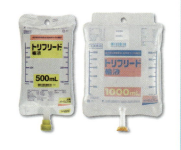

特徴

- 糖質と電解質が一つになった製剤.
- 大きな特徴は,糖質としてブドウ糖だけでなくフルクトースやキシリトールが含まれている点.製品名の「トリ」は3種類の糖質という意味.
- アミノ酸,脂質,ビタミンは入っていないので,別途入れる必要がある.

 私の思うところ

- エネルギー源が糖質のみなので,長期間の栄養管理に用いる場合には,必ず他の製剤と組み合わせる必要がある.
- ブドウ糖以外の糖質(フルクトース,キシリトール)を加えることで,血糖値の上昇を穏やかにするというメリットがあるそうだが,もし血糖値の上昇を抑えたいのならばブドウ糖の量を少なくする(あるいは投与速度をゆっくりにする)ことで解決するんじゃないかと思うのは私だけ?

▍フィジオゾール® 3号輸液　大塚製薬工場

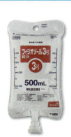

特徴

- 維持液なので製剤名に3号とついているが,ブドウ糖濃度が10%と高いため,栄養輸液として用いる.
- Na^+の含有量が35mEq/Lと低めのため,下痢や嘔吐などで体液を喪失している患者への栄養管理時は注意が必要.
- アミノ酸,脂質,ビタミンは入っていないので,別途入れる必要がある.

 私の思うところ

- 他の製剤と同様,栄養管理目的で使用する場合には,必ず他の製剤と組み合わせる必要がある.
- 維持液のような感覚で投与していることもあるだろうが,ブドウ糖濃度が高いため血管痛を訴える患者が結構多い.そのため,自己抜去なんて悲劇が起こることもあり,投与速度には細心の注意が必要.とくに認知症のある高齢者の場合,自己抜去のリスクが跳ね上がるのが個人的な印象である.

▎フィジオ®35輸液　　大塚製薬工場

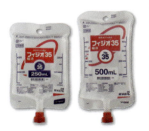

特徴

- おおまかな特徴はフィジオゾール®と同じ．違う点は，Ca^{2+}とリン（P）が含まれていること．
- フィジオ®35の「35」は，Na^+の濃度が35mEq/Lであることを示している．
- 500mLと250mLの製剤があるので，投与量の選択肢がある．

 私の思うところ

- 私の思うところも基本的にはフィジオゾール®（p.9）と同じである．しかし，組成中にPが入っていることは個人的には嬉しい点．
- ブドウ糖の過剰投与による低リン血症のリスクは，とくに高度の飢餓状態の患者であれば，たとえ末梢静脈栄養（PPN）であっても存在すると思われるため，この製剤を使用することでそのリスクを回避できる．でも，維持液としての印象が強いためか，薬剤師であっても栄養輸液であるという認識が低いと思う．

▎ソリタ®-T3号G輸液　　エイワイファーマ

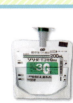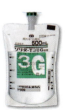

特徴

- 糖質と電解質が一つになった製剤．
- 基本的な電解質組成は他の製剤と同様だが，ブドウ糖の濃度が7.5%とやや低いのが特徴．浸透圧比も約2と低めのため，血管痛や静脈炎のリスクがちょっと少ない．

 私の思うところ

- ソリタ®は教科書にも記載されていた製剤なので，ある程度の臨床経験をもつ医療従事者間では共通言語みたいになっているような気がする．ただ，この製剤は維持液であると同時に栄養輸液でもあるので，他の製剤と同様に水分補給＋栄養管理として用いられる．
- 浸透圧比は若干低めだが，約2もあると，やはり超高齢者などで血管痛や静脈炎のリスクがあるため，自己抜去の可能性を私は考えてしまう．こういった製剤は投与速度をあまり速くしないことが重要．

■ ソリタックス®-H輸液　　エイワイファーマ

特徴

- ブドウ糖濃度が12.5%と他の製剤と比較してやや高い．
- 500kcal/Lの熱量（エネルギー量）が投与できる反面，浸透圧比が約3と高め．
- Na^+の濃度も50mEq/Lと高めなので，維持液のなかでは低ナトリウム血症の患者にも使いやすい製剤である．

 私の思うところ

- この製剤が出てきたとき，結構な頻度で看護師から患者の血管痛に関する話を聞いたことを覚えている．それ以来，そのくらい高濃度の製剤であるという印象が私のなかにある．
- 一方で，電解質組成中にリン（P）も含まれているため，ブドウ糖の濃度が高い製剤ではあるが低リン血症のリスクは少なく，安心して使用できると言える．
- もちろん，血管痛や静脈炎のリスクが高いので，自己抜去のリスクは十分にあることを忘れないでいただきたい．

■ ソルデム®3AG輸液　　テルモ

特徴

- ブドウ糖濃度，電解質組成はソリタ®-T3号G輸液と同じ（pHが若干異なるくらい）．
- ブドウ糖の濃度が7.5%とやや低いため，浸透圧比も低め．

 私の思うところ

- 浸透圧比がやや低めといっても約2であるため，高齢者や血管が細い患者に投与する際は，血管痛や静脈炎のリスクを伴うことは覚えておいた方がよい．
- 基本的な組成がソリタ®-T3号G輸液と同じなため，ここであらためて書くことが思い浮かばないことが一番の難点．

末梢静脈栄養用製剤　低濃度糖加アミノ酸液

プラスアミノ®輸液　大塚製薬工場

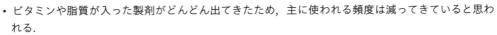

特徴

- ブドウ糖，アミノ酸が同時に投与できる製剤．
- ビタミンや脂質は含まれていないため，別途加える必要あり．電解質は Na^+（添加物由来）と Cl^-（アミノ酸由来）以外まったく入っていないため，その点も注意が必要．
- 浸透圧比は約3と高め．

 私の思うところ

- ビタミンや脂質が入った製剤がどんどん出てきたため，主に使われる頻度は減ってきていると思われる．
- 個人的には，ビタミンが入っていない製剤の方がビタミンの重要性を再認識させてくれるので，ありがたい部分もある．
- 隔壁がないため開通の手間がないのはよい．

末梢静脈栄養用製剤　ビタミンB_1・低濃度糖加アミノ酸液

ビーフリード®輸液　大塚製薬工場

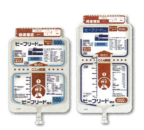

特徴

- ブドウ糖，アミノ酸，電解質にビタミンB_1を加えた製剤．脂質を別途投与する必要あり．
- 末梢静脈栄養（PPN）であってもビタミンB_1欠乏による乳酸アシドーシスのリスクはあるため，従来の低濃度糖加アミノ酸液にビタミンB_1が添加されることになった．
- 熱量（エネルギー量）に対してアミノ酸投与量が少し多めになる（210kcal中に15g含まれる）という点が特徴．
- アミノ酸組成はTEO基準．
- 浸透圧比は約3と高め．

 私の思うところ

- 必ず隔壁を開通してから投与しなければならないが，開通し忘れの報告が一定数あった．そのため，開通し忘れ防止用の対策がなされている．万が一開通し忘れた状態で投与したとしても，上室と下室に振り分けて配合しているため，高濃度のカリウム（K）が投与されないようになっている．
- ツインバッグという形状のためか，しっかり栄養管理できていそうなイメージがあるが，結構エネルギー量が少ない点は注意．
- ちなみに，ビーフリード®の「ビー」はビタミンのビではなくB_1の「ビー」．

パレセーフ®輸液　エイワイファーマ

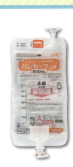

特徴

- ブドウ糖，アミノ酸にビタミンB_1を加えた製剤．
- 電解質も含め基本的な組成は，ビーフリード®とほぼ同じ．
- アミノ酸組成もTEO基準で同じ．
- 浸透圧比は約3と高め．

 私の思うところ

- 基本的にはビーフリード®と同様．
- これを書くために調べていて疑問に思ったことだが，ビーフリード®よりもこちらの方が薬価が高いのはなぜだろう？ 未開通防止機構に対する評価？？

末梢静脈栄養用製剤　水溶性ビタミン・低濃度糖加アミノ酸液

パレプラス®輸液　エイワイファーマ

特徴

- 高度の低栄養状態の場合，ビタミンも不足している可能性が考えられるため，ビタミンB_1だけでなく水溶性ビタミンを加えた低濃度糖加アミノ酸製剤．
- エネルギー量，アミノ酸量は従来の末梢静脈栄養（PPN）用ツインバッグ製剤と同様で，アミノ酸組成もTEO基準．
- 浸透圧比は約3．

 私の思うところ

- ビタミンB_1があらかじめ入れられている製剤は，乳酸アシドーシスを予防するという点では素晴らしいと思うが，栄養管理と考えると「ビタミンB_1だけで本当にいいのか？」と思っていたところ，この製剤が登場した．だからといって，これだけで完璧なわけではないので，PPNでの栄養管理を行うにあたりこの製剤を使用する場合は脂肪乳剤などと適切に組み合わせる必要あり．
- 何でも入っているような錯覚に陥るが，そうではないし，やはり熱量（エネルギー量）は結構少ないことをお忘れなく．

末梢静脈栄養用製剤　アミノ酸・糖・電解質・脂肪・水溶性ビタミン液

エネフリード®輸液　大塚製薬工場

特徴

- 現状，最も新しい製剤で，脂質まで入った末梢静脈栄養（PPN）用ツインバッグ製剤．
- ビタミンもB$_1$だけでなく，水溶性ビタミンが含まれている．
- 脂質が含まれることで，従来のツインバッグ製剤よりも若干エネルギー量が増加している．
- アミノ酸組成はTEO基準．
- 浸透圧比は約3．

 私の思うところ

- 食事では無脂肪はありえないのだが，PPN（TPNも）に関しては無脂肪のものが横行している臨床において，たいへん意義のある製剤だと考えている．
- これを使えば，脂質の投与速度もまず問題なし．一方で，脂肪乳剤に対する臨床がもっているマイナスのイメージがこの製剤にも影響しないかが心配．脂質は生体に必須の栄養素でもあるということを決して忘れないでいただきたい．
- エネルギーは若干増える程度なので，しっかりとした栄養管理をしたい場合は投与量と組み合わせに工夫を．
- 脂質が含まれていることから，ルート交換が頻回に必要になることと，浸透圧がやはり高めなことには注意が必要．
- よく指摘される感染のリスクは製剤ではなく取り扱う側の問題．

アミノ酸製剤　総合アミノ酸製剤

▍アミパレン®輸液　大塚製薬工場
▍アミゼット®B 輸液　テルモ

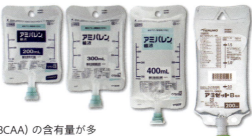

特徴
- TEO基準の総合アミノ酸製剤.
- 必須アミノ酸の割合を増やし，分岐鎖アミノ酸（BCAA）の含有量が多くなっている.
- アミノ酸製剤だけでの栄養管理というのは現実的ではないため，他の製剤と必ず組み合わせて使用する必要あり.
- 浸透圧比が約3と高めだが，末梢静脈栄養（PPN）でも使用可能.

 私の思うところ

- 100g/Lのアミノ酸を含んでおり，アミノ酸量だけを増やしたいときに使う製剤とも言える.
- PPN用のツインバッグ製剤の場合はアミノ酸含有割合が高めなので，この製剤と組み合わせるとアミノ酸投与量が過剰になる可能性あり．よって，PPNの場合は，アミノ酸を含まない高濃度糖加維持液と組み合わせるとよい.
- 私の場合，総合アミノ酸製剤はTPN用マルチバッグ製剤と組み合わせて使うことがほとんどだが，ぜひPPNでも使っていただきたい製剤である.

▍プロテアミン®12 注射液　テルモ

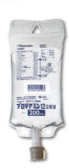

特徴
- 日本人の人乳のアミノ酸組成に準拠．FAO/WHO基準に近いと考えてよい.
- 何より一番の特徴は，Na⁺とCl⁻を約150mEq/L含有している点.
- アミノ酸だけでの栄養管理は現実的ではないため，他の製剤を組み合わせる必要があるが，Na⁺とCl⁻の量に注意.

 私の思うところ

- 原則Na⁺，Cl⁻を含んでいないハイカリック®液1〜3号（p.2）と組み合わせて使用する．もちろん他の製剤とも組み合わせることは可能だが，組み合わせた後のトータルのNa⁺，Cl⁻の量は必ず確認が必要．ということで，他の総合アミノ酸製剤と違い，若干ながら位置づけに特徴のある製剤だと言える.
- アミノ酸組成そのものはTEO基準ではないが，私個人としてはあまりその点は問題視していない.
- 浸透圧比が約5あるので，単剤では末梢から投与できないと考えてよい.

アミノ酸製剤　肝性脳症改善アミノ酸製剤

■ **アミノレバン®点滴静注**　大塚製薬工場

■ **モリヘパミン®点滴静注**　エイワイファーマ

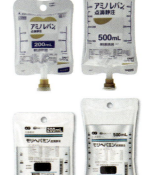

特徴

- Fischerの理論に基づくアミノ酸組成.
- 分岐鎖アミノ酸（BCAA）の含有量を増やし，逆に芳香族アミノ酸（AAA）の含有量を減らした.
- これによりアミノ酸のバランスを是正し，肝性脳症を改善することを目的としている.
- 肝性脳症時以外は使うべきではない製剤.

 私の思うところ

- 私が薬剤師として社会に出てきた当時は，肝硬変と病名がついた時点で本製剤が使われており，肝性脳症の有無にかかわらず漫然と投与されていた．今は肝性脳症が改善した際はすぐに投与中止あるいは総合アミノ酸に変更されるようになった．
- 個人的には（症状の原因が肝臓か，腎臓かに関係なく）病態別アミノ酸製剤の使いかたはこれが正しいと思っているので，あくまで病態を改善するという意味合いの強いアミノ酸製剤だと考えている．

アミノ酸製剤　腎不全用アミノ酸製剤

▌キドミン®輸液　大塚製薬工場

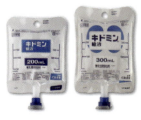

特徴

- 必須アミノ酸が主体となっており，分岐鎖アミノ酸（BCAA）も高含有している製剤．これにより尿素窒素の合成を抑制し，タンパク質代謝を維持・改善する．
- 水分量あたりのアミノ酸含有量が少なめなため，十分量のアミノ酸を投与しようとすると水分量が増える．

 私の思うところ

- アルギニンの含有量が少ない点が気になるところ．尿素窒素の産生を抑制するためには仕方ないとは思うが，アルギニンはタンパク質合成に必要なアミノ酸には違いないため，長期の栄養管理にはあまり向いていない組成だと考えている．
- 病態別アミノ酸製剤は病態が改善した場合に漫然と投与すべきではないと個人的には考えているが，腎不全用アミノ酸製剤は漫然と投与されていることが多い．この点に関しては添付文書の記載により重篤な腎機能障害のある患者（透析または血液ろ過を実施している患者を除く）に総合アミノ酸製剤が使えないという理由もあるが，もし本当にそのとおりならばそれは腎不全患者は普通の肉や魚は食べられないということにもなると思うのだが…，どうだろう？

▌ネオアミユー®輸液　エイワイファーマ

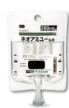

特徴

- 必須アミノ酸が主体となっており，分岐鎖アミノ酸（BCAA）も高含有している製剤．これにより尿素窒素の合成を抑制し，タンパク代謝を維持・改善する．
- キドミン®よりもさらに水分量あたりのアミノ酸含有量が少なめなため，十分量のアミノ酸を投与しようとすると水分量が増えることには注意が必要となる．

 私の思うところ

- 基本的にはキドミン®と同様．
- もし腎不全用アミノ酸製剤が投与されている患者がいたら，投与されているアミノ酸量を一度計算してみてほしい．学会が提唱している腎不全患者のたんぱく質の摂取制限をはるかに超える，ごく少量のアミノ酸しか投与されていない例がかなり多い（ほとんどである）ことがわかっていただけると思う．
- 透析患者では健常人よりもたんぱく質強化が必要になるのだが，透析患者にまで腎不全用アミノ酸製剤が使われている…なんてことはないだろうか？

脂肪乳剤

イントラリポス®輸液　大塚製薬工場

特徴

- 脂質が含まれている製剤を除き，現時点で臨床で使用できる唯一の脂肪乳剤．
- 脂質は9kcal/gと利用効率のよいエネルギー源
- また，必須脂肪酸が補給できるという点でも有用であり，重要な栄養素．
- 投与速度には注意が必要．
- 浸透圧比は約1．

私の思うところ

- 日本で使用できる脂肪乳剤は大豆油由来のものしかない．そもそも，臨床ではあまり使用されていない．その理由があまり根拠のない都市伝説のようなものだったとしたら，本当に残念なことだと思う．
- 詳細は第8章「脂質」の解説 (p.104) を参照いただきたいが，ふだん欠かさず脂質を摂取しているわれわれが，患者には無脂肪の経静脈栄養を行っていてもそのことにほとんど問題意識をもっていないという事実に気づいていただきたい．
- バランスのよい経静脈栄養を行うためには必須の製剤．

電解質輸液 等張電解質輸液（細胞外液補充液）　　生理食塩液

生理食塩液　各社

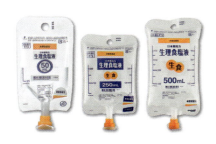

特徴

- Na^+ ならびに Cl^- の濃度が154mEq/mL.
- それ以外の電解質は含まれていないため，種々の電解質のモニタリングは必要.
- pH調整用のアルカリ成分も含まないため，嘔吐による脱水（低クロール性アルカローシス）時の水分補給には第一選択.

 私の思うところ

- 生理食塩液は血液と等張であるため，抗菌薬などの投与の際の溶解液として広く用いられている．結果として，あまり意識的に使用されていないのではないだろうか．
- Na^+ の濃度を考慮すると立派な細胞外液補充液であるし，結構な Na 補給源になることを今一度考えてみてはいかがだろう．
- 例えば，本剤を1,000mL投与するとNaClとして9gに相当することになる．低張性脱水の際には重要な製剤だが，高血圧や心不全，腎臓病などの患者にとっては，かなりの塩分負荷になる場合もあるので，注意が必要．

電解質輸液 等張電解質輸液（細胞外液補充液）　乳酸リンゲル液

糖質なし
- ラクテック®注　　大塚製薬工場
- ソルラクト®輸液　テルモ

糖質あり
- ラクテック®D輸液　大塚製薬工場
- ラクテック®G輸液　大塚製薬工場
- ポタコール®R輸液　大塚製薬工場
- ソルラクト®D輸液　テルモ
- ソルラクト®S輸液　テルモ

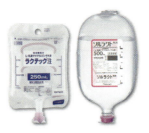
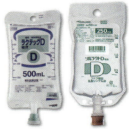

特徴
- Na^+ が130mEq/L程度となっている製剤．
- Na^+，Cl^- 以外にも K^+，Ca^{2+} も含有しており，血漿の電解質によりいっそう近い組成になっている．
- アルカリ化剤として乳酸ナトリウムを使用している．
- 糖質を含有するものは，糖質の分だけ浸透圧が高めになっているため，少し注意が必要．

 私の思うところ

- 乳酸リンゲル液は昔から頻用されてきた．とくに下痢などで消化液を大量喪失した際の脱水の補正に効果的である．
- 一方で，乳酸ナトリウムを含むため，大量に投与すると乳酸アシドーシスのリスクがあることは注意が必要．ただ，かなり大量でなければその心配はない．
- 重度の嘔吐によって食事摂取ができない場合などでは，エネルギー補給も兼ねて糖質を含有した乳酸リンゲル液を選択するとよいが，あくまで少量のエネルギーしか入らない．したがって，長期になることが予想される場合には，他の製剤と組み合わせる必要が生じる可能性があることを忘れてはいけない．

電解質輸液 等張電解質輸液（細胞外液補充液）　酢酸リンゲル液

糖質なし
- ヴィーン®F輸液　扶桑
- ソルアセト®F輸液　テルモ

糖質あり
- フィジオ®140輸液　大塚製薬工場
- ヴィーン®D輸液　扶桑
- ソルアセト®D輸液　テルモ

特徴

- Na^+が130〜140mEq/L程度となっている製剤.
- Na^+，Cl^-以外にもK^+，Ca^{2+}も含有しており，血漿の電解質によりいっそう近い組成になっている.
- アルカリ化剤として酢酸ナトリウムを使用している.
- 糖質をやや多めに含むヴィーン®Dは浸透圧もやや高め.

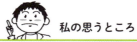

私の思うところ

- 酢酸リンゲル液は乳酸リンゲル液と違い，仮に大量投与を行ったとしても乳酸アシドーシスになるリスクはない．そのため，出血や消化液の喪失などによって起こる高度の脱水に対しても比較的安全に投与が可能な製剤となっている．
- ただし，本来ならば酢酸は体内にほとんど存在しないものであるため，完全に生理的とは言えない．そのため，大量投与時には少し注意が必要だと思われる．
- 食事摂取ができない場合などでは，エネルギー補給も兼ねて糖質を含有した酢酸リンゲル液を選択するとよいが，あくまで少量の熱量（エネルギー量）しか入らない点には乳酸リンゲル液と同様に注意が必要である．

電解質輸液 等張電解質輸液（細胞外液補充液）　重炭酸リンゲル液

糖質なし

- ビカネイト®輸液　　大塚製薬工場
- ビカーボン®輸液　　エイワイファーマ

特徴

- Na⁺が130mEq/L程度となっている製剤．
- Na⁺，Cl⁻以外にもK⁺，Ca²⁺も含有しており，血漿の電解質によりいっそう近い組成になっている．
- pH調整用に炭酸水素ナトリウムが加えられている．
- ヒトの体内にふだんから存在するもので構成されているため，リンゲル液のなかでは，最も生理的である．

 私の思うところ

- 重炭酸リンゲル液は，大量投与を行ったとしても代謝性の副作用のリスクはほとんどない．酸塩基平衡にもほとんど影響しない．そのため，出血や消化液の喪失などによって起こる高度の脱水に対して安全な投与が可能な製剤となっている．
- 問題は，炭酸水素ナトリウム（重炭酸イオン）が空気の影響を受けてしまうことにある．そのため，製剤は空気を通さない袋で包装されており，薬剤部での保管時にも包装に穴が空いたりしないように注意する必要がある．
- 要は，取り扱いが少しだけ「面倒くさい」製剤である．
- 糖質を含まない製剤のため，エネルギー補給源にはならない．

電解質輸液 低張電解質輸液　開始液（1号液）

■ **KN1号輸液**　大塚製薬工場

■ **ソリタ®-T1号輸液**　エイワイファーマ

■ **ソルデム®1輸液**　テルモ

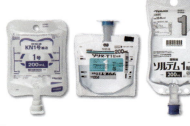

特徴

- 低張電解質輸液のなかでは，最もNa^+の含有量が多い製剤．
- あらゆる脱水に対して，ある程度使用が可能．
- K^+が含有されていないため，脱水の患者の腎機能がわからない状態（検査結果が出る前）でも安全に使用できる．

 私の思うところ

- 開始液（1号液）はとても使いやすい製剤である．
- Na^+濃度もさることながら，やはりK^+を含まないのが大きい．かといって，漫然と投与してよいというわけではなく，脱水の性質を明らかにし，より適切な製剤があればそちらに切り替えるべきだろう．
- ブドウ糖の含有割合は低張電解質輸液のなかで最も少なく，必然的に投与エネルギー量が少ない製剤もあるため，注意が必要．
- 当然だが，栄養状態の維持・改善目的には使用できない．

電解質輸液 低張電解質輸液　脱水補給液（2号液）

■ **KN2号輸液**　大塚製薬工場
■ **ソリタ®-T2号輸液**　エイワイファーマ
■ **ソルデム®2輸液**　テルモ

特徴

- 開始液（1号液）に比べるとNa$^+$の含有量はやや少なめ．
- 大きな特徴は，組成中にK$^+$を含んでいることである．
- Na$^+$をある程度含んだ水分を失って起こる脱水に使用できる．
- K$^+$の濃度がやや高めなので，電解質のモニタリングが重要．

私の思うところ

- あくまで個人的な考えだが，立場的に微妙な製剤だと思われる．水とともにNa$^+$の補充を行いたいのであれば開始液（1号液）でよいだろうし，細胞内への水分の補充を行いたいのであれば維持液（3号液）や術後回復液（4号液）でよい気がする．もちろん脱水補給液（2号液）がぴったり当てはまる病態はあると思うが，そうでなくても他の製剤で代用可能なのでは…と，どうしても考えてしまう．

電解質輸液 低張電解質輸液　維持液（3号液）

- **KN3号輸液**　大塚製薬工場
- **ソリタ®-T3号輸液**　エイワイファーマ
- **ソルデム®3A輸液**　テルモ
- **アクチット®輸液**　扶桑
- **ヴィーン®3G輸液**　扶桑

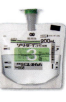
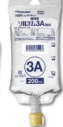
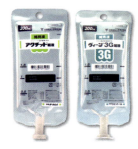

特徴

- 開始液（1号液），脱水補給液（2号液）と比べると，グッとNa$^+$濃度が低くなった製剤．
- K$^+$も含有している．
- 主に高張性脱水の水分補給に用いられる．
- 静脈内に投与したのち，ブドウ糖が吸収され低張となるため，結果的に細胞内への水分の補充が可能となる．

 私の思うところ

- ある製品名がそのまま教科書にも載っていたことがあり，おそらく日本で最も知られていて，最もよく使われている輸液製剤のひとつ．それゆえか，「とりあえず3号で」といった，まずなんとなく選択されてしまう製剤のような気がしている．
- ところが，維持液（3号液）はNa$^+$濃度が少ないため，低張性脱水のときに用いるとむしろ病態を悪化させてしまう．
- 実は意外と使いどころの見きわめが重要な製剤なのだが，「とりあえず」で選択されやすい状況は大問題かもしれない．

電解質輸液 低張電解質輸液　術後回復液（4号液）

■ **KN4号輸液**　大塚製薬工場

■ **ソリタ®-T4号輸液**　エイワイファーマ

■ **ソルデム®6輸液**　テルモ

特徴

- 低張電解質液のなかでは，最もNa$^+$濃度が低い製剤．
- K$^+$を含有しないのも特徴のひとつ．
- 他の低張電解質液と比べて5％ブドウ糖液の割合が最も高いため，比較的投与エネルギー量が多くなる製剤でもある．

私の思うところ

- ほぼ水分のみを失った場合の脱水（高張性脱水）に有用な製剤．
- K$^+$が含まれていないため，腎機能障害患者にも使いやすい．
- 投与エネルギー量が多いといってもせいぜい160kcal/L前後にとどまるため，これのみでの栄養管理は不可能．
- 水分・電解質管理を行いながら，少しだけ熱量（エネルギー量）が投与できる製剤といった感じで考えてもらうとよいと思う．
- ソルデムだけ「6」なのはなぜなんだろう？

課題 **1**　健康な人の経静脈栄養組成を考えてみよう！

症例
- 47 歳，男性（筆者），なんらかの事情で消化管が使えない
- 身長：175 cm，体重：75 kg，BMI：24.5 kg/m²
- 願望：もう少しでよいので健康的に痩せたい．フルマラソンを4時間未満で完走したい．

設問①　"だいたい"でよいので，必要栄養量を考えてみましょう

_____ kcal/日

設問②　アミノ酸量をやはり"だいたい"で考えてみましょう

_____ g/日

設問③　経静脈栄養の輸液組成を考えてみましょう

モニタリング結果をもとに修正することを念頭に，"はじまりの輸液組成"を考えましょう．ここでは実際の輸液製剤で検討してもよいですし，付録（巻頭 p.viii）の輸液製剤カード（ペーパークラフト）を使ってもよいです．付録の輸液組成計算用ファイルを用いると，より簡単に考えられます．

- ● **メインの投与ルート**　　□中心静脈　　□末梢静脈

　　┌ 輸液製剤の構成　　　　　　　　　　　　　　　　　　　┐
　　│
　　└　　　　　　　　　　　　　　　　　　　　　　　　　　┘

- ● **サブの投与ルート**　　□中心静脈　　□末梢静脈

　　┌ 輸液製剤の構成　　　　　　　　　　　　　　　　　　　┐
　　│
　　└　　　　　　　　　　　　　　　　　　　　　　　　　　┘

- ● **その他・備考：**

輸液組成の内訳　　　　熱量_____kcal，水分_____mL
　　アミノ酸_____g，脂質_____g，ブドウ糖_____g

モニタリングすべき点

→解答例・立案の POINT は p.240

I

はじめに
～なぜ経静脈栄養は難しい？～

I はじめに ～なぜ経静脈栄養は難しい?～

1 | 医師・薬剤師・看護師と臨床栄養

本章のタイトルを見て,「臨床栄養の知識なんて本当に医師・薬剤師・看護師（そのほか栄養士以外の医療従事者）に必要なのか？」と思った方もいるかもしれません．**栄養サポートチーム**（nutrition support team：**NST**）が医療において当然必要なものとして認知されるようになり，そのように思う医療従事者も少なくなったかもしれませんが，どこまでの知識が必要で，いったい何をすべきなのか，迷う場面も多いのではないでしょうか．そもそも，臨床栄養の知識はNSTに携わる医療スタッフだけに求められるものなのでしょうか？ 私はそうは考えていません．すべての医療従事者が身につけるべきものだと思いますし，それが実現すれば医療のアウトカムは今よりずっとよくなるはずです．

さあ，臨床栄養の扉を開けて新たな一歩を踏み出してみましょう！

栄養療法の意義・目的は？

栄養療法に決まった定義はありませんが，「**栄養面の問題（栄養障害）を改善し生活の質（QOL）や治療効果を向上させること**」と言ってほぼ間違いはないと思います．ここで言う栄養障害には低栄養だけでなく過栄養，さらには代謝障害など，さまざまな状態が含まれますが，栄養療法のターゲットの多くは低栄養です．

❶ 栄養療法の流れ

栄養療法は，まず**栄養アセスメント**，つまり患者の栄養状態の把握から始まります（アセスメント法に関する詳細は，p.222，第25章で解説します）．アセスメントによって低栄養などのため「栄養療法の適応である」と判断された場合は，次に，個々の患者にとって最適な栄養投与方法を決めなければなりません．

栄養療法を必要としている患者の状態は千差万別です．食事が十分に摂取できる場合には当然ながら**経口摂取**が選択され，それだけでは十分な栄養量を摂取できない場合や誤嚥のリスクが高い場合には**経腸栄養**が選択されます．何らかの理由で消化管が機能していない，あるいは利用できない場合には**経静脈栄養**も重要な栄養投与方法となります．これらのなかから最適な栄養投与方法（場合によっては組み合わせることも）を選択したのちに，さまざまな臨床栄養学的なアプローチが求められます．

❷ なぜ，栄養療法を学ぶ必要があるのか…

栄養はすべての生命活動の根源にあるものです．では，なぜ臨床で，栄養療法についてあらためて考えなければならないのでしょうか？　その理由のひとつは，医原性低栄養がいまだ散見されるからだと私は考えています．

医原性低栄養とは，文字どおり「医療によってつくり出される低栄養」を指します．皆さんは，入院をきっかけに低栄養に陥り，QOL が低下した症例を経験したことはありませんか？　これは，とくに経静脈栄養を施行されている患者に多いと思います．

入院中の患者の栄養量は主に主治医が決めます．経静脈栄養であれば，栄養量だけでなく細かな栄養組成も決めます．それが本来必要な栄養量より少なかったとしたら，あるいは栄養組成が極端に偏っていたとしたら，当然ながら患者の栄養状態は悪化していくでしょう．さらに，医師以外の医療従事者もそれに気づかなければ（あるいは，気づいたとしても指摘・改善できなければ），やはり患者の栄養状態は悪化します．まずは，こういった医療によって生み出される低栄養患者，つまり医原性低栄養をなくさなければいけません．

医原性低栄養が生み出され続ける原因はいくつかありますが，その最たるものは臨床栄養教育の圧倒的な不足であると言って間違いないでしょう[1]．これは医学部だけでなく，薬学部，看護学部など，ほとんどの医療に関する教育現場で共通しています．つまり，医原性低栄養の撲滅のためには臨床栄養教育の充実が必要不可欠ですが，その実現にはまだまだ時間がかかります．では，目の前の問題に対して，私たちはどうすればいいのでしょうか？

答えは簡単です．今すでに臨床に携わっているわれわれが臨床栄養の知識を身につけ，実践しなければいけないということになります．

薬剤師は栄養療法の主役級！？

栄養療法の主役といえば，それは間違いなく栄養士でしょう．でも，栄養士以外の職種にも，それぞれの職能に応じた重要な役割があります．そのため，私は医療従事者全員が栄養療法の主役級だと考えています．とは言っても私は薬剤師なので，ここからは少し薬剤師に向けたお話になりますが，他の職種の考えかたを知ることができるという意味でも，すべての方にとって興味深い内容なんじゃないかなと思います．自分の職種だったらどうだろう…，と考えながら読んでいただくと，何らかの気づきにつながるかもしれません．

まず，薬剤師にとって臨床栄養の知識は必要なのかというと，私は「絶対に必要です」と答えます．その理由を少しお伝えしたいと思います．

近年，経口摂取や経腸栄養の目まぐるしい進歩がもたらされるなか，経静脈栄養はどうも悪者のように扱われることが多かったように思います．実際に，欧州臨床栄養代謝学会（ESPEN）が発表した 2009 年版のガイドラインのなかには，「経静脈栄養は，嚥下可能でかつ消化管が利用可能ながん患者にとっては非効率的であり，有害ですらある」という記載があります[2]．人間はどうしてもインパクトのある言葉に注目してしまうので，この文章をパッと見ると「経静脈栄養は非効率的で有害ですらある」という文言が印象に残ると思います．しかし，ここでもう一度，

文章をよく見てみましょう．この文章で最も重要なところは，「嚥下可能でかつ消化管が利用可能ながん患者にとっては」の部分で，これは栄養療法の大原則である「**If the gut works, use it.（消化管が機能しているときは，それを使いなさい！）**」を表しているにすぎません．逆説的に考えると，消化管が機能していないときには経静脈栄養を用いなさいと言っていると言っても大きく間違ってはいないのではないでしょうか？

薬物治療と臨床栄養の関係

「医食同源」という言葉をご存知の方もいらっしゃるかと思いますが，実はこの言葉が日本でつくられた造語であるということはほとんどの方がご存知ないと思います．同様の思想は中国にもあり，それは「薬食同源」といいます．どちらも意味は同じで，「病気を治すのも食事をするのも生命を養い健康を保つためでその本質は同じである」ということになります．この言葉のなかに，医学・薬学と臨床栄養の関連性に関する大きなヒントが隠されていると思います．

薬剤師は薬剤を扱う際に，吸収（absorption），分布（distribution），代謝（metabolism），消失（elimination）といった薬物動態学的な因子を考えていますし，その結果どのような作用を示すかといった薬力学的な因子も考えています．これらは薬剤に限ったものではなく，実は栄養素でも部分的に共通します．例えば，私たちがふだん摂取しているたんぱく質も消化されたのちに体内に吸収されますし，分布，代謝，消失といった動態学的な因子を薬剤同様に有しています．そして，その結果どのくらい体タンパク質量や筋肉量が増えるかといった力学的な因子も有しています．薬剤のことを考えるうえでは生化学の知識も重要ですが，栄養素もやはり，生化学と密接に関係しています．本来，**薬学と臨床栄養学には共通する点が非常に多い**のです．しかし，薬学教育で系統立てて臨床栄養学を学ばなかった，そして臨床栄養に興味がわかなかった（かもしれない），結果的に臨床栄養に苦手意識をもってしまった（かもしれない）薬剤師はとても多いのではないでしょうか？

薬剤師は薬剤の情報だけでなく，疾患，治療，検査，それらに加えて生化学や薬物動態学といった実に多くの知識をもっています．繰り返しになりますが，薬剤と栄養には共通点が多く，薬学の知識が臨床栄養に応用できることに気づければ，実は**薬剤師は栄養療法の主役級**であると言っても過言ではありません．

では，皆さんは栄養療法，とくに経静脈栄養に自信・興味がありますか？個々の患者に適した栄養療法ができていますか？

経腸栄養と経静脈栄養の違い

栄養療法に用いられる食事や経腸栄養剤の進歩は素晴らしいと思います．食事として栄養療法に利用されるもののなかには，嚥下機能が低下している患者でも嚥下しやすくなるよう固さなど形態が工夫された食品もたくさんあります．実際に，食事と経腸栄養や経静脈栄養を比較した場合，あらゆる意味で食事が最も優れていることについての異論はないでしょう．

一方で，経腸栄養や経静脈栄養は「強制栄養」とも言われ，患者の意思に関係なく栄養量や栄

養素の投与を可能にします．経腸栄養では腸管を使用するため，経静脈栄養に比べるとより生理的な栄養摂取に近くなりますが，いずれも強制栄養です．われわれ医療従事者はそれらの特徴を十分に理解しておく必要があります．

　そこで，ここではとくに経腸栄養と経静脈栄養について，いくつかの視点をもとにその違いについて述べたいと思います．

① 使われる製剤の違い

経腸栄養に使われる栄養剤

　まずは，用いられる製品・製剤の特色の違いから考えてみます．

　経腸栄養剤は多くの種類のものが販売され，臨床で用いられています．当然ながらどの製品も，糖質，たんぱく質，脂質などのバランスがよく考えられています．それぞれの病態に合わせて栄養素が強化・調整されている経腸栄養剤もたくさんあります．また，経腸栄養剤の多くは医薬品ではなく食品に該当するため，その発売に際して臨床試験が必要でなく，つぎつぎに新たな製品が出てきます．

　腸管を介して投与されるため生理的ですし，免疫のことなどを考慮すると，輸液製剤に比べて実に多くの利点が経腸栄養剤にはあります．しかし，もうひとつ重要なことがあります．**経腸栄養剤はどの製品を選択しても栄養素が欠けることがほぼありません**（ごく一部例外あり）．例えば，腎機能に問題がない患者に対し，慢性腎疾患用にたんぱく質量が調整された経腸栄養剤を選択しても，必要な栄養素が欠けることはなく，すぐには身体に問題が起こりません．輸液製剤と比べたとき，実はこの点が経腸栄養剤の最も大きな利点となります．

経静脈栄養に使われる輸液製剤

　一方，経静脈栄養に用いられる輸液製剤には，1つですべての栄養素を満たせる製剤は残念なことに存在しません．いずれの製剤も，糖質，アミノ酸，脂質，電解質などのうち1つ以上が欠けています．そのため，経静脈栄養を行う際，**1つの輸液製剤のみで栄養を管理することはほぼ不可能**であり，ほとんどの場合で複数種類の輸液製剤を組み合わせる必要があります．1つの輸液製剤の非たんぱく質熱量/窒素比（NPC/N比；窒素1gあたりの糖質・脂質によるエネルギー量）が優れていたとしても，結局は他の製剤と組み合わせた状態でのNPC/N比が重要となるため，それはあまり意味を成しません．アミノ酸製剤には病態別に調整されたものがありますが，アミノ酸だけでは栄養管理はできません．

② 投与速度による影響の違い

経腸栄養と投与速度

　次に，投与速度がもつ意味の違いから考えてみます．

　経口摂取や経腸栄養の場合，栄養素が急激に体内に入ってこないように，その吸収をゆるやかにするメカニズムが生体そのものに存在しています．糖質やたんぱく質であれば「消化→吸収→門脈→全身循環」という流れで全身に届けられますし，脂質であれば「消化→吸収→リンパ管→全身循環」となります．いずれも，消化，吸収，さらにもう1つクッションを経て，栄養素はゆ

はじめに～なぜ経静脈栄養は難しい？～

るやかに全身循環に入ります.

　経腸栄養の場合，胃瘻（200～300 mL/時程度）および腸瘻（100 mL/時以下）で，それぞれ投与速度に上限があります[3]．これらを超えた速度で経腸栄養剤を投与すると，逆流による嘔吐や下痢といった，いわゆる消化器系の副反応が起こるリスクがあります（また，腸瘻の場合はダンピング症候群の予防という観点もあります）．

経静脈栄養と投与速度

　では，経静脈栄養はどうかというと，当然ながら栄養素の吸収速度をゆるやかにするメカニズムは存在しません．血管内に投与された栄養素は，全身循環に直接入ることになります．つまり，本来ならば存在するはずの栄養素の吸収速度を調整するしくみの代わりになるはたらきを，われわれ医療従事者が投与速度というかたちで補填する必要が出てきます.

　経静脈栄養の場合，ブドウ糖（非侵襲期：5 mg/kg/分以下，侵襲期：4 mg/kg/分以下）と脂質（0.1 g/kg/時以下）に投与速度の上限がありますが[4,5]，これは吸収速度の調整機能を補うためと考えてもらうとわかりやすいと思います．そのため，これらを超えて投与すると，高血糖や脂質異常症といった，いわゆる代謝性の副作用が起こるリスクになります.

③ 経腸栄養と経静脈栄養の捉えかたの違い

　ここまでをふまえて，経腸栄養と経静脈栄養の違いを私なりにまとめてみます.

　経腸栄養に用いられる経腸栄養剤はコンビニエンスストアのお弁当のようなものです．すでにある程度は食事になっていて，よほど極端なものを選択しない限り，一定期間摂取し続けても身体に大きな問題は起こりません.

　一方で，経静脈栄養に用いられる輸液製剤は食材です．1つの製剤（食材）だけでは十分な食事にならず，適切な食材を選択し，組み合わせて，調理（ここでは無菌調製や投与速度の設定を意味します）して初めて食事に相当するものになります．よって，経静脈栄養に携わる医療従事者，とくに薬剤師はシェフ（料理人）でなければいけません．なぜなら，経静脈栄養に用いられる輸液製剤はすべて医薬品に分類されるため，薬剤師がその専門性を発揮すべきところと考えるのが当然だからです.

　さて，前述のESPENのガイドラインですが，実は2017年に改訂されています．ざっと目を通したところ，全体的に経静脈栄養に対する表現がとても優しく（?）なっていました．最近になり，薬剤師によって十分にコントロール・個別化された経静脈栄養の有用性を示すランダム化比較試験の論文が発表されたためです[6,7]．それらのエビデンスをふまえ，ESPENのガイドライン2017年版では，一般的な経静脈栄養よりも薬剤師が介入した経静脈栄養の方が体重減少や入院期間に対して有利であると記載されています[8].

　いよいよ，「われわれ薬剤師も経静脈栄養のシェフとして本来の職能を発揮しなければいけないときが近づいてきた」と，このガイドラインを読んで私自身も身が引き締まる思いがしました.

臨床栄養の知識が医療現場にもたらすもの ～薬剤師の視点から～

臨床栄養の知識とは，栄養アセスメントの方法や，経腸栄養剤や輸液製剤の使いかただけではありません．栄養状態が身体に与える変化は，体重だけでなくさまざまな臨床検査値などにも表れるので，それらの知識も含みます．例えば，脱水のときには，尿量の減少や皮膚状態が変化することもありますし，血液検査の値も変動します．さらに，脱水の特徴によって，その変化も違ってきます．こういった身体の変化を理解するためには，知識だけでなく経験も必要になりますが，薬剤師を含むすべての医療従事者が身につけておいて絶対損はしません．

なぜなら，こういった栄養状態がもたらす変化を理解しておくと，薬学管理にもよい影響があるからです．例えば，患者にある薬剤が追加となり，その後の臨床検査値に何らかの異常がみられたとします．あなたが薬剤師であれば，まずは追加となった薬剤の影響を考慮するでしょう．ここで被疑薬を中止するのは簡単ですが，本当にその薬剤の影響なのかを再度考えてみる必要はないでしょうか．脱水などの身体状態の変化による影響なのかもしれません．そういった影響を否定してから薬剤を中止しても決して遅くないと思います．仮に身体状態の変化による影響だったとして，それに気づかずに薬剤を中止したとしたら，患者にとって本来なら必要な薬剤を薬剤師や医師が使えなくしてしまったことにもなってしまいます．このような患者の不利益を回避するためにも，栄養状態の変化がどのような影響を及ぼすのかをすべての医療従事者が理解しておくことは重要だと言えます．

私は，医療において最も重要なことは，患者に何か問題が起こったときに<mark>それを引き起こす可能性のある要因をいくつあげられるか</mark>だと考えています．再び薬剤師の目線で考えてみますと，薬剤の影響を疑うことはほぼすべての薬剤師ができるはずですが，逆に薬剤の影響を否定できる薬剤師はどのくらいいるでしょう．ここに臨床栄養の知識が活きてきます．薬剤師が臨床栄養の知識を身につければ，薬学管理（患者管理）の質，とくに臨床検査値を見る力が明らかに向上します．これは，臨床栄養に携わっている薬剤師が口を揃えて言っていることです．

栄養アセスメントや各種製品・製剤に関する知識だけでなく，栄養療法を通じて薬学管理の質を上げることができるなんて，素敵なことだと私は思います．

① 薬剤師と臨床栄養の関連性

薬剤と栄養というと今ひとつピンとこない方も多かったと思いますが，意外なほど多くの共通点があります．薬剤師がすでにもっている知識や経験を活かせるのが臨床栄養です．そして，<mark>臨床栄養の知識とは，薬学管理の質を向上できる重要なツールのひとつ</mark>です．

大事なことなので再度お伝えします．薬剤師は栄養療法の主役級であり，とくに経静脈栄養では輸液製剤（食材）を扱うシェフとしてその職能を十分に発揮しなければいけません．では，現時点で薬剤師が臨床栄養で職能を発揮できているかというと，残念ながらほとんどできていないと言ってもよいでしょう．

薬剤師は，添付文書に記載されている用法・用量どおりに輸液製剤が使用されていれば，それがどんな組成であったとしてもほとんど疑問に思うことはなかったと思います．これでよいので

しょうか？ 高カロリー輸液の場合，ビタミン B_1 さえ入っていれば大丈夫ですか？ 私たちがふだん摂取している食事はそんなに単純なものでしょうか？ ふだん臨床で見かける経静脈栄養は，ちゃんと他の輸液製剤と組み合わされていますか？ 当たり前のことですが，**医薬品の添付文書にはその製剤の使用方法しか記載されておらず，組み合わせかたに関する記載はありません**．つまり，添付文書上の適正使用と臨床栄養学的な適正使用の意味は異なります．添付文書上の適正使用はもちろん重要ですが，そのうえでさらに臨床栄養学的にも適正な使いかた，組み合わせかたができるようになって初めて，薬剤師が臨床栄養でその職能を発揮できていると言えるのではないでしょうか？ また，ほとんどの医薬品の添付文書には「年齢，体重，性別，症状に応じて適宜増減すること」という文言が記載されていますが，輸液製剤ほど，この文言の意味が重要なものはありません．必要栄養量や必要な栄養素が全く同じ人なんて滅多に存在しないからです．

　これらを理解し，臨床栄養で職能を十分に発揮できる薬剤師が増えることが，今後の医療がうまくいくかどうかのひとつの鍵となるはずです．

② 本書を手に取った皆さんへのメッセージ

　第1章にして，私の思いの丈をほぼすべて出しきってしまいました．本書では，できる限りわかりやすく，面白いのはもちろんですが，それだけでなく，読んだ次の日から実践したくなるような解説内容にできたらいいなと考えています．薬剤の知識と臨床の知識を組み合わせられるようになると，薬剤師だけでなく医療全体に相乗的によい影響がありますので，本書をきっかけに多くの方に臨床栄養に興味をもっていただければ幸いです．

文献

1) Brugler L, et al.：Jt Comm J Qual Improv, 25（4）：191-206, 1999. [PMID：10228911]
2) Bozzetti F, et al.：Clin Nutr, 28（4）：445-454, 2009. [PMID：19477052]
3) 日本静脈経腸栄養学会 編：静脈経腸栄養ガイドライン 第3版, p.115-116, 照林社, 2013.
4) Rosmarin DK, et al.：Nutr Clin Pract, 11（4）：151-156, 1996. [PMID：9070016]
5) Iriyama K, et al.：Nutrition, 7（5）：355-357, 1991. [PMID：1804473]
6) Mousavi M, et al.：Support Care Cancer, 21（12）：3441-3448, 2013. [PMID：23949839]
7) Tavakoli-Ardakani M, et al.：Bone Marrow Transplant, 48（7）：958-962, 2013. [PMID：23542222]
8) Arends J, et al.：Clin Nutr, 36（1）：11-48, 2017. [PMID：27637832]

I はじめに 〜なぜ経静脈栄養は難しい?〜

2 "とある一例"が教えてくれる大事なこと
— common sense based nutrition —

　ここでは，経静脈栄養の基礎中の基礎となる考えかたを紹介します．気楽に，でも興味をもって読んでいただければ幸いです．さあ，経静脈栄養のシェフとしての第一歩を踏み出しましょう！

医原性低栄養を撲滅するカギは皆さんの手の中に？

　初めに少し考えてみましょう．現在の臨床で見かける経静脈栄養の組成で，患者にとって適切に近いと言えるものは，いったいどのくらいあると思いますか？　本章の内容は，この質問の答えにつながります．

　残念なことに，医原性低栄養の主な原因のひとつは経静脈栄養です．言い換えると，**経静脈栄養が今よりも充実したものになれば，医原性低栄養はかなり減らせる**と思われます．そのため，医薬品の専門家である薬剤師が経静脈栄養に関して本来担うべき能力を発揮しなければいけませんし，それが実現すれば今後の医療に大きく貢献できると私は信じています．ちなみに，私は「薬剤師が医原性低栄養を撲滅させる！」くらいの気合いをもって，この原稿を書いています．

❶ すべての医療者が関わるべき臨床栄養

　しかし，薬剤師に限らず，経静脈栄養に対して苦手意識をもっている医療従事者は少なくないとも私は思っています．その原因のひとつに**臨床栄養教育の圧倒的不足**があげられると第1章でお伝えしました[1]．今後の医療系学部での臨床栄養教育の充実が期待されますが，なかなかすぐにとはいかないでしょう．それが実現するまでのあいだに医原性低栄養をなくすためには，今すでに臨床に携わっているわれわれが臨床栄養の知識を身につけ，患者に対して実践できるようにならなければいけません．

　これは決して病院内だけの話ではありません．日本は他国がいまだ経験したことのないレベルの超高齢社会を迎えており，今後の医療の中心は病院から在宅へどんどんシフトしていくことでしょう．当然，在宅での栄養療法・栄養管理もさらなる質の向上が求められます．そのため，在宅医療に携わる診療所・保険薬局・訪問看護ステーションの方にとっても，臨床栄養の知識はきわめて重要なものとなっていくことは間違いないでしょう．

　ところが，いざ臨床栄養の知識を身につけようとしても，さまざまな壁が待ち受けています．

❷ なぜ，経静脈栄養は難しく感じられるのか？

　経静脈栄養の実践に必要な知識やスキルとしては，栄養アセスメント，1日に必要な栄養量の算出法，たんぱく質（アミノ酸）量の決定，水分量の決定，エネルギー産生栄養素（糖質・たんぱく質・脂質）の特徴と適切な割合，電解質量の評価，ビタミン・微量元素の知識，ルート管理，病態別栄養の知識などがあります．どれも，「さあ，勉強しよう！」となったときに壁になりそうなものだらけだと思います．これらがすべて合わさることで初めて臨床栄養になるわけですが，計算式など覚えなければいけない情報量が非常に多く，結果として難しく感じられるかもしれません．

　でも，栄養ってそんなに難しいものでしたっけ？ ふだんから食事に気をつけている方もそうでない方も，食べるときにその食事選びを難しいと感じたことはありますか（毎日の献立を考えるのはある意味難しいですけどね）？ 毎日，エビデンスに基づいた食事していますか？

　"臨床"とつくと何となく難しそうな感じになりますが，栄養そのものはとても身近なものですよね．経口でも，経腸でも，経静脈でも栄養は栄養です．

❸ 臨床栄養に興味をもつことが第一歩！

　ひと昔前まで，私が薬剤師向けに経静脈栄養に関するお話をする機会をいただいたとき，その重要性を伝えることに注力してきました．前述のような臨床栄養に必要な知識や情報を，一つひとつ取り上げ，それぞれどういうところが重要なのかについて伝えていました．症例検討もいくつか担当しました．しかし，いずれも講演後のアンケートで「難しかった」という感想を多くいただきました．このままでは，いけない．いったいどうすれば薬剤師の臨床栄養スキルを上げられるのだろうと頭を抱えていた時期が長く続きました．

　ふとしたとき，「なぜ，私は臨床栄養の世界にどっぷり浸ることになったのか？」という疑問が思い浮かびました．少し考えてみると，1つの明確な答えがありました．それは，臨床栄養に興味をもったことです．私が臨床栄養の道にのめり込んだきっかけは，まさにこれでした．私が立案した経静脈栄養管理によって非常にいい経過をたどった，いわゆるチャンピオンケースを経験することで臨床栄養に興味が生まれ，それがその後も自分で勉強する原動力になりました．皆さんも興味をきっかけとして1つのテーマを深堀りした経験はないでしょうか？ 何か1つの道を勉強しようと思うとき，多くの方はチャンピオンケースを経験し，「○○って面白い！」と思うことがきっかけになるのではないでしょうか？

　多くの薬剤師の方に臨床栄養，とくに経静脈栄養の知識を身につけてもらいたいという私の考え自体は間違っていないと今でも思いますが，そのためのアプローチ法が間違っていたのです．臨床栄養の重要性を伝える前に，臨床栄養って面白いということを伝え，まずは興味をもっていただかなければいけなかったのです．

　それをふまえ，ここで皆さんに臨床栄養，とくに経静脈栄養に興味をもっていただくことを目的とした症例検討をしたいと思います．皆さんにとってのチャンピオンケースになるはずです．おそらく多くの方はかつて経験したことのない内容だと思いますが，この症例検討を経験すると，経静脈栄養に対する苦手意識が驚くほど軽くなるだけでなく，興味をもっていただけるはずです（もちろん個人差はありますが）．難しく考える必要は全くありません．気楽にやってみましょう．

経静脈栄養を身近に感じられるようにするための"とある一例"

　皆さんには「健康な人の経静脈栄養」を考えていただきます．そして今回の症例，それは皆さんご自身です．一番身近なはずなのに，実はほとんど考えたことがなかった自分自身の経静脈栄養の立案を一度やってみましょう．

　健康な人の経静脈栄養，しかも自分自身のものというと，多くの方が不思議に思うかもしれません．「そんなことして何がわかるの？」と思う方もいるでしょう．でも，よく考えてみてください．健康な人の経静脈栄養すらできない人が，疾患を有した人（患者）の経静脈栄養なんてできるわけがありませんよね．実は健康な人の経静脈栄養を身につけると，病態別栄養は驚くほど簡単になります．そして，健康な人の経静脈栄養を一度でも立案すると，驚くほどいろいろな事実が自然と見えるようになります．おそらく，今の臨床でよく見かける経静脈栄養の組成を"怖い"と自然と思うようになります．まずは騙されたと思ってやってみましょう．

　さて，先ほどお伝えしたように，症例は皆さんご自身です．症例検討用シート（**図2-1**）を用いて実際にやってみましょう．今回の症例検討の条件は至って単純で，以下のとおりです．

◆ 医療従事者として臨床業務に従事している

◆ なんやかんやで消化管が使用できない

◆ 消化管以外の臓器は全く問題なし

◆ なんやかんやで検査値も問題なくバッチリ

◆ 消化管が使用できないので，経静脈栄養でなければならない

◆ 今後どうなりたいか願望を必ず設定する

　ここで「なんやかんや」に引っかかりを覚える方も多いと思います．よく見かける症例検討では，こういったところも患者背景としてディスカッションの対象となりますが，今回はあくまで経静脈栄養組成を立案することを目的としていますので，「なんやかんや」はとくに気にしないでください．

❶「願望」を設定する理由

　願望は何でも結構です．この症例検討は過去に全国で何度も開催していますが，男性だと「細マッチョ」，女性だと「お肌がきれいになる」という願望が多いです．私の場合，願望は「筋肉を維持しつつ毎月5kg体重減少」になります．では，なぜ希望や願望を設定しなければならないのかというと，ここに大きなポイントがあります．願望があることで，その人の生活が検討の要素として入ってくるからです．例えば，私のように「痩せたい」という願望であったとしても，おそらく多くの人は筋肉もある程度つけつつ健康的に痩せたいはずです．すると，摂取エネルギー量を減らすだけでなく，運動量の維持または増加も視野に入れる必要が出てきます．運動をするということは，その時間は経静脈栄養を投与したままにするのか，いったん止めるのかといった新たな選択肢も出てくるでしょう．栄養は生活の重要な土台になるものなので，生活が考慮されていない栄養管理は本来ありえないものなのです．

年齢：	性別：
職業：医療従事者	

願望

必要栄養量 （だいたい）	kcal/日
アミノ酸投与量 （体重を基本に）	g/日
経静脈栄養組成	
モニタリングすべき点	

図 2-1 症例検討用シート

　以前実際にあった面白い例をひとつ紹介します．それは，経静脈栄養組成を立案したうえで，投与する際の輸液ポンプの電源をエアロバイクにつないで，漕がないと電気が発生しない（栄養が投与できない）というものでした．運動と栄養を両立した，とてもいい発想だと思いませんか？「そんな非現実的な…」と思われるかもしれませんが，今，臨床で最も欠けている視点はこういったところだと私は考えています．

　前述しましたが，本来ならば**栄養は生活の重要な土台の一部**のはずです．ところが，輸液の処方が設計されるとき，また，薬剤師が注射箋に基づいて調剤するとき，一度でも患者の生活や活動を想像したことがあったでしょうか？　おそらくほとんどないと思います．それはおかしなことですし，本来ならばあってはならないことです．経静脈栄養，とくに完全静脈栄養（total parenteral nutrition：TPN）の場合，患者にとっては輸液製剤が唯一の栄養源です．そして，その栄養は患者の生活の一部なのです．医療従事者が患者の生活や活動を少しでも意識しながら処方を確認し，注射薬を調製するだけでも，経静脈栄養は今よりずっと充実したものになるはずです．ですので，ご自身の経静脈栄養を考える際は，必ず願望を（できたら面白いやつで）設定してください．

❷ 願望を設定したあとは…

　願望の設定が終わったら，次の手順で経静脈栄養組成を組み立てます（**図 2-1**）．

> ① 1 日あたりの必要栄養量はだいたいで決定する（計算しない）
> ② アミノ酸の投与量は体重をもとに考える
> ③ 1 ヵ月健やかに生きられる "愛のある" 経静脈栄養組成を考える
> ④ 立案した経静脈栄養を実施するにあたってモニタリングすべき点を考える

　ここでも「だいたい」というところに引っかかりを覚える方が多いと思います．例えば，1 ヵ月に 5 kg 痩せたい願望をもった身長 175 cm，体重 75 kg，BMI 24.5 のやや太めの男性（私です）の 1 日必要栄養量はどのくらいだと思いますか？ おそらく多くの方が 2,000 kcal/日前後を考えると思います．それでいいんです．皆さんがもっている "だいたい" の感覚を，私はとても重要なものだと考えています．

だいたいで決める必要栄養量

　必要栄養量の設定に関する詳細は第 5 章 (p.73) できちんとお伝えしますが，ここでは簡単に説明すると，教科書的には計算式によって 1 日必要栄養量を算出するとされています．ただし，いくつか算出方法はありますが，どの計算式を用いてもどこかに**計算者の主観が入る数字**が出てきます．例えば，侵襲の度合いによって決まる「ストレス係数」などがそれに該当します（これも第 5 章で説明します）．実はこのストレス係数，「発熱しているからストレス係数は 1.1 くらいだな」といった感じで，**"だいたい" で決める数字**です．どんな計算式であっても，そのなかに計算者の主観が入った数字が存在している時点で，そこから得られる結果は "だいたい" であり，今回のように最初から計算せずに "だいたい" で 1 日必要栄養量を決めるのと意味合い的には大差ありません．

　一方で，計算式を用いて算出すると，あたかも正解を出したかのような錯覚に陥ることはありませんか？ ここが怖いところで，そうなるとモニタリングがおろそかになってしまう危険性が出てきます．私はここがひとつの落とし穴だと思っています．後述しますが，**栄養管理だけでなく，医療全体においてモニタリングは何よりも重要なもの**です．実は，"だいたい" で決めることでモニタリングすべき項目が見えやすくもなるのです．そこに気づいてもらうためにも，今回は計算せずにぜひ "だいたい" で 1 日必要栄養量を決めてください．

アミノ酸の投与量

　アミノ酸投与量は体重がもとになります．これも改めてきちんと別の項目で解説しますが，アミノ酸投与量〔g〕は「体重〔kg〕×ストレス係数」で大まかに決定されます．皆さんには医学的な侵襲はないはずなので，ストレス係数は 1.0 です．つまり，体重の kg を g に変えるだけで 1 日に必要なアミノ酸量がわかります．

　ところが，これで求められるのは，あくまで現在の筋肉量を維持するために必要なアミノ酸量です．筋肉を増やす必要がある願望の場合は，その材料であるアミノ酸量を増やす必要が出てきます．どの程度アミノ酸量を増やすか（あるいは減らすか）も，やっぱり "だいたい" で決めてみましょう．

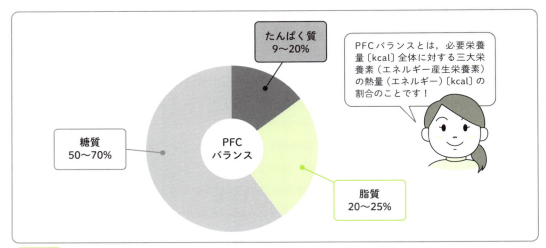

図 2-2 一般的な PFC バランス

PFCとは，protein（たんぱく質），fat（脂質），carbohydrate（糖質）の頭文字をとったもの．

組成の立案

　さて，1日必要栄養量とアミノ酸量が決まれば，あとはいかに輸液製剤を組み合わせてその設定に近いものをつくるかだけです．ここまでくれば，ほとんどパズルみたいなものです．このときのひとつの参考資料として，PFC比（PFCバランス）を提示します（図 2-2）．

　PFC比とは，protein（たんぱく質），fat（脂質），carbohydrate（炭水化物），つまりエネルギー産生栄養素（旧・三大栄養素）の摂取量を熱量（エネルギー量）に換算したときの割合です．めやすの割合（図 2-2）を参考に"愛のある"経静脈栄養組成を組み上げてみましょう．TPNで考える方がほとんどだと思いますが，自信がある方は末梢静脈栄養（peripheral parenteral nutrition：PPN）で立案していただいてももちろん結構です．水分量や電解質バランスはひとまず深く考えずにやってみてください．

モニタリング

　さて，いざ立案してみると，おそらく設定ぴったりになることはあまりないと思います．そうなると，**モニタリングすべき点**が見えてきませんか？例えば，投与栄養量が思っていたより多かった（あるいは少なかった）場合には，当然ながら体重をモニタリングすべきですし，それが水分量であった場合には尿量や浮腫・脱水の有無をモニタリングすればよいでしょう．筋肉を増やしたいのであれば，握力を測るほか，自分の身体の写真をタイムラプスのように毎日撮り続けるのも立派なモニタリングです．思ったよりアミノ酸量が増えた場合には，ちゃんとタンパク質合成に用いられているかどうか，尿素窒素（BUN）などの検査値を見てもよいかもしれません．私は趣味でランニングをしますが，こういった場合には1kmあたりのタイムがどのようになるかも立派なモニタリング項目になります．

　薬剤師であれば，モニタリングというと血液生化学検査や血圧などを思い浮かべるかもしれません．それはそれで大いに結構です．ただ，もっと簡単にモニタリングできる点もあるので，気軽にたくさん考えてみましょう．

経静脈栄養組成立案時の注意点

　今回の経静脈栄養組成の立案には，決まったルールはほとんどありません．自由につくってみてください．ただ，完璧なものをつくろうとだけはしないでください．つくっていただきたいのは，経静脈栄養を開始するときの最初の組成です．その後モニタリングして，改善すべき点があれば改善すればよいわけです．そもそも栄養管理において完璧は存在しません．そうやって改善を繰り返して完璧にできるだけ近づけることが重要なのです．

　ポイントは「計算しない」「だいたいで考える」「完璧なものをつくろうとしない」「モニタリングすべき点をしっかり考える」です．

❸ 経静脈栄養組成が立案できたら

　ここで立案した経静脈栄養組成は，そのまま手もとに残して続きをお読みください．後でまた使用します．ここから先では，その組成が教えてくれる事実をご紹介します．結構衝撃的な内容になるかもしれませんので，ご期待ください．

"だいたい"でつくった経静脈栄養組成

　皆さん，ご自身が健やかに生きられる愛のある経静脈栄養組成はできましたか？ ここでは，薬剤師はもちろん医療全体に広く普及してほしい概念をひとつご紹介します．あくまで私が個人的に提唱した概念でありますが，これは臨床栄養・栄養管理にとってきわめて重要なものであると考えています．とくに経静脈栄養では，この概念が欠けると危険なことになりますので，ぜひ覚えてください．そして，ここでお伝えする内容こそが，本書で私が最もお伝えしたいことだったりもします．先ほどつくっていただいた経静脈栄養組成を見ながらご一読ください．

　さて，できあがった経静脈栄養組成と，ふだん臨床現場や処方箋上で見かける経静脈栄養組成を比べた場合，何か違いがあることにお気づきになったでしょうか？ おそらく，ふだん見かけるものよりも皆さんがつくったものの方が複雑で，いくつかの輸液製剤が組み合わされているはずです．少なくとも，臨床現場でよく見る高カロリー輸液用マルチバッグ製剤のみという方はいらっしゃらないと思います．

　今回，だいたいで必要栄養量やアミノ酸量を設定して，そのうえでパズルのように輸液製剤を組み合わせて経静脈栄養組成を立案していただきました．実は，皆さんが立案した組成の方が，臨床でよく見かけるものよりも，よく考えられていて，ずっと素晴らしいものなのです．これはお世辞ではなく，真実です．もっと言うと，皆さんが立案した組成が当たり前のものであって，臨床でよく見かけるものがひどすぎるのです．その理由は，本章を読み終わるころにはご理解いただけているはずです．

❶ よく見る「輸液定食」の恐ろしさ

　突然ですが，ここで質問です．次のうち，1ヵ月連続して摂取した場合に，健康によいのはどちらでしょう？

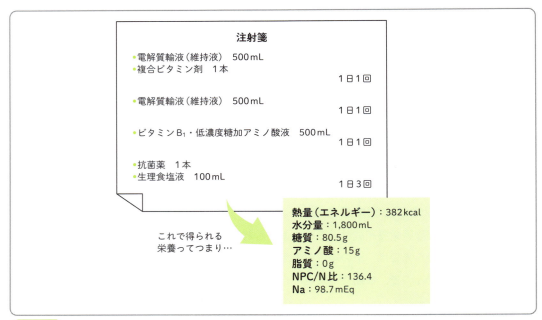

図 2-3 誤嚥性肺炎時によく見かける経静脈栄養組成

ここでは，電解質輸液（維持液）は，ソリタ®-T3号輸液，ソルデム®3A輸液など，ビタミンB₁・低濃度糖加アミノ酸液は，ビーフリード®輸液，パレセーフ®輸液などを指す．

①焼肉定食（ご飯大盛り）
②さばの味噌煮定食

この2つのうちどちらかと言われると，多くの方がさばの味噌煮定食を選ばれると思います（さばの味噌煮も塩分が高いので決して健康によいとは言い切れませんが）．
では，ここにもう1つ選択肢を加えてみましょう．

①焼肉定食（ご飯大盛り）
②さばの味噌煮定食
③よく見る輸液定食

「？」と思われた方もいらっしゃると思います．実はこの「よく見る輸液定食」は，臨床の，とくに末梢静脈栄養（PPN）で頻繁に見かけます．代表的な組成をあげてみます（**図 2-3**）．
　この組成，どこかで見かけたことはありませんか？ これは誤嚥性肺炎のために絶飲食となった患者にまず処方される組成です．これまでこの話を全国各地でしていますが，どの会場でも多くの参加者の方が頷いていたので，おそらくある程度は全国共通の組成なのだと思います．では，皆さんは**この経静脈栄養組成の中身を考えたことはありますか？** その中身を確認すると，熱量は400 kcal/日未満なのに対して，水分量は1,800 mL/日にもなります．糖質やアミノ酸はともに非常に少なく，脂質に至っては全く入っていません（**図 2-3**）．NPC/N比は，健常人の場合は150程度に設定するので何となくいい感じの値になっていますが，これはあくまで比ですので，全体的に投与量が少なくてもよい値になることがあります．

では，この経静脈栄養を施行して，果たして栄養状態は改善するでしょうか？ もしくは維持できるでしょうか？ 多くの方は，水がたくさん入るので脱水はよくなりそうだけど，これで栄養状態の維持・改善はできないと思われるはずです．しかもこの経静脈栄養組成は，誤嚥性肺炎で絶飲食になった患者によく処方されるものです．誤嚥性肺炎を起こすということは，その患者はすでに低栄養状態で，嚥下関連筋の萎縮が生じているということです．そういった患者にこのような組成の経静脈栄養が投与されたとしたら，栄養状態がその後どうなるかは火を見るよりも明らかでしょう．

❷ 誤嚥性肺炎時の経静脈栄養の重要性

　私たちの嚥下機能は，残念なことに加齢に伴い徐々に低下していきます．あるとき，誤嚥性肺炎を起こし，絶飲食と不適切な栄養管理（ここでは「よく見る輸液定食」のような経静脈栄養を指します）が行われるとどうなるのか？ これまでゆるやかだった嚥下機能の低下が，それを機にガクッと低下します（**図 2-4**；この図はあくまでイメージだと思ってください）．

　ここで何が起こっているのかというと，栄養量が不足しているため身体は筋肉を壊してエネルギーをつくり出す，いわゆる **筋肉の異化亢進** が起こります．当然ながら，嚥下関連筋も例外ではありません．さらに，絶飲食によって摂食嚥下を行わなくなるため，**嚥下関連筋の廃用性の萎縮** が起こります．その後，何とか経口摂取が再開できたとしても，その後の嚥下機能の低下は，それまでよりも急になるかもしれません．そして，再び誤嚥性肺炎を起こし，同様の対応が繰り返され，最終的に経口摂取ができなくなってしまいます．

　誤嚥性肺炎時の絶飲食そのものが，誤嚥のリスクを増大させます．これは，絶飲食による嚥下関連筋の廃用性萎縮によるものが大きいでしょう．ただ，絶飲食時の栄養管理，つまり経静脈栄養の不適切さも影響しているのは間違いありません．例えば薬剤師の場合，絶飲食の有無を判断する立場にはありません．しかし，絶飲食時の経静脈栄養については，薬剤師の専門であるはずです．仮に，絶飲食時の経静脈栄養が不適切であった場合，それを現場の医療従事者が見つけて是正できれば患者の経口摂取再開までの体力維持に貢献できると思いませんか？ 最後まで経口

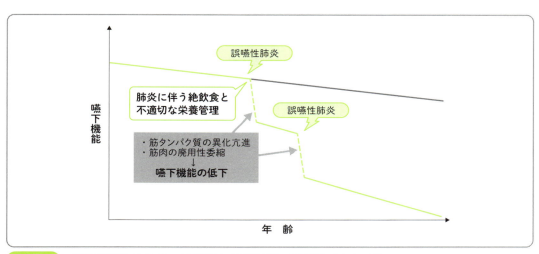

図 2-4　嚥下機能と絶飲食，不適切な栄養管理の関係性（イメージ）

摂取できるようにするためには，絶飲食時にいかに経静脈栄養で栄養状態を維持できるかが重要だと思いませんか？

　実際に，高齢の誤嚥性肺炎患者のうち絶飲食期間が長かった群では，絶飲食期間が短かった群と比較してアウトカムが悪くなるという報告があります[2]．この報告のデータを詳しく見てみると，絶飲食期間が長かった群では短かった群よりも，摂取熱量（エネルギー量）や摂取窒素源量（たんぱく質量，アミノ酸量）が有意に少なかったとあります．たしかに絶飲食の期間は重要だと思いますが，絶飲食期間が長引いたとしても，こういった栄養量の差が少なくなれば，もしかしたらアウトカムも変わるのではないかと私は思いました．

　経口摂取や経腸栄養は，経静脈栄養に比べて生理的ですし，免疫などメリットが大きいことは間違いありません．そういった点では，経静脈栄養は太刀打ちできません．さらに，「よく見る輸液定食」のような組成のものが散見される現状では，経静脈栄養によいイメージをもてと言う方が無理だと思います．生理的ではないにしろ，せめてバランスのよい適切な経静脈栄養が患者に提供できれば，それだけでも医療は大きく変わると私は信じています．ここはやはり本書を読んでくれている皆さんの出番です！

common sense based nutrition

　先ほど述べた皆さんにぜひ覚えていただきたい言葉（概念）をここで発表します．それが，**"common sense based nutrition"** です．これは，私の考えた造語です．直訳すると「一般常識に基づいた栄養療法」となりますが，少し言葉にトゲがあるので，私は「一般的な感覚に基づいた栄養療法」と訳しています．

　具体的にどういうことかを説明する前に，次にお示しする質問を見てください．

◆ 毎日，焼肉ばかり食べますか？

◆ 毎日，スポーツ飲料だけで生きていけますか？

◆ 今までに一度でも脂質を全く含まない食事を摂取したことがありますか？

◆ たんぱく質をほとんど摂取しなくても，身体（筋肉）を維持できますか？

◆ 食事に含まれる栄養素のバランスを無視できますか？

◆ 病み上がりにステーキを食べられますか？

　おそらく質問に対する回答はすべて「NO」になるはずです．また，これらの質問の内容と逆のことは，ふだんは特別意識しなくても当たり前にやっていることではないでしょうか？ 毎日焼肉ばかり食べませんよね？ このように，栄養面でふだん自分自身が当たり前にやっていることを患者にも提供する栄養管理を，私は "common sense based nutrition" と定義しています．

　一方で，皆さんがよく見かける経静脈栄養組成は，これらの質問に対し「YES」な状態のものが多いのです．例えば，先ほどお示しした「よく見る輸液定食」はスポーツ飲料のような組成です．そして，脂肪乳剤（脂質）が全く投与されていない患者は驚くほど多いです．脂質だけでな

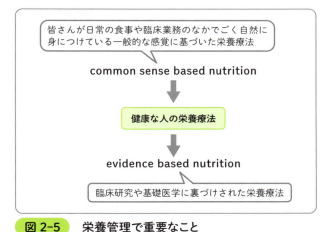

図 2-5　栄養管理で重要なこと

栄養療法では，まずは common sense（一般的な感覚）が大切であり，それに基づく管理ができたうえでようやく evidence が真価を発揮する．

くアミノ酸も含まれておらず，投与されている熱量がすべて糖質由来のものであることすらあります．明らかにバランスが悪い組成の経静脈栄養が本当に多いのです．

この "common sense based nutrition" が患者に提供できて，初めて "evidence based nutrition（根拠に基づいた栄養療法）" の効果が得られます．こと栄養に関しては，evidence よりもまず common sense です．**common sense が欠落した医療従事者が使う evidence は，時として凶器となり患者を傷つけることもある**のです．ブドウ糖の投与速度を evidence どおりに設定できたとしても，それ以外のことがめちゃくちゃだった場合，その経静脈栄養は患者にとって害となるでしょう．残念ながら，今臨床で見かける経静脈栄養組成のなかには common sense が欠けているものも少なくありません．

"common sense based nutrition" の重要性に気づく最もよい例が，先ほど考えていただいた健康な人の経静脈栄養であり，自分自身の経静脈栄養なのです．皆さんが立案した組成は，ちゃんと common sense に基づいたものになっているはずです（図 2-5）．

❶ common sense based nutrition は特別なものなのか？

このような言いかたをすると，あたかも特別な能力のような感じがしてしまいますが，"common sense based nutrition" に必要な "common sense" は，ほぼすべての医療従事者がすでに身につけているものです．例えば，必要栄養量を何となく予想することも，立派な common sense です．

"だいたい" の経静脈栄養組成をつくってもらう際にお示しした，1ヵ月に 5 kg 痩せたい願望をもった，40 代，身長 175 cm，体重 75 kg，BMI 24.5 のやや太めの男性（私です）の 1 日必要栄養量を「500 kcal」と言う人はさすがにいらっしゃらないですよね？　もしいらっしゃったとしたら，その方は common sense が欠落しています．私の所属する施設の複数の薬剤師・看護師に同じ質問をしても，皆さんと同様に，ほぼ 2,000 kcal/日前後と回答しました．実は，私の計算上の 1 日必要栄養量は 2,200〜2,400 kcal です．計算上の 1 日必要栄養量よりも少なめに

考える人が多かったのは，私の痩せたいという願望のためかもしれませんし，「痩せろ！」という私に対する無言のメッセージなのかもしれません．

別の機会に同様に，80歳で小柄な女性の1日必要栄養量を複数の薬剤師・看護師に聞いたことがあります．とくに体重を伝えませんでしたが，その回答の多くは1,200～1,400 kcal/日というものでした．入院中の小柄な80歳女性としてよく見かける患者像の体重から計算すると，1日必要栄養量は900～1,200 kcalほどになります．こちらは計算上の1日必要栄養量よりも多めになる傾向がありました．ある看護師にそう回答した理由を尋ねると，「○○号室にいる□□さんを思い浮かべて考えた」と言うのです．つまり，入院している小柄な高齢女性は栄養量を多めにしないといけないとちゃんとわかっているのです．このことに根拠は全くありませんが，感覚としては素晴らしいことでもあり，まさに"common sense based nutrition"だと思います．

もう一度言うと，**"common sense based nutrition"を皆さんはすでに十分に身につけています**．ふだんの食事で自分自身に対して実践できているのですから，ある意味当たり前のことです．ただ，とくに経静脈栄養に関しては，common senseが患者に向けて提供できていません．そのために，何となく特別なことのように感じてしまうのです．まずは，"common sense based nutrition"に基づいた経静脈栄養を患者に提供する必要があります．

❷ 経静脈栄養におけるcommon senseの有無を知る

患者に施行されている経静脈栄養組成にcommon senseが本当にあるのかどうかをより理解

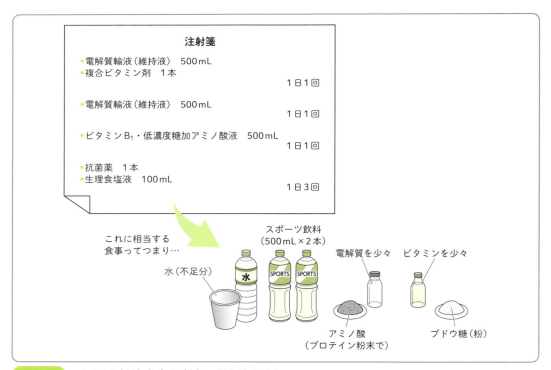

図2-6　よく見る輸液定食を食事に置き換えると…

ここでは，電解質輸液（維持液）は，ソリタ®-T3号輸液，ソルデム®3A輸液など，ビタミンB₁・低濃度糖加アミノ酸液は，ビーフリード®輸液，パレセーフ®輸液などを指す．

しやすくするために，新人薬剤師や実習に来る薬学部生に必ずやってもらうことがあります．それは，**経静脈栄養組成を食事の献立に置き換えてみる**ことです．全く同じ組成にする必要はありませんが，エネルギー産生栄養素（旧・三大栄養素）の割合だけで考えても，その経静脈栄養組成の common sense の有無が十分にわかります．

例として，先ほどお示しした「よく見る輸液定食」を食事の献立に置き換えてみました（図2-6）．皆さん，ご自身が食事を提供される側だと想像しながら見てみるとどうでしょう？「えっ！？」ってなりませんか？ほぼ粉だけの食事なんてありえないですよね．でも，これが事実です．実はこれ，高カロリー輸液〔完全静脈栄養（TPN）〕でも十分起こりうることで，TPN であればブドウ糖とアミノ酸の粉の量が増えるだけです．

粉ばかりの食事になってしまう理由は，脂質が全く入っていないからです．実は，世の中に無脂肪食は存在しません．ほとんどの食材には，多かれ少なかれ脂質が含まれています．ですので，**脂質を全く含まない経静脈栄養組成は，食事の献立には絶対に置き換えられない**のです．つまり，食事の献立に置き換えられないということは，common sense が欠落しているということにほかなりません．

でも，粉の食事ですと言われても，なかなか実感しにくいと思います．そこで，ほんの少しだけ脂質を足して，「よく見る輸液定食」をわれわれの身近な食事の献立に置き換えてみました．

お献立

◆ 栗御飯（軽く一膳）

◆ 納豆（旅館の朝食で出てくる小さいやつ）

◆ 水（1 L）

以上で1日分

いかがでしょうか？看護師さんがこの食事を持ってきて，「○○さん，これで1日分なので考えて食べてくださいね♪」なんて言われたらどうします？私が患者なら一徹クラッシュ（古いですか！？）をかましてしまいます．

この話をすると，しばしば「よく見る輸液定食」の組成が悪いと解釈されるのですが，実はそうではありません．**この組成が悪いのではなくて，この組成が「続くこと」が悪い**のです．「よく見る輸液定食」の組成が処方される患者の多くは，誤嚥性肺炎を起こすくらいすでに低栄養状態にあります．そのような患者が，この栗御飯，納豆，水だけで1週間以上過ごしたら，どうなるかは誰でも予想できるはずです．これでは，本来ならば口から食べられていた患者も食べられなくなって当たり前です．逆に，今の臨床ではこのような経静脈栄養組成が当たり前になってしまっています．ここを何とかしなければ，これからの高齢化社会は食べられない高齢者だらけになってしまうかもしれません．

❸ common sense を発揮し，愛のある PPN 組成に

では，愛のある PPN 組成はどういったものでしょう？その一例をお示しします（図2-7）．

水分量は「よく見る輸液定食」とほぼ同じですが，熱量が 1,150 kcal/日と3倍程度になってい

ます．NPC/N 比も「よく見る輸液定食」と同じくらいですが，脂質が加わり，ブドウ糖やアミノ酸の量も増えており，同じ値でもその意味は全く異なります．

PPN では，どうしても水分量が増えてしまうため，熱量（エネルギー量）を増やそうとすると他の栄養素と比べて利用効率の高い脂質（9 kcal/g）の割合が多くなってしまうという特徴がありますが，この組成であれば誤嚥性肺炎を起こした高齢患者でも 1 週間程度は栄養状態の維持が十分可能だと思います．なお，PPN で投与できる最大熱量は，だいたい 1,200 kcal/日程度になります．

この愛のある PPN 組成もわれわれの身近な食事の献立に置き換えてみました（**図 2-7**）．いかがですか？ パンを大豆油（脂肪乳剤の原料）につけて食べたくないという私の個人的理由により油がオリーブオイルに置き換わっていますが，先ほどと比べてずっと食事らしくなっていますよね．これも "common sense based nutrition" ですし，この献立であれば，誤嚥性肺炎の低栄養患者でも 1 週間程度は大丈夫だと思います．

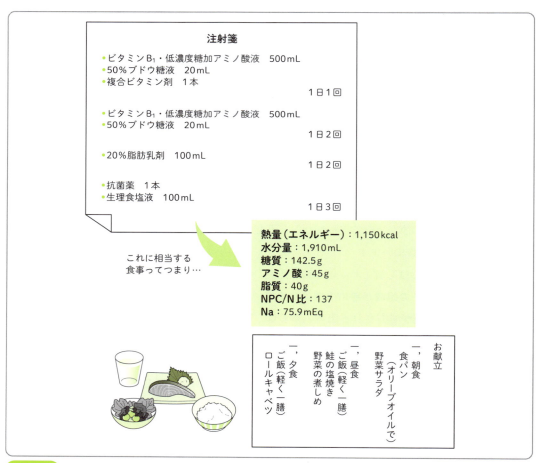

図 2-7　愛のある末梢静脈栄養（PPN）組成
ここでは，電解質輸液（維持液）は，ソリタ®-T3 号輸液，ソルデム®3A 輸液など，ビタミン B₁・低濃度糖加アミノ酸液は，ビーフリード®輸液，パレセーフ®輸液などを指す．また，20%脂肪乳剤はイントラリポス®輸液を示す．献立には，エネルギー産生栄養素の割合のみを反映している．脂肪乳剤の油は，本当は大豆油だが….

❹ 薬剤師と輸液力

再び，薬剤師の視点で考えてみます．薬剤師は医薬品の専門家である以上，輸液製剤でもその専門性は十分に発揮しなければならないはずです．そのときに必要な能力を，私（と同志）は「**輸液力**」とよんでいます．輸液力に決まった定義はありませんが，私は「輸液製剤を適切に選択，組み合わせて使用し，患者個々に最適な経静脈栄養療法を提供する力」と定義しています．ここには当然，"common sense based nutrition" も含まれています．

医薬品の添付文書には，ほとんどの製剤に「なお，年齢，体重，症状に応じて適宜増減すること」といった注意書きが書かれています．日ごろ，添付文書情報に多く触れている薬剤師にとっては，いつも書いてある文言として見過ごされがちなところだと思います．しかし，栄養に関しては，ここの文言がもつ意味はとてつもなく重要です．なぜなら，**100人の患者がいたとしても，必要な栄養量・栄養組成が全く同じである人はほとんどいない**からです．栄養管理に関しては，個別化が基本中の基本です．よって，必ず適宜増減する必要が出てきます．この文言の重要性をしっかり認識することも，輸液力のひとつです．

また，第1章（p.30）でも紹介しましたが，医薬品の添付文書にはその製剤の使用方法しか記載されておらず，組み合わせかたに関する記載はありません．「**添付文書上の適正使用**」と「**臨床栄養学的な適正使用**」の意味は異なります．これを理解することも大事な輸液力です．このような輸液力を薬剤師全員が発揮できたら，医療は今よりも絶対よいものになるはずです．

おわりに

大事なことなのでもう一度言いますが，今回紹介した "common sense based nutrition" は栄養管理の基本中の基本であり，それが患者に提供できて初めて "evidence based nutrition" が効果を発揮します．common sense が欠落した医療従事者が使う evidence は，時に凶器となり患者を傷つけることもあります．ただ，残念なことに経静脈栄養では，TPN，PPN に関係なく，common sense が欠落した組成を非常によく見かけます．この概念を知ると，ふだん見かける経静脈栄養の組成の多くが恐ろしいものに見えてくるでしょう．

今回，皆さんには "だいたい" で経静脈栄養組成を立案していただきましたが，できあがった組成は普段臨床で見かけるものよりもやや複雑で，複数の輸液製剤が組み合わされていたはずです．そして，そこには common sense がしっかりと反映されていたはずです．この話をしたあと，よく薬剤師の方から「これだと電解質が…」といったご指摘をいただきますが，それもまずは "common sense based nutrition" ができてからです．しっかり食事の献立に置き換えられる経静脈栄養組成が立案できてから，電解質などのバランスを考えるべきです．

皆さんは "common sense based nutrition" という概念を再認識することで，経静脈栄養のシェフとしての第一歩を踏み出しました．"だいたい" で考えた組成が，実は臨床で見かけるものよりずっと素晴らしいという事実も，皆さんの自信につながると思います．本章をふまえて以降の各論を読んでいただけると，より知識，そして輸液力が身につきやすいと思います．経静脈栄養のシェフとして，医療従事者全員で三ツ星を獲得できるようにがんばりましょう！

文献

1) Brugler L, et al.：Jt Comm J Qual Improv, 25（4）：191–206, 1999.［PMID：10228911］
2) Maeda K, et al.：Clin Nutr, 35（5）：1147–1152, 2016.［PMID：26481947］

課題 2 　健康な人が慢性腎臓病（透析寸前）になっちゃいました！

症例
◆47 歳，男性（p.28，課題 1 の症例のその後），やはり消化管は使えない
◆身長：175 cm，体重：75 kg，BMI：24.5 kg/m²
◆願望：透析は受け入れるので，透析導入までできるだけ栄養状態を維持したい．

設問① "だいたい"でよいので，必要栄養量を考えてみましょう
（※課題 1 で設定した必要栄養量をそのまま使っても結構です）

_____ kcal/日

設問② アミノ酸量を考えてみましょう
（※"だいたい"でも結構ですが，p.101〜102 の基準を参考に計算するとよいでしょう）

_____ g/日

設問③ 経静脈栄養の輸液組成を考えてみましょう
モニタリング結果をもとに修正することを念頭に，"はじまりの輸液組成"を考えましょう．ここでは実際の輸液製剤で検討してもよいですし，付録（巻頭 p.viii）の輸液製剤カード（ペーパークラフト）を使ってもよいです．付録の輸液組成計算用ファイルを用いると，より簡単に考えられます．

● **メインの投与ルート**　　□中心静脈　　□末梢静脈

輸液製剤の構成

● **サブの投与ルート**　　□中心静脈　　□末梢静脈

輸液製剤の構成

● **その他・備考：**

輸液組成の内訳　　　熱量_____kcal，水分_____mL
　　アミノ酸_____g，脂質_____g，ブドウ糖_____g

モニタリングすべき点

→解答例・立案の POINT は p.240

II

意外と知らない？ 水・電解質管理

II 意外と知らない？水・電解質管理

3 | 水・電解質管理を理解するうえで知っておいた方がよいこと

　突然ですが，末梢静脈栄養（peripheral parenteral nutrition：PPN）では必要栄養量すべてを充足することはまず不可能です．つまり，**PPN はあくまで一時的かつ補助的な栄養管理法**にすぎません．そのため，**PPN の主な役割は水・電解質管理**と言っても過言ではないと私は考えています．

　水・電解質の管理は栄養に直接関与するものではないと思われるかもしれませんが，栄養管理を行ううえで，水・電解質管理はとても重要です．また，水・電解質管理は，栄養管理だけでなく脱水症といった疾患の治療薬としての側面ももっています．そんななか，「実は，水・電解質管理があまり得意ではない」という方もいるかもしれません．そういった方にもご理解いただけるよう，ここでは臨床現場で輸液に携わる際によく見かける用語に着目しながら水・電解質について解説します．あまり肩肘張らずに，気楽にお読みいただければ幸いです．

体液の電解質組成とそれぞれの役割

水（水分）

　水はあらゆる生命活動を維持・継続するために必要不可欠なものです．体内水分量は年齢とともに減少し，新生児で体重の約 80%，乳児で約 70%，高齢者で約 50% と言われています．成人の場合，**身体の構成成分のうち 60% が水分**，つまり**体液**です（図 3-1）[1]．体脂肪率は男性より女性の方が高いため，体液の割合は必然的に女性の方が低くなります．体液は**細胞内液**と**細胞外液**に大別され，細胞外液はさらに**血漿**と**細胞間液**に分類されます（図 3-2）．

　私たちがふだん目にしている臨床生化学検査データは，体液の 5% 程度に過ぎない血漿から得られているものになります．そのデータから細胞内液を含めた体液全体の変化を読み取れなければ，誤った解釈にもなりうる点は注意が必要ですし，ここが少し難しいところでもあります．

電解質

　体液の電解質組成は，細胞外液と細胞内液で大きく異なっています（表 3-1）[2]．細胞外液では**ナトリウムイオン（Na^+）**，**クロールイオン（Cl^-）**の濃度が高いのに対して，細胞内液では**カリウムイオン（K^+）**，**リン酸水素イオン（HPO_4^{2-}）**の濃度が高くなっています．一方で，陽イオンと陰イオンの合計は体液区分ごと（細胞内液，細胞外液）で等しくなるところがポイントです．

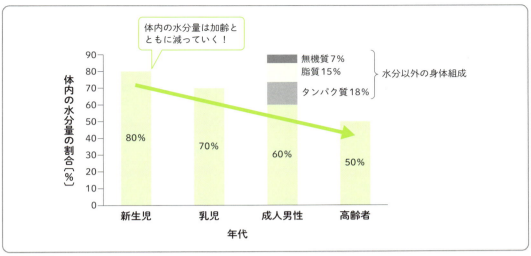

図 3-1 加齢による体内水分量の変化と成人男性の体組成 　　　　　　　　　　　　（文献1を参考に作成）

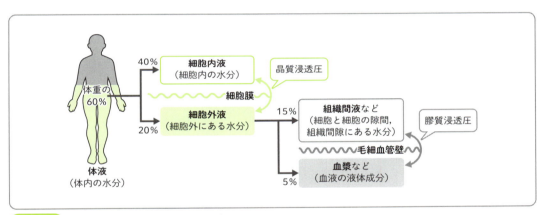

図 3-2 生体の水分分布（成人男性）

　体液に含まれる電解質には，浸透圧やpHの調整などの役割があります（**表 3-2**）．また，細胞内液と細胞外液の電解質組成が異なる原因は細胞膜にあります．半透膜である細胞膜は，水は自由に通しますが，チャネルやポンプを介することで多くの電解質の出入りを綿密に制御しています．これが，細胞内液と細胞外液の電解質組成が異なる理由です．

　数ある電解質のなかでも，とくにNa^+とK^+は，神経や筋などの細胞において細胞膜で脱分極を引き起こし，生体の活動のなかで重要な役割を担っています．そのため，細胞膜にあるNa^+-K^+-ATPase（ナトリウムポンプ）を介した能動輸送によってその濃度は厳密に管理されています（**図 3-3**）．なお，細胞膜で電解質の能動輸送に用いるエネルギーに，ヒトの基礎代謝の40％以上が消費されていると言われています．そう考えると，電解質の分布が身体にとっていかに重要なのかがなんとなくわかりますよね．

| 表 3-1 | 体液の電解質組成 |

		細胞外液（20%）		細胞内液（40%）
		血漿（5%）	細胞間液（15%）	
陽イオン〔mEq/L〕	Na^+	142	144	15
	K^+	4	4	150
	Ca^{2+}	5	2.5	2
	Mg^{2+}	3	1.5	27
	合計	154	152	194
陰イオン〔mEq/L〕	Cl^-	103	114	1
	HCO_3^-	27	30	10
	HPO_4^{2-}	2	2	100
	SO_4^{2-}	1	1	20
	有機酸	5	5	—
	タンパク質	16	—	63
	合計	154	152	194

（文献 2 を参考に作成）

| 表 3-2 | 電解質の生体内での主な役割 |

	体液に含まれる物質（電解質ほか）	生体での役割
細胞外液	Na^+	浸透圧の調節，細胞外液量・循環動態の維持
	Cl^-	細胞外液の主な陰イオン（Na^+の対イオン）
	HCO_3^-	血液の pH を正常（pH 7.4）に維持
	タンパク質	循環血液量の維持
細胞内液	K^+	神経や筋肉細胞の興奮・収縮
	Mg^{2+}	酵素の活性化
	Ca^{2+}	骨・歯の形成，筋収縮
	リン（P）	骨・歯の形成，高エネルギー物質（ATP）の供給

輸液でよく見る単位系：mol と mEq と mOsm

　輸液でよく用いられる単位の算出方法（**表 3-3**）は大学などで学んだはずです．そのため，改めて解説するのは釈迦に説法かもしれませんが，実は苦手だという方も多くいらっしゃると思います．そこでここでは，輸液を扱う現場で使われる用語・概念のなかでもとくに重要ではありま

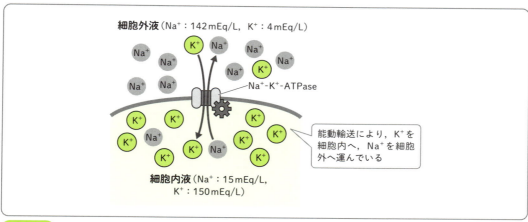

図 3-3 細胞内外での電解質濃度の違いと Na⁺-K⁺-ATPase の役割

表 3-3 輸液で用いられる主な単位

単位	定義	算出方法
％ （パーセント）	輸液全体に対するある物質の割合．ここでは，100 mL の液体内に溶けている物質の量〔g〕を表す．	溶質の重さ〔g〕÷溶質の量〔mL〕×100
mol （モル）	物質量の単位．原子・分子の個数に対応する．1 mol には，ある原子または分子が $6.02×10^{23}$ 個集合している．	物質の重さ〔g〕÷物質の原子量・分子量
mEq （メック）	電解質の単位．ある電解質（イオン）1 mol が反応しひっつけられる，1 価の電解質の数に相当する．	ある電解質の mol 数×電荷数
mOsm （ミリオスモル）	浸透圧の単位．液体に溶けている粒子（分子・イオン）の数に相当する．	溶液に溶けている粒子の mol 数の和

すが，一方で少し理解が難しい3つの単位について，できるだけわかりやすく解説していきます．ちょっと（だいぶ？）ややこしい話かもしれませんが，水・電解質管理を考えるうえではすべて必要な情報となりますので，がんばって読んでみてください．

1 モル（mol）

原子や分子はきわめて小さく，当然ですが目に見えるものではありません．仮に見えたとしても，原子・分子の数をすべて数えるのは不可能です．そうした原子や分子の量（物質量）をどうやって扱うかというと，「mol」という単位を用いて表します．

モル（mol）の定義

1 mol は原子や分子が $6.02×10^{23}$ 個集まった状態を表します（**図 3-4**）．この「$6.02×10^{23}$」を**アボガドロ定数**といいます．ここで，「あぁ，何となく習った記憶がある」と思った方もいるでしょう．例えば，2つの異なる物質が存在する場合，それぞれの1個当たりの重さが違えば，当然ながら同じ重量にするために必要な個数も違ってきます．同様に，原子や分子にもそれぞれ質量に違いがあるため，$6.02×10^{23}$ 個集まった 1 mol の状態での個々の分子・原子の重さも異

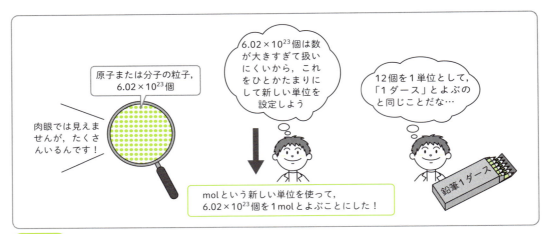

図 3-4　mol という単位の考えかた

なってきます．こう説明すると，とても難しく感じられますが，mol をひと言でいうと「**個数の実用的な単位**」になります．これでもわかりにくいという方は，別の数の単位である 1 ダース（12 個で一組）をイメージすると比較的理解しやすいでしょう．どんなものであっても 12 個（本）集まった状態を数える単位に「ダース」が使えます．しかし，同じ 1 ダースであっても，集めたものによって重さは異なってきます．ここでのダースが mol に，12 個（本）がアボガドロ定数に相当するのです．

　原子や分子が 1 mol，つまり $6.02×10^{23}$ 個集まったときの重さのことを，それぞれ**原子量**および**分子量**と定義しています．例えば NaCl の分子量は 58.5 であり，これは Na^+ の原子量 23.0 と Cl^- の原子量 35.5 の和になります．つまり，1 mol の NaCl は 58.5 g，1 mol の Na^+ と Cl^- はそれぞれ 23.0 g と 35.5 g ということになります．反対に考えると，原子や分子の数の単位である mol 数は，その物質の重さ〔g〕を，物質を構成する分子量（あるいは原子量）で除すれば算出できるということです（**表 3-3**）．個々の原子量・分子量に関してはここでは触れませんので，学生時代に使った教科書に載っている周期表をご参照ください．

NaCl 溶液とブドウ糖液

　ここでは水・電解質管理に関係する例として，NaCl 溶液とブドウ糖液を取り上げて解説します（図 3-5，図 3-6）．

　等張（血液と浸透圧が同じ）である**生理食塩液は 0.9% NaCl 溶液**です．つまり，生理食塩液 100 mL であれば溶液 100 mL 中に NaCl が 0.9 g 溶けており，仮に生理食塩液が 1 L であれば NaCl は 9 g 溶けています．9 g の NaCl の mol 数は，9〔g〕÷58.5（NaCl の分子量）≒ 0.154〔mol〕です．輸液では通常，この 1/1,000 の単位であるミリモル（mmol）が用いられるため，0.154 mol＝154 mmol になります．これが 1 L 中に溶けているというわけですから，**生理食塩液の mol 濃度は約 154 mmol/L** です．生理食塩液中では 1 分子の NaCl が水に溶けてイオン化して Na^+ と Cl^- がそれぞれ 1 つずつに分離していますが，完全にイオン化したとき，いずれのイオンの mol 濃度も約 154 mmol/L になります（**図 3-5**）．

　等張のブドウ糖液の濃度は 5% です．生理食塩液と同様に考えると，溶液 100 mL 中にブドウ

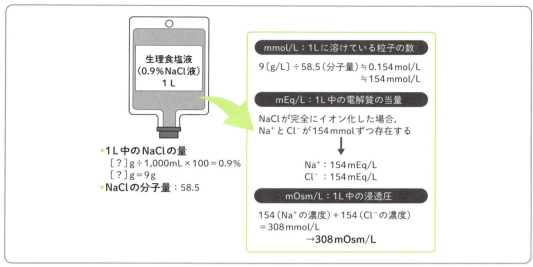

図 3-5 生理食塩液の mol と mEq と mOsm

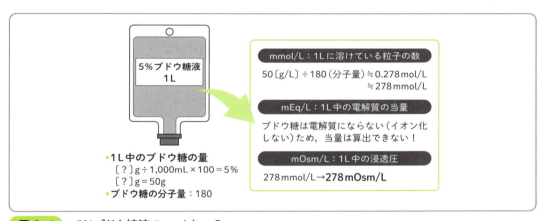

図 3-6 5％ブドウ糖液の mol と mOsm

糖が5g, 1L中であれば50g溶けていることになります．ブドウ糖（$C_6H_{12}O_6$）の分子量は180であるため，50gのブドウ糖のmol数は50〔g〕÷180（ブドウ糖の分子量）≒ 0.278 mol＝278 mmolです．これが1L中に溶けているため，**5％ブドウ糖液の mol 濃度は約 278 mmol/L**になります（図3-6）．NaClと違って，**ブドウ糖は水に溶けてもイオン化しない**のが特徴です．

❷ ミリ当量（mEq）

　当量（equivalent：Eq）は電解質の単位であり，その電解質1 molが反応する際にひっつけられる相手の1価の電解質の数と考えるとイメージしやすいと思います（図3-7）．そのため，**Eqを理解するためには mol を理解していなければなりません**．

　例えば，今ここにある電解質が1 molのNa^+であれば，反応で1価の陰イオン1 molをひっつけられます．そこで，これを1 Eqとします．同様に1 molのCl^-であれば，反応で1価の陽イオン1 molをひっつけられるため，やはり1 Eqとなります．一方，1 molのCa^{2+}の場合，反

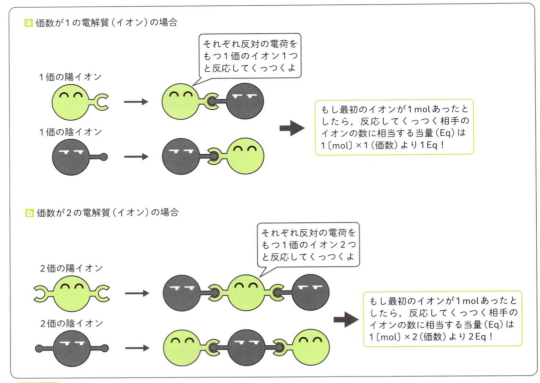

図 3-7 ミリ当量 (mEq) の考えかた

応で 1 価の陰イオン 2 mol 分をひっつけられるため，こちらは 2 Eq です．よって，「**Eq＝mol × 価数（イオンのもつ電荷の大きさ）**」と表すこともできます．

mol 数と同様に，輸液では一般的に Eq もこの 1/1,000 の単位であるミリ当量 (mEq) が用いられます．すなわち，「mEq＝mmol × 価数」です．

NaCl 溶液とブドウ糖液

先ほど紹介したとおり，生理食塩液 1 L 中には Na^+ と Cl^- がそれぞれ 154 mmol ずつ存在しています．Na^+ と Cl^- はいずれも 1 価のイオンであるため，これを mEq に換算すると 154 mEq に，これらが 1 L に含まれているため電解質の濃度にすると**それぞれ 154 mEq/L** です（図 3-5）．実際に生理食塩液のバッグを見ると，このように電解質濃度が記載されています．なお，ブドウ糖の分子は溶液中でイオン化しないため，mmol から mEq への換算はできません．なので，**ブドウ糖液は mEq という単位では表現できない**わけです（図 3-6）．

❸ ミリオスモル (mOsm)

オスモル (Osm) は浸透圧を表す単位です．mol や Eq と同様に，輸液ではこの 1/1,000 の単位であるミリオスモル (mOsm) が用いられるとともに，輸液 1 L あたりの浸透圧を示す mOsm/L も用いられています．浸透圧は溶解している粒子（分子，イオン）の数で決まるため，溶液中の物質の mol 数や mol 濃度に比例します．つまり，**浸透圧を理解するためにも mol の理**

解が必要不可欠なのです.

NaCl 溶液とブドウ糖液

ブドウ糖など溶液中でもイオン化しない物質の場合には,浸透圧は mol 濃度に等しくなります（**図 3-6**）.前述したように,5％ブドウ糖液の mol 濃度は 278 mmol/L のため,浸透圧は 278 mOsm/L となります.

溶液中でイオン化する電解質の場合は**イオン化によって全体の粒子の数が増える**ので,それだけ浸透圧は高くなります.NaCl 溶液中では,NaCl は Na^+ と Cl^- の合計 2 つのイオンに解離しています.例えば,1 mmol/L の濃度の NaCl 溶液であればイオンの濃度の和は「1（Na^+ の濃度）＋1（Cl^- の濃度）＝2 mmol/L」であるため,浸透圧は 2 mOsm/L です.そうすると,生理食塩液（0.9％ NaCl 溶液）中の Na^+ と Cl^- の mol 濃度はともに 154 mmol/L であるため,「154（Na^+ の濃度）＋154（Cl^- の濃度）＝308 mmol/L」より,生理食塩液の浸透圧は 308 mOsm/L と求められます（**図 3-5**）.$CaCl_2$ 溶液中では,$CaCl_2$ は 1 つの Ca^{2+} と 2 つの Cl^- に解離しています.これが 1 mmol/L の濃度であれば,イオンの濃度の和は 1（Ca^{2+} の濃度）＋〔1×2（Cl^- の濃度）〕＝3 mmol/L であり,浸透圧は 3 mOsm/L です.

血漿浸透圧との差

私たちの**血漿の浸透圧は約 280 mOsm/L** と言われています.前述したように 5％ブドウ糖液の浸透圧は 278 mOsm/L なので,血漿と浸透圧が同じ（等張）であることがわかります.一方,こちらも前述しましたが,生理食塩液（0.9％ NaCl 溶液）の浸透圧は計算上では 308 mOsm/L であり,血漿の浸透圧である 280 mOsm/L と少し乖離があります.では,なぜこれで生理食塩液は等張とされているのかというと,実は **NaCl は溶液中で完全にイオン化しているわけではなく,一部は NaCl として存在している**からです.実際に生理食塩液の浸透圧を測定すると 285 mOsm/kgH_2O（この「mOsm/kgH_2O」という単位は mOsm/L とほぼ同じ意味です）であり,生理食塩液は血漿と等張だとわかります.

浸透圧は一応,計算による算出が可能ですが,とくに電解質では溶けている物質がどの程度イオンに解離しているかが不明な場合もあるため,現実的には浸透圧計を用いて実測されることが多くなります.

④ 単位のおさらい

少しむずかしい例として,1％ $ZnCl_2$ 溶液の mmol/L,mEq/L,mOsm/L について計算してみましょう（**図 3-8**）.

◆ $ZnCl_2$ の 1 L あたりの物質量は?

　→ 10〔g/L〕÷136.3（分子量）≒ 0.073 mol/L＝73 mmol/L

◆ 1％ $ZnCl_2$ 溶液中の電解質ミリ当量は?

◆ 1％ $ZnCl_2$ 溶液の浸透圧は?

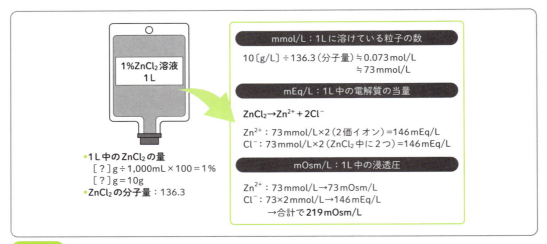

図 3-8　1%塩化亜鉛溶液の mol と mEq と mOsm

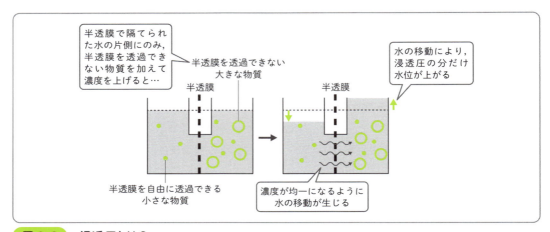

図 3-9　浸透圧とは？

浸透圧

　さて，続いてはこちらも意外と苦手な人が多いかもしれない浸透圧についてです．そもそも，浸透圧とはいったいどういったものなのでしょうか．それを理解するためには，まず水（溶媒）の入った水槽に**半透膜**がある状態を想像する必要があります（**図 3-9**）[3]．

　半透膜とは，水や小さな物質（溶質）は通しますが，一定以上の大きさの物質は通さない性質をもった膜のことです．半透膜を隔てた両側がともにただの水だった場合，当然ながら容積として目に見える水の移動は起こりません．しかし，一方だけに半透膜を通らない大きさの物質が溶けた状態になると，そこに濃度の差が生じ，水の移動が起こります．どういうことかというと，**半透膜を隔てた両側の濃度が均一になるように水は濃度が低い方から濃度が高い方に移動する**のです．その結果，水のみの側は水位が下がり，物質が溶けた側の水位は上がります．このとき，物質の濃度によって水が引っ張られる力（流れる力）と生じる水位差は同じになるのですが，こ

の力を**浸透圧**とよびます.

① 血漿の浸透圧

血漿の浸透圧は約 280 mOsm/L ですが,これは主に膠質浸透圧と晶質浸透圧から成っています.体内の浸透圧については血漿-細胞間の水の流れもイメージできた方がわかりやすいと思うので,ここからはそれも含めて解説していきます.

すでに紹介したとおり,人体の体液分画は,血漿,細胞間液(間質液),細胞内液から構成されており,それぞれの分画は,血管内,血管外(細胞間隙),細胞内の 3 つのコンパートメント(膜で隔てられた区画)にそれぞれ存在しています(p.55,**図 3-2**).コンパートメントの間にはそれぞれ半透膜が存在しており,一方は血管壁,もう一方は細胞膜です.

血管壁は,水や電解質,糖質・アミノ酸などの栄養素は自由に通過できますが,形状の大きなタンパク質(主にアルブミン)は通過させない性質をもつ半透膜です.一方,**細胞膜**は,水や極性をもつ小分子は通過できますが,電解質は簡単には通過させないという性質をもった半透膜です.例えば,生理食塩液を静脈内に投与したとします.生理食塩液は水と NaCl で構成され,血管壁を容易に通過できるため,すぐに細胞間隙にも分布しますが,電解質は容易に細胞膜を通過できないため細胞内には分布できません.

膠質浸透圧を決定する主な浸透圧活性物質(浸透圧を決定する物質)は**アルブミン**です.アルブミンは血管壁を通過できないため,血管内外で濃度差が生じます.膠質浸透圧は血管内と血管外(細胞間隙)の間にあるアルブミンの濃度差に関係する浸透圧と言えます.それに対して,**晶質浸透圧**を決定する主な浸透圧活性物質は,**電解質**,**糖質**,**アミノ酸**などです.細胞膜は電解質を簡単には通さないため,細胞内外で濃度差が生じます.晶質浸透圧は血管外(細胞間隙)と細胞内の間の濃度差に関係する浸透圧と言えます.

② 膠質浸透圧

疾患や炎症などの影響で血液中のアルブミンが減少すると,膠質浸透圧,つまり血管内の浸透圧が低下します.水は浸透圧の低い方から高い方に移動するため,血管内の水が血管外(細胞間隙)に移動します.

膠質浸透圧に比べて晶質浸透圧はかなり高い(200 倍以上)と言われています[4].これは,晶質浸透圧を決定する浸透圧活性物質である,電解質,糖質,アミノ酸などの量が膠質浸透圧を決定するアルブミンに比べて格段に多いためです.つまり,浸透圧は溶けている物質の数に依存し,物質の大きさは関係ないことを表しています.したがって,膠質浸透圧の低下によって水が血液中から細胞間隙に移動したとしても,晶質浸透圧への影響は小さく,電解質異常がなければ細胞間隙から細胞内への水の移動はそれほど大きくなりません.その結果,血管内から細胞間隙に移動した水は細胞内へ移動することも血管内に戻ることもできず,細胞間隙に抱えきれなくなれば水が組織外へにじみ出てきてしまいます.これが,漏出性の**胸水**,そして**腹水**の原因です(**表 3-4**).

| 表 3-4 | 浸透圧の変化と引き起こされる症状 |

	それぞれの浸透圧が低下した場合の各体液分画の浸透圧変化			現れる症状
	血　漿	細胞間液	細胞内液	
膠質浸透圧 （主にアルブミン濃度）	＋＋ （水分量↓↓）	－ （水分量↑）	－ （水分量↑）	胸水，腹水 浮腫
晶質浸透圧 （主に電解質濃度）	＋ （水分量↓）	＋ （水分量↓）	－ （水分量↑↑）	浮腫

③ 晶質浸透圧

　血液中の電解質が少なくなると，晶質浸透圧が低下します．電解質にはいくつか種類がありますが，細胞外に存在する電解質は主に Na^+ であるため，晶質浸透圧は**血中 Na^+ 濃度**の影響を強く受けます．電解質は血管内-細胞間隙を自由に行き来できるので，晶質浸透圧の低下はすなわち，血漿および細胞間液（間質液）の浸透圧がともに低下することを意味します．細胞間液の浸透圧が大きく低下すると，水は細胞間隙から細胞内に移動するため，細胞内の水分量が増加して**浮腫**の原因となります（**表 3-4**）．

　血漿の浸透圧が低下する場合，膠質浸透圧・晶質浸透圧のいずれかだけが低下するということは基本的にあまりありません．程度の違いは当然ありますが，どちらも低下している状態の方が多いと考えるとよいでしょう．

▌文献

1) 飯野靖彦：一目でわかる水・電解質 第2版，p.4-5，メディカルサイエンス・インターナショナル，2002.
2) 北岡建樹：チャートで学ぶ輸液療法の知識，p.5-6，南山堂，1995.
3) 河野克淋：臨床輸液の知識と実践，p.10，金芳堂，2005.
4) 宮尾秀樹：すぐに役立つ輸液の知識．日本臨床麻酔学会誌，30 (7)：917-924，2010.

III

経静脈栄養組成の
立案に必要な情報

Ⅲ　経静脈栄養組成の立案に必要な情報

4 ┃ 経静脈栄養の適応と投与ルート

　経静脈栄養（輸液）とは，水分や電解質，栄養素などを含む液体を，血管内（静脈内）に直接投与する栄養管理方法です．本来であれば，栄養補給・水分補給の基本は経口摂取や経腸栄養などの消化管を介したものになります．しかし，疾患などの影響で**消化管が機能していない場合**や，経口摂取や経腸栄養だけでは**十分量の栄養・水分を補給できない場合**には，経静脈栄養による栄養管理が必要となります．

経静脈栄養の適応

　具体的にどのような患者が経静脈栄養の適応になるかは，米国静脈経腸栄養学会（ASPEN）が提唱する栄養療法のアルゴリズムを見るとわかりやすいでしょう（**図 4-1**）[1]．このアルゴリズムは実にシンプルで，やはり**消化管が安全に使用できるかどうか**が重要です．消化管が安全に使用できない，あるいは機能していない場合には経静脈栄養の適応となります．さらに，経静脈栄養の期間が短期間（おおよそ 10 日以内）と予想される場合には**末梢静脈栄養**（peripheral parenteral nutrition：**PPN**）が，逆に長期間（おおよそ 10 日以上），または厳密な水分制限が必要な場合には**中心静脈栄養**（total parenteralnutrition：**TPN**）が選択されます．

❶ アルゴリズム活用のポイント：攻めの栄養管理

　では，このアルゴリズムどおりに患者を選択しておけば全く問題ないかというと，実は，私はそう考えていません．アルゴリズムは指標にはなりますが，絶対条件ではありません．その理由に「**攻めの栄養管理**」という考えかたがあげられます．

　例えば，低栄養状態を改善するために行う栄養量・栄養素を強化した栄養管理もそうですし，一方で低栄養にならないために早い段階から栄養介入を行う予防的な栄養管理も「攻めの栄養管理」に含まれると思います．個人的には，とくに後者の**予防的な栄養管理**がとても重要だと感じています．

　どういうことかというと，臨床現場では，高度の低栄養状態に陥った患者に栄養介入をしたとしても，なかなか栄養状態が改善しないことがあります．よくあるのが，消化管は使用可能なものの，栄養状態が悪すぎて食べる元気が残されていない，食べることに疲れてしまって必要十分量の栄養補給ができない状況です．これはとくに高齢者でよく経験します．こういったときに，

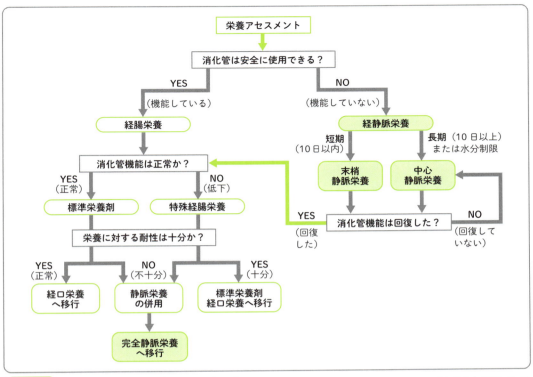

図 4-1 経静脈・経腸栄養のアルゴリズム　　　　　　　　　　　　　　　　（文献1を参考に作成）

一時的に胃瘻を増設して経腸栄養で栄養状態の改善を図り，経口摂取で十分な栄養補給ができるようになると胃瘻を閉鎖する，いわゆる「食べるための胃瘻」が行われる場合があります．これも「攻めの栄養管理」ですね．私は経静脈栄養でも同じことが言えると考えています．

手術による侵襲などで一時的に経口摂取ができなくなり，かつ高齢者などで低栄養のリスクが高いと判断される場合には，TPN を含む経静脈栄養を積極的に選択してよいのではないでしょうか．経静脈栄養により栄養状態を維持（低栄養を予防）して，経口摂取が再開されたときに十分量の栄養補給ができるだけの体力も維持する，いわゆる「**食べるための経静脈栄養**」という考えかたもあってよいと思います．そして，これもある意味「攻めの栄養管理」であると言えます．

❷ アルゴリズム活用のポイント：末梢静脈栄養 or 中心静脈栄養

10日という期間についてもあくまで指標と考えておいてよいと思います．PPN では浸透圧の問題で，濃度の薄い輸液製剤しか投与できません．つまり，必要量に近い十分な栄養量を投与しようとすると，どうしても水分量が多くなってしまいます．**PPN で投与可能な最大栄養量はだいたい 1,200 kcal/日前後**だという点は意識しておいた方がよいでしょう．さらに，心疾患や腎疾患などで厳密な水分管理が必要となる患者や高齢者の場合，この**水分量がネックとなり十分な栄養量が投与できない**場合も多々あります．そのような患者では PPN で 1,200 kcal/日なんて栄養量は，夢のまた夢です．

そういった場合に，アルゴリズムどおりに 10 日間 PPN を行うとどうなるでしょうか？ おそらく，栄養状態の改善どころか維持も困難だと思います．もちろん，そのときの栄養状態にもよ

りますが，低栄養のリスクが大きいうえに PPN では十分な栄養量が投与できない場合や，それによってその後の経過に悪影響を及ぼす可能性が考えられる場合には，たとえ 10 日以内であったとしても積極的に TPN を選択してもよいかもしれません．

❸ アルゴリズム活用のポイント：補助的な経静脈栄養

消化管が機能し，使用できたとしても，やはり経口だけでは十分な栄養量を摂取できない例が多く見受けられます．栄養量の不足分を経口で経腸栄養剤を摂取する ONS (oral nutritional supplements) で補おうとしても，十分量に達しないこともあります．経鼻でチューブを留置し，経腸栄養剤を投与してもよいとは思いますが，チューブの留置そのものが経口摂取の妨げになり，さらに食事摂取量を低下させてしまうこともあるでしょう．そういったときには，補助的に経静脈栄養を選択してもよいでしょう．

現時点でもそのように補助的な経静脈栄養は行われていると思います．ただ，補助的に使われる経静脈栄養の場合，とくに PPN の多くは，水分と電解質をメインで投与する目的で実施されており，栄養管理というよりは脱水予防の観点が強いでしょう．水分・電解質はもちろん，栄養量・栄養素にまで十分に配慮されていて初めて，経静脈栄養は効果を発揮するはずです．

何でもかんでもアルゴリズムどおりにすればよいわけではなく，アルゴリズムは患者状態によって解釈が変わってくると思わなければなりません．アルゴリズムはあくまで指標のひとつです．そのときの患者の身体状態はもちろん，栄養状態，予想される経過などを総合的に勘案したうえで，最善の栄養投与方法を選択すべきです．もちろん，経口摂取だけで十分量の栄養量を摂取できることが一番望ましいのには間違いありません．ただ，それだけでは栄養状態の維持・改善が難しい患者が目の前にいて，ONS や経腸栄養など他の方法を試行錯誤し，それでも十分な栄養量を補給できない場合には，これまで以上に積極的に経静脈栄養を選択してもよいかもしれません．

❹ アルゴリズム活用のポイント：栄養投与方法の併用

消化管が安全に使用できない・機能していない場合は経静脈栄養一択で間違いありません．ただし，アルゴリズムにはあまり詳しく記載されていませんが，消化管が使用可能な場合でも，複数の栄養投与方法を併用することが大切です．経口摂取＋経腸栄養 (ONS 含む)，経口摂取＋経静脈栄養，経腸栄養＋経静脈栄養といった感じです．メインの投与方法だけでは十分量の栄養補給ができない場合に，サブの栄養投与方法で不足分を補充するというイメージです．そのとき，サブの選択肢として経静脈栄養はとても有用だと思います．

経静脈栄養というとどうしてもマイナスのイメージが強くなりますが，前述した「食べるための経静脈栄養」という考えかたをもつだけで，ずいぶんイメージがよいものに変わると思います．患者にとってベストな栄養管理を行うにあたり，必要であると判断されるときには経静脈栄養を効率的に利用してみてはいかがでしょうか．

❺ アルゴリズム活用のポイント：まとめ

経静脈栄養の適応をずばり言うと，「経静脈栄養が必要と判断される全患者」です．消化管が

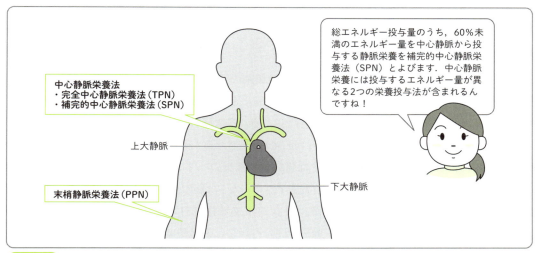

図 4-2 経静脈栄養の種類と投与ルート

中心静脈栄養法は，上大静脈・下大静脈といった中心静脈に栄養輸液が投与されるよう経路設計が行われている（中心静脈にカテーテルの先端が留置される）．太い血管に直接投与ができるため，高浸透圧な輸液が使用可能である．一方，末梢静脈栄養法では四肢の末梢静脈を使用するため，静脈炎などを考慮して浸透圧の低い栄養輸液を用いる．

機能していない患者が経静脈栄養の適応になるというのはとてもわかりやすいです．それでしか栄養補給ができないわけですから．一方で，消化管が機能しているから経静脈栄養はやってはいけないという考えかたは間違っています．繰り返しになりますが，経口摂取や経腸栄養だけでは十分な栄養補給ができない場合には，経静脈栄養の併用はきわめて有用です．ただ，ここで重要となるのは，その組成です．水分・電解質だけに重きを置いた組成では，脱水の予防や改善にはなると思いますが，栄養状態の維持・改善という点では不十分です．水分・電解質はもちろん，栄養量・栄養素まで十分に考慮された経静脈栄養である必要があります．

薬剤師の視点からは，何度も言いますが，経静脈栄養に用いられる輸液製剤がすべて医薬品である以上，こういったところ（栄養投与方法としての経静脈栄養の選択，組成の立案）でも薬剤師の専門性が活かされるべきですし，それによって患者が得られる利益は相当なものだと私は思っています．皆さんはいかがでしょうか？

経静脈栄養の投与ルート

釈迦に説法だと思いますが，静脈栄養の投与ルートには，末梢の静脈に投与する PPN と太い中心静脈に投与する TPN があります（**図 4-2**）．どちらを選択するかは，経静脈栄養が必要となる期間や，投与したい栄養量，水分量，輸液の浸透圧など，さまざまな条件によって決まります．それではそれぞれについて見ていきたいと思います．

❶ 末梢静脈栄養（PPN）

PPN は，経口摂取や経腸栄養では十分な栄養量・水分量が摂取できない場合に，不足分を補

うときに用いられます.

特徴と注意点

PPN は末梢静脈を介して投与するため, **輸液製剤の浸透圧に注意が必要**です. 末梢静脈から投与できる輸液製剤の浸透圧比(血液の浸透圧と輸液製剤の浸透圧の比)は最大で約 3 前後とされています. つまり, 血液の浸透圧の 3 倍程度までの浸透圧の輸液製剤ならば投与可能という意味です. ただこれは, 年齢や血管の太さ, 強さに左右されるため, とくに高齢で血管が細い患者の場合には, 浸透圧比 3 の輸液製剤だと血管痛や静脈炎のリスクがかなり高くなります. また, PPN であってもビタミン B_1 欠乏による乳酸アシドーシスが起こりうるため, **ビタミン剤の併用が望ましい**点にも注意が必要です. なお, PPN ではある程度の栄養量を投与しようとすると水分量が多くなるケースが多いため, 尿量や浮腫の有無などの**水分に関係するモニタリングが重要**です.

投与ルート

PPN は, 末梢静脈カテーテル (peripheral venous catheter:PVC) を介して行われます. PVC の留置は, 通常ならば上肢に行います. 下肢に PVC を留置する場合もありますが, 上肢に留置した場合と比較して静脈炎が起こりやすいとの報告もあります[2]. また, 静脈炎の予防のために, 上肢であっても **PVC は 96 時間以上留置せず, 入れ換えなければなりません**. PPN の実施中は, PVC の刺入部をつねに観察し, 発赤や腫脹など異常が認められた場合は, 96 時間以内であってもすみやかに入れ換えます.

PPN であっても**カテーテル関連血流感染症** (catheter related bloodstream infection:**CRBSI**) は起こるため, 輸液ラインとカテーテルを接続する際などには, **清潔操作を徹底**する必要があります.

② 中心静脈栄養(TPN)

TPN は, 消化管が機能していない患者といった, 経口摂取や経腸栄養では栄養・水分が投与できない場合に, すべての栄養素を補充するために用いられます. もちろん, PPN の実施期間が長期になる場合にも選択されます.

特徴と注意点

TPN は太い中心静脈から投与するため, 輸液製剤の浸透圧はとくに問題にはなりません. 一方で, 中心静脈カテーテル (central venous catheter:CVC) を挿入することになるため, **PPN に比べると大きな侵襲を伴う**点がネックとなります.

TPN は基本的に高濃度のブドウ糖を含有しているため, **血糖管理が重要**です. 高血糖がみられた場合はインスリンが併用されますが, インスリンの併用は逆に低血糖のリスクになるおそれもあるため, 注意が必要です. とくに, TPN 導入初期にはあらゆる代謝性合併症が起こる可能性があるため, 血糖値, 血中トリグリセライド (TG) 値, 肝機能, 電解質などを十分にモニタリングし, 合併症が疑われた際はすみやかに対処するべきでしょう.

また，過去に複数回緊急安全性情報が出されていることもあって皆さんご存知だとは思いますが，TPN 施行時は乳酸アシドーシス予防のために**必ずビタミン B₁ を含む高カロリー輸液用総合ビタミン剤を併用**しなければなりません．

TPN 以外の中心静脈栄養

ここまでの話とは若干矛盾が生じるのですが，実は厳密に言うと「中心静脈栄養ならばすべてが TPN」ではありません．正確にはすべての栄養補給を経静脈栄養で行うことを TPN をとよびます．当然ながら「中心静脈栄養」のなかに TPN は含まれますが，TPN 以外にもうひとつ，**補完的中心静脈栄養法** (supplemental parenteral nutrition：**SPN**) があります．

SPN は総投与エネルギーの 60％未満の量を中心静脈から投与する方法です (図 4-2)．こちらも CVC を介して中心静脈に投与するために，TPN と同様に浸透圧比を気にする必要はありません．よって，経口摂取や経腸栄養では十分量の栄養を補給できず，かつできるだけ水分負荷をかけたくないときには，SPN はとても有用な栄養投与方法だと思います．

投与ルート

CVC の挿入部位の第一選択は**鎖骨下静脈穿刺**です (図 4-3)．鎖骨下静脈穿刺は大腿静脈穿刺よりも感染症のリスクが少なくなります．ただし，鎖骨下静脈穿刺時には，誤って肺を穿刺する

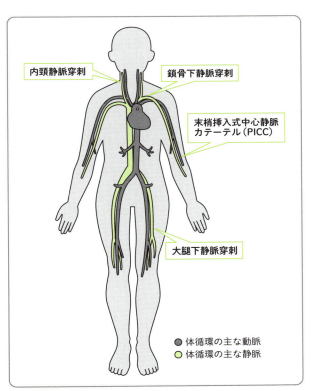

図 4-3　代表的な中心静脈アプローチ

末梢挿入式中心静脈カテーテル (PICC) は，上腕の静脈からカテーテルを挿入し，上大静脈に留置するアプローチ法を指す．

と気胸を発症する危険性もあるため，エコーガイド下で穿刺するなど，穿刺位置に十分な注意が必要です．穿刺時の安全性という点では，末梢静脈から CVC を挿入する末梢挿入式中心静脈カテーテル (peripherally inserted central catheter：PICC) が優れており，かなり普及してきています．なお，CVC 挿入時は高度バリアプレコーションを行い，カテーテル関連血流感染症 (CRBSI) を予防しなければなりません．

CVC は，必要最低限の内腔 (ルーメン) 数のカテーテルを選択した方がよいです．マルチルーメンカテーテルは，複数の輸液製剤や薬剤を投与できるという点では有用です．その一方で，シングルルーメンカテーテルに比べて感染のリスクが高くなります[3,4]．感染のリスクが高くなれば，CRBSI のリスクも当然高くなります．CVC は定期的に入れ換える必要はありませんが，輸液ラインは週に1〜2回ほど曜日を決めて定期的に交換します．加えて，PVC，CVC いずれにおいても，脂肪乳剤の投与に用いた輸液ラインは，24 時間以内に交換が必要となります．

TPN 施行時には，必ずインラインフィルターを用います．インラインフィルターは，微生物だけでなくさまざまな異物をトラップできるためです．ただし，脂肪乳剤を CVC の輸液ラインの側管から投与する場合は，脂肪粒子がインラインフィルターを通過できないため，インラインフィルターより下流につながなければなりません．さらに，TPN 施工時の CRBSI は重篤化する場合が多いので，あらゆる面で清潔操作を心がける必要があります．

感染の面で考えると，TPN 輸液製剤には基本的に他の製剤を混合しない方がよいでしょう (高カロリー輸液用総合ビタミン剤，微量元素製剤は除く)．どうしても他の製剤を混合する場合には，薬剤部内のクリーンベンチで無菌的に調製されるべきです[5]．

文献

1) ASPEN Board of Directors and the Clinical Guidelines Task Force：JPEN J Parenter Enteral Nutr, 26 (1 Suppl)：1SA–138SA, 2002. [PMID：11841046]
2) Bansmer G, et al.：J Am Med Assoc, 167 (13)：1606–1611, 1958. [PMID：13563150]
3) Pawar M, et al.：J Cardiothorac Vasc Anesth, 18 (3)：304–308, 2004. [PMID：15232809]
4) Zürcher M, et al.：Anesth Analg, 99 (1)：177–182, 2004. [PMID：15281526]
5) Santell JP, et al.：Am J Health Syst Pharm, 53 (21)：2591–2605, 1996. [PMID：8913388]

Ⅲ　経静脈栄養組成の立案に必要な情報

5 | 必要栄養量の設定方法

　経静脈栄養だけでなく，どの方法で栄養管理を行うにしても重要となるのが，必要栄養量の設定です．投与（摂取）栄養量が必要栄養量に満たない場合には低栄養のリスクが増えてしまいますし，逆に必要栄養量を越えて過剰になった場合には過栄養のリスクが増えることになります．つまり，必要栄養量の設定が適切なものから大きく逸脱してしまうと，栄養状態の維持・改善どころか，その栄養管理によって患者に悪い影響を及ぼしてしまうおそれもあります．その点に十分に留意したうえで，必要栄養量を設定する必要があります．

　ただ，こういう言いかたをすると，とても難しそうで怖そうな感じがしてしまいますが，たった1つの重要なポイントを理解していれば，決して難しくはなく，そして怖いものでもありません．その重要なポイントについては本章の最後にお伝えします．

必要栄養量の設定方法

　必要栄養量の設定方法には主に3つの方法があります[1]．そのうち2つは計算式を用いる方法で，もう1つは実測する方法です．それぞれ順番に見ていきましょう．

> ◆ **簡易式**
> 　1日あたり25〜30 kcal/体重〔kg〕を基準とし，ストレスの程度に応じて増減する．
> ◆ **計算式**
> 　Harris-Benedictの式などを用いて基礎エネルギー消費量を予測し，活動量や病態によるエネルギー代謝の変化を考慮して算出する．
> ◆ **実測値**
> 　間接熱量計で安静時エネルギー消費量を測定して算出する．

❶ 簡易式を用いる方法

　簡易式による栄養量の設定とは，1日あたり25〜30 kcal/体重〔kg〕を基準として算出する方法です．この値は，医学的なストレスや活動の程度に応じて増減します．

　ただし，リハビリテーション中などで活動量が多い場合には，この値では不足してしまう可能

| 表 5-1 | 総エネルギー消費量（TEE）の算出に用いる活動係数（AF） | | 表 5-2 | 総エネルギー消費量（TEE）の算出に用いるストレス係数（SF） |

対象者（患者）の状態	係数
寝たきり（意識低下）	1.0
寝たきり（覚醒状態）	1.1
ベッド上安静	1.2
ベッド外活動あり	1.3〜1.4
一般職業従事者	1.5〜1.7

疾患・侵襲的な治療	係数
飢餓状態	0.6〜0.9
大手術	1.3〜1.5
長管骨骨折	1.1〜1.3
腹膜炎・敗血症	1.2〜1.4
多発外傷	1.4
重症感染症	1.5〜1.6
熱傷	1.2〜2.0
発熱（1℃上昇ごとに）	＋0.1

性があります．そのようなときは，実際の設定量が 35 kcal/kg/日を超える場合もある点には注意が必要です．逆に寝たきりで活動がほとんどない場合や，意識がない場合など，患者の状態しだいでは 25 kcal/kg/日を下回ることもあります．

❷ Harris–Benedict の式を用いる方法

おそらく，大学などで学ぶことが多いのは Harris-Benedict の式を用いる方法です．まず，この Harris-Benedict の式に基づいて，**基礎エネルギー消費量**（basal energy expenditure：**BEE**）を算出します[2]．ここでは，体重〔kg〕，身長〔cm〕，年齢〔歳〕を用います．BEE は**基礎代謝量**に相当します．

Harris–Benedict の式による BEE の算出法

◆ 男性
　BEE〔kcal/日〕＝66.5＋13.75×体重〔kg〕＋5.00×身長〔cm〕−6.78×年齢〔歳〕
◆ 女性
　BEE〔kcal/日〕＝655.1＋9.56×体重〔kg〕＋1.85×身長〔cm〕−4.68×年齢〔歳〕

この式から得られた BEE に活動係数（active factor：AF）とストレス係数（stress factor：SF）を乗じる Long の式[3]を用いて，**総エネルギー消費量**（total energy expenditure：**TEE**）を算出します（**表 5-1，表 5-2**）．この TEE が**必要栄養量**に相当します．

Long の式による TEE の算出法

TEE〔kcal/日〕＝BEE〔kcal/日〕×AF×SF

Harris-Benedict の式を見てみると，式の初めに出てくる固定の数字（切片）が男性と女性で

10倍ほど異なっていることがわかると思います．これは，男性の必要栄養量の方が，体重，身長，年齢の影響を大きく受けるのに対して，女性はそれらの影響をあまり受けないことを意味しています．

注意事項

Harris-Benedictの式を用いる際には，いくつか注意点があります．まず，この式は100年以上前の欧米人を対象としたものである点です．式がつくられた年代がどの程度影響するかはわかりませんが，当然ながら欧米人と日本人では体格を含めて大きな違いがあります．実際，この式を日本人に対して用いた場合，**得られるBEEはやや過剰になる傾向**があります．とくに，高齢の女性ではその傾向が強くなる点には注意が必要です．

また，式の**対象となる年齢が21～70歳に限定されている**点も注意が必要です．その範囲から外れた年齢の患者に対して全く使用できないわけではなく，実際はそういった患者に対しても使用されているケースは少なくないと思われますが，**超高齢の男性の場合は算出されるBEEが過少になる**可能性があります．

さらに，これは簡易式でも同じことが言えるのですが，Longの式を用いてTEEを算出する際のAFやSFは患者の状態に応じて設定する必要があります．しかも，とくにSFに関しては，医学的侵襲の度合いなどを十分に把握したうえで設定しなければならないため，ここで臨床経験の差による誤差が出る場合があります[4]．

❸ 実測する方法

計算によって求めるのみならず，呼気中のガス分析ができる**間接熱量計**を用いて**安静時エネルギー消費量**（resting energy expenditure：**REE**）を実測する方法もあります．これは実測値なので，ここで紹介している方法のなかでは最も正確な必要栄養量の設定が可能です．REEの大きなメリットは，医学的ストレスも反映された数値である点です．

例えば，前述のHarris-Benedictの式＋Longの式を用いる方法の場合，計算式中の変数であるSF（**表5-2**）は医学的ストレスを全身状態と計算者の経験から推測します．ここに，相応の個人差が生じえます．逆に，間接熱量計から得られるREEには推測値の影響がないということは，得られる数値はより正確であると言えます．つまり，REEにAF（**表5-1**）を乗じれば，必要栄養量が算出できるわけです．

ここまで言うと，この方法が最も優れていると判断されがちですが，ひとつ弱点があります．それは，**間接熱量計が高価であるため利用できる施設が限られる**点です．ちなみに，私の所属している病院にはありません（泣）．体組成計と一緒に買ってほしいなとずっと思っています…．

必要栄養量の設定で押さえておきたいコツ

必要栄養量の設定は，計算式に当てはめてそれで終わりとはいきません（**図5-1**）．重要なポイントをここでいくつかご紹介します．

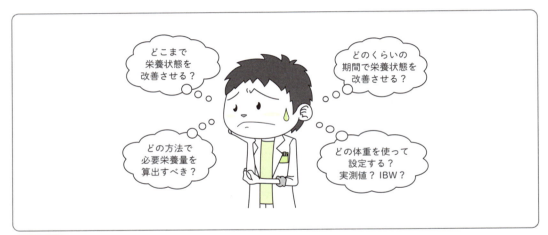

図 5-1 必要栄養量設定時の悩み

IBW：標準体重（BMI が 22 となる体重）.

❶ 必要栄養量を設定するうえで重要なこと①

　必要栄養量を設定する際に考慮してほしいのは，経静脈栄養の場合，対象となる患者のほぼすべてが低栄養状態であり，設定の目的が栄養状態の改善であることです．前述した方法のうち，間接熱量計を用いる方法はもちろんですが，計算式を用いる場合も，その計算に用いる体重に実測体重〔kg〕を用いた場合，「現在の栄養状態を維持するための必要栄養量」になります．つまりそれは，栄養状態を改善するために必要な栄養量ではないということです．栄養状態を改善するためには，現在の状態に必要な栄養量に加え，蓄積するための栄養量も必要である点を考慮しなければなりません．

　では，どうすればいいのかというと，計算式を使って設定する場合は，計算式に用いる体重の値を目標とする体重で設定することが最も簡単な方法です．例えば，目標とする体重が標準体重〔ideal body weight：IBW（BMI が 22 のときの体重を指す）〕の場合は，その体重を用いてもよいでしょう．

　ただ，ここで問題となるのは，その目標体重が実測体重から大きく乖離している場合です．極端な例ですが，IBW が 50 kg の患者の実測体重が 25 kg だった場合などが該当します．こういった場合に，IBW を用いて必要栄養量を算出すると，栄養再投与症候群（refeeding syndrome）という状態に陥るリスクがきわめて高くなります．refeeding syndrome の詳細は第 6 章（p.79）でお伝えしますが，簡単に言うと極度の低栄養状態に急激に栄養を投与した際に起こる有害事象の総称です．refeeding syndrome は時として死に至ることもあるため，絶対に避けなければなりません．では，どの体重を使えばよいかというと，補正体重というものがあります．補正体重は「(実測体重−IBW)×0.25＋IBW」という計算式で算出可能です．

　補正体重は，低栄養・過栄養に限らず実測体重と IBW の乖離が顕著なときに用います．一般的に，目標とする体重との差が実測体重の ±20％未満であれば目標体重をそのまま使ってもよいのですが，患者状態によってはそれ以下の乖離度であっても補正体重を用いた方がよい場合もあります．事前に患者状態を十分に把握したうえで，どの体重を用いるべきか判断しなければな

りません.

　ちなみに私は，低栄養患者に Harris-Benedict の式を用いる際は，実は実測体重を用いることが多いです．これは，前述のとおり，Harris-Benedict の式を日本人に当てはめると BEE が過剰になる傾向があることを逆手にとっています．つまり，ここで得られる BEE から算出される TEE は自然と少し多めになっているため，安全に栄養状態の改善が期待できると考えているからです.

② 必要栄養量を設定するうえで重要なこと②

　必要栄養量を設定し，栄養管理を開始したのちに重要なのが，<mark>必要栄養量の見直し</mark>です．設定した必要栄養量をきっちり投与しても体重の増加といった栄養状態の改善が認められない場合，さらなる栄養量の増加を含めた見直しが必要です．そうしないと，せっかくの栄養管理があまり有効でないだけでなく，患者にも不利益が生じてしまう可能性があります.

　第2章（p.37）でもふれましたが，栄養管理を行ううえで最も重要なのが<mark>モニタリング</mark>です．計算式を用いた場合でも間接熱量計を用いた場合でも，いったん必要栄養量を設定すると，あたかも正解を出したような気になって，モニタリングがおろそかになってしまうかもしれません．しかし，最初に算出した必要栄養量は仮説であって，絶対ではありません．毎日の活動量などでも変動もしますし，患者状態の変化などでもやはり変動します．必要栄養量を一度設定したとしても，体重変化などを十分にモニタリングしたうえで，定期的に評価を行い，<mark>必要であれば必要栄養量を見直す</mark>のが栄養管理を行ううえでの絶対条件です.

　これもやはり以前にお伝えしましたが，必要栄養量の設定は，計算式や間接熱量計を用いずとも“だいたい”でよいと私は思っています．あくまで個人の意見ですが．簡易式を用いる場合に 25〜30 kcal/kg の範囲のうちどの数字を用いるのか，Harris-Benedict の式と Long の式を用いて算出する場合に SF はどの程度に設定するのか，これらには計算者の主観が必ず入ります．もちろん計算者の経験に基づいた主観になるので決して大きく間違うことはないと思いますが，主観による変数が入った時点でそこから得られる必要栄養量そのものが“だいたい”の値になることは忘れないでください．最初から“だいたい”で設定したとしても，計算式で算出したとしても，<mark>得られる必要栄養量はすべて“だいたい”</mark>の値です．私は必要栄養量に正解はないとも思っています．それらが“だいたい”な数字であるということを十分に理解したうえで，しっかりモニタリングを行い，必要に応じ見直しをしていく．これこそが，必要栄養量の設定できわめて重要なことだと思います.

③ 経静脈栄養の三ツ星シェフを目指す皆さんへ

　さて，本章で解説した必要栄養量の設定ですが，どの方法を用いてもよいので一度やってみてください．計算式を用いてもよいですし，もちろん最初から“だいたい”でも構いません．“だいたい”という感じに不安を覚える方もいるかと思います．でも，臨床の知識と経験をもつ皆さんなら，ガリガリの高齢女性に 3,000 kcal/日なんて量を絶対に設定しないですよね？ 大丈夫です．皆さんはすでに“common sense based nutrition”を知っていますし，全員が“common sense”をもっていますから.

実際に必要栄養量を設定してみると，とくに臨床現場でよく見かける経静脈栄養の栄養投与量が少ないことに気づくと思います．われわれ経静脈栄養の三ツ星シェフを目指す医療従事者がそのことに気づくことが，経静脈栄養をよい有効な栄養管理方法にするための大事な最初の一歩だと私は信じています．

　さあ皆さん，まずは一度，必要栄養量を設定してみましょう！

文献

1) 日本静脈経腸栄養学会 編：静脈経腸栄養ガイドライン 第3版，照林社，2013.
2) Harris JA, et al.：Proc Natl Acad Sci U S A, 4 (12)：370-373, 1918. [PMID：16576330]
3) Long CL, et al.：JPEN J Parenter Enteral Nutr, 3 (6)：452-426, 1979. [PMID：575168]
4) 森脇久隆ほか 編：栄養療法ミニマムエッセンシャル，p. 20-21，南江堂，2006.

III 経静脈栄養組成の立案に必要な情報

6 | 糖質（グルコース）

　ヒトがエネルギー源として使える栄養素を**エネルギー産生栄養素**とよび，糖質（炭水化物），たんぱく質，脂質を指します（**表 6-1**）．いわゆる，これまで言われていた三大栄養素のことであり，今でもこちらの呼称に馴染みがある方が多いと思います．なお，厳密に言えばアルコール（エタノール）も 7 kcal/g のエネルギーを産生しますが，エネルギー産生栄養素の定義に「人間になくてはならない栄養素」とあるので，ここには含まれないと考えた方がよいでしょう．私に

表 6-1 エネルギー産生栄養素バランス（％エネルギー）

	男性 目標量[*1,2]				女性 目標量[*1,2]			
	たんぱく質[*3]	脂質[*4]		炭水化物[*5,6]	たんぱく質[*3]	脂質[*4]		炭水化物[*5,6]
		脂質	飽和脂肪酸			脂質	飽和脂肪酸	
0〜11〔カ月〕	—	—	—	—	—	—	—	—
1〜2〔歳〕	13〜20	20〜30	—	50〜65	13〜20	20〜30	—	50〜65
3〜5〔歳〕	13〜20	20〜30	10 以下	50〜65	13〜20	20〜30	10 以下	50〜65
6〜7〔歳〕	13〜20	20〜30	10 以下	50〜65	13〜20	20〜30	10 以下	50〜65
8〜9〔歳〕	13〜20	20〜30	10 以下	50〜65	13〜20	20〜30	10 以下	50〜65
10〜11〔歳〕	13〜20	20〜30	10 以下	50〜65	13〜20	20〜30	10 以下	50〜65
12〜14〔歳〕	13〜20	20〜30	10 以下	50〜65	13〜20	20〜30	10 以下	50〜65
15〜17〔歳〕	13〜20	20〜30	8 以下	50〜65	13〜20	20〜30	8 以下	50〜65
18〜29〔歳〕	13〜20	20〜30	7 以下	50〜65	13〜20	20〜30	7 以下	50〜65
30〜49〔歳〕	13〜20	20〜30	7 以下	50〜65	13〜20	20〜30	7 以下	50〜65
50〜64〔歳〕	14〜20	20〜30	7 以下	50〜65	14〜20	20〜30	7 以下	50〜65
65〜74〔歳〕	15〜20	20〜30	7 以下	50〜65	15〜20	20〜30	7 以下	50〜65
75 以上〔歳〕	15〜20	20〜30	7 以下	50〜65	15〜20	20〜30	7 以下	50〜65
妊婦　初期					13〜20			
妊婦　中期					13〜20	20〜30	7 以下	50〜65
妊婦　後期					15〜20			
授乳婦					15〜20			

*1　必要なエネルギー量を確保した上でのバランスとすること．
*2　範囲に関しては，おおむねの値を示したものであり，弾力的に運用すること．
*3　65 歳以上の高齢者について，フレイル予防を目的とした量を定めることは難しいが，身長・体重が参照体位に比べて小さい者や，特に 75 歳以上であって加齢に伴い身体活動量が大きく低下した者など，必要エネルギー摂取量が低い者では，下限が推奨量を下回る場合があり得る．この場合でも，下限は推奨量以上とすることが望ましい．
*4　脂質については，その構成成分である飽和脂肪酸など，質への配慮を十分に行う必要がある．
*5　アルコールを含む．ただし，アルコールの摂取を勧めるものではない．
*6　食物繊維の目標量を十分に注意すること．

（文献 1 に基づき作成）

とってはなくてはならない栄養素のひとつなんですけどね….

これらのエネルギー産生栄養素はまさに人間になくてはならない栄養素ですから，どれが欠けてもいけませんし，どれかが過剰でもやはり問題になります．厚生労働省が発表した「日本人の食事摂取基準（2020年版）」では，性別ごと，世代ごとのエネルギー産生栄養素のバランスが設定されています（**表6-1**）[1]．2020年版では，高齢者におけるたんぱく質の目標量がこれまでより増えている点がポイントですが，これについては第7章「アミノ酸」（p.91）で触れることにします．

さて，このエネルギー産生栄養素のなかで，最も多くの割合を占めるのが炭水化物，つまり糖質です．ということで，今回は糖質，とくに経静脈栄養で用いられる糖質はほぼすべてが**グルコース（ブドウ糖）**なので，グルコースのお話です．皆さん，身体の組織のなかにはエネルギー源としてグルコースしか使えないものがあることをご存知ですか？

グルコースとは？

釈迦に説法ですが，グルコースは化学式にすると$C_6H_{12}O_6$で表されます．また，1gあたり4 kcalのエネルギーを産生します．

脳や赤血球はエネルギー源としてグルコースしか利用できない代表的な組織です．低血糖を起こしたときに生じる症状の多く（冷や汗，ふるえ，めまい，異常な空腹感，意識消失など）は，脳のエネルギーが不足していることに由来しています．グルコースは，解糖系，TCA回路，電子伝達系で代謝を受けることで4 kcal/gのエネルギーを産生します（**図6-1**）．大学などでも習ったと思いますが，グルコースの代謝にはビタミンB_1（チアミン）が必要で，とくに**完全静脈栄養（TPN）を行う場合はビタミンB_1の投与が必須**となります．ビタミンB_1を入れずにTPNを行うと，解糖系でできたピルビン酸がアセチルCoAに変換できず，最終的に乳酸になってしまい，**乳酸アシドーシスから死に至る**こともあります．この反応は不可逆的なので，ピルビン酸が乳酸になってしまわないように，必ずビタミンB_1を加えなければなりません．これについては，過去に緊急安全性情報が複数回出されているので，ご存知ない方はいらっしゃらないと思います．ただ，これはTPNに限ったことではなく，**末梢静脈栄養（PPN）でも起こりうる**という点も知っておいていただければと思います．とくに重度の低栄養状態の患者では，仮にPPNであってもそのリスクがあると考え，ビタミンB_1の投与を考慮すべきでしょう．

経静脈栄養とグルコース

❶ グルコースの最大投与速度

これは意外と知られていませんが，グルコースには投与速度に上限があることをご存知でしょうか？ グルコースの投与速度の上限は次のとおりです．

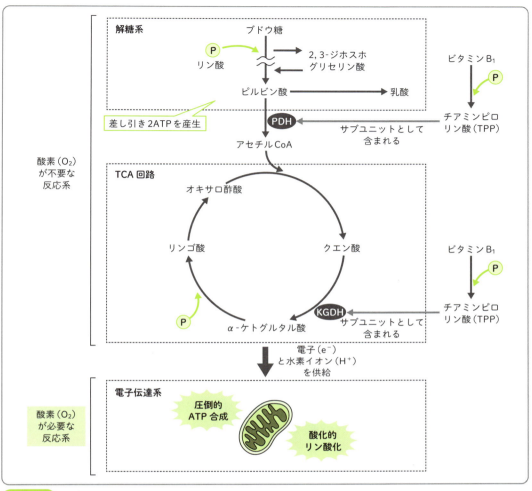

図 6-1 グルコースの代謝

PDH：ピルビン酸脱水素酵素，KGDH：α-ケトグルタル酸脱水素酵素．

> ◆ 非侵襲期：5 mg/kg/分
> ◆ 侵襲期：4 mg/kg/分

　ここでいう「侵襲」とは，医学的侵襲のことで，術後や熱傷，外傷なども含みますが，どこで侵襲期と非侵襲期の線引きをするかについては，なかなか難しいところでもあります．ただ，この速度を超えなければ安全なグルコースの投与が可能ということです．もちろん患者個々の状態の影響を受けるため，この速度までなら絶対に大丈夫という意味ではありません．

　この上限速度は，米国のある病院のICU（集中治療室）に入院していた患者の，グルコースの投与速度と血糖値との関連性をみた後ろ向きの観察研究がもとになっています[2]．これらの投与速度を上回っていたケースでは血糖コントロールに難渋し，下回っていたケースではそういったことがなかったというものです．後ろ向き研究というとエビデンスレベル的には決して高くはありませんが，この結果が米国静脈経腸栄養学会（ASPEN）の教育セッションで取り上げられたこ

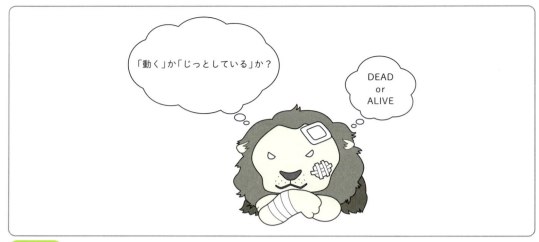

図 6-2　大けがをしたライオンのとる行動は？

とをきっかけに，グルコースの投与速度の上限の指標として広く用いられるようになりました．

❷ 侵襲期にグルコース投与速度を下げなければならない理由は？

　ここで少し不思議に思った方もいらっしゃるかもしれませんが，侵襲期の方がグルコースの投与速度の上限が低くなっています．つまり，身体が受けつけられるグルコースの量が非侵襲時よりも少ないということになります．イメージ的には，身体が侵襲を受けているときには修復や回復のためにより多くのエネルギーを必要としているように感じませんか？ なのに，グルコースはそんなに必要としていないんです．実はこれ，私たち人間がいまだもっている野生の防御本能のためなんです．

　ではここで問題です．百獣の王であるライオンが大けがをしてしまったとき，次のうち，いったいどのような行動（図 6-2）をとるでしょう？

①傷を治すために餌を捕りに行く
②生きるために必要な水を飲むために水場に向かう
③じっとして何もせず傷がある程度回復するのを待つ

　答えは③です．
　厳しい野生では，大けがをした，つまり侵襲期の動物が移動することはすなわち死を意味します．よって，じっと動かずに回復を待ちます．
　では，このときに体内で何が起こっているかと言うと，交感神経（アドレナリン）のはたらきが活発になっています（図 6-3）．アドレナリンの作用により血管が収縮すると，止血につながりますし，血圧の維持も可能となります．また，アドレナリンが肝臓や筋肉に作用すると，それらに貯蔵されたグリコーゲンが分解され，グルコースとなり，回復を待つあいだのエネルギー源となります．少し難しい言葉で言うと，**侵襲期の身体は主に内因性のエネルギーを使用する**ということです．このときに，これまでどおりの量・速度でグルコースを投与すれば，内因性のグル

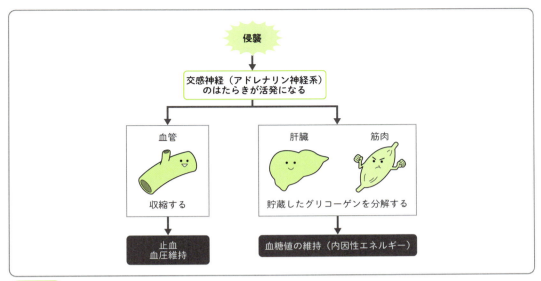

図 6-3　侵襲時の生体防御反応

コース供給の影響もあり，血糖値がバタついてしまうということはご理解いただけるかと思います．ヒトでも術後，とくに早期では，血糖値がバタつく症例をしばしば経験すると思いますが，これもアドレナリンの影響の大きさに起因しており，つまり野生の防御本能と同じ現象ということになります．

　侵襲期・非侵襲期に限らず，TPN中にインスリンの投与が必要になった場合，意外とグルコースの投与速度が上限を超えていることがあります．インスリンの追加は誰でも思いつきますが，血糖コントロールに難儀する際は一度，グルコースの投与速度を見直してみてはいかがでしょう？　もし，上限を超えているようであれば，インスリンを足す前に投与速度を下げてみましょう．それで血糖コントロールがうまくいけば，インスリンを使わなくて済むため，低血糖のリスクがなくなるだけでなく，医療資源の節約にもなります．

❸ グルコース投与速度からわかる1日の最大投与量

　グルコースの投与速度の上限は，もうひとつ重要な情報を与えてくれます．それは，「それぞれの患者で1日に投与可能なグルコースの最大量」です．例えば，非侵襲期で体重60 kgの患者の場合であれば，次の計算でグルコースの最大投与量がわかります．

$$5\,[mg/kg/分] \times 60\,[kg] \times 60\,[分] \times 24\,[時間] = 432{,}000\,[mg/日] = 432\,[g/日]$$

　侵襲期であれば上限は4 mg/kg/分ですので，グルコースの最大投与量は345.6 g/日となります．ここで間違えないでいただきたいのは，==決してこの量のグルコースを投与しなければならないわけではありません==．あくまで最大投与量ですので，==この量より少なくなっていればOK==です．TPNなどでしっかりと栄養を投与したいとき，どこまでグルコースの量を増やせるか知りたい場合もあると思います．そのときの指標として使っていただいても結構だと思います．

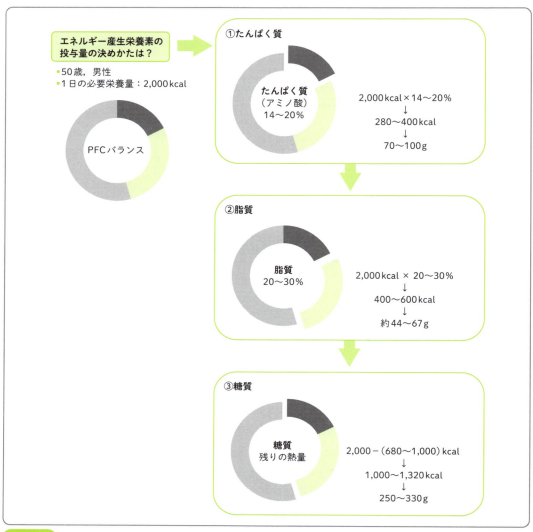

図 6-4 エネルギー産生栄養素の投与量の決めかた（一例）

❹ グルコースの投与量の決めかた

　前述したとおり，投与速度の上限から算出できるグルコース量は，あくまで1日最大投与量です．当然ながら，この量のグルコースを投与すればよいという意味ではありません．では，どのようにグルコースの投与量を決めればよいのでしょうか．

　TPNやPPNに限らず，エネルギー産生栄養素の量を設定するにあたり，最初に決めるのはたんぱく質（アミノ酸）の投与量です．そのあとで脂質の投与量を決め，残りの熱量（エネルギー量）をグルコースで補充するというかたちをとることが多いです．

　例えば，「日本人の食事摂取基準（2020年版）」（**表 6-1**）[1]を参考に必要栄養量が 2,000 kcal/日の50歳男性を例に考えてみると（**図 6-4**），たんぱく質（アミノ酸）の目標割合は 14〜20％となっているので 280〜400 kcal がめやすの摂取エネルギー量です．たんぱく質（アミノ酸）はグルコース同様に 1 g あたり 4 kcal のエネルギーになるため，実際に摂取するたんぱく質量のめやすは 70〜100 g/日です．なお，たんぱく質（アミノ酸）の投与量設定については，アミノ酸の項

目（p.91）であらためて詳細にお伝えします．一方，脂質の目標割合は20〜30％となっているので，めやすの摂取エネルギー量が400〜600 kcalです．そして脂質は1 gあたり9 kcalのエネルギーになるため，実際に摂取する脂質量のめやすは44〜67 g/日となります．つまり，残りの1,000〜1,320 kcalをグルコース（1 gあたりのエネルギー量は4 kcal）で投与すればよいことになるので，量にすると**250〜330 g/日が投与量のめやす**となります．

　この決めかたで設定したグルコースの量は，基本的に前述したグルコースの投与速度の上限から算出される1日最大投与量を超えることはありえません．ですので，インスリンの投与がなくても血糖コントロールに問題はない場合がほとんどです．しかし，糖尿病など一部の患者では，投与速度を守っていても，さらに投与量が適切であったとしても血糖値が高くなる可能性がありますので，そのような場合には適宜インスリンの併用も考慮する必要があるでしょう．

⑤ グルコースの最低必要量

　先ほどもお伝えしましたように，身体にはエネルギー源としてグルコースしか利用できない組織もあり，その代表が脳と赤血球です．とくに脳は，体重あたりの重量はそれほどでもありませんが，基礎代謝エネルギーの約20％を消費する臓器と考えられています[3]．例えば，基礎代謝が1,800 kcal/日の人の場合，1日に360 kcalは脳で消費されており，それをグルコース量に換算すると90 gに相当します．他にも，赤血球などエネルギー源としてグルコースしか利用できない組織も考慮に入れると，諸説ありますが，**だいたい100〜120 g/日というのがグルコースの1日最低必要量**と言われています．ただし，この数字は決して絶対的なものではありません．体内では糖新生などでグルコースを産生できるからです．全身状態および栄養状態などでこの最低必要量は変わってくると考えた方がよいでしょう．

　一方で，糖新生などによる体内でのグルコースの産生も永久に続くわけではありません．当然ながら限界があります．ですので，100〜120 g/日をひとつのめやすとして，全体的な栄養状態を勘案しながらグルコースの投与量を決めるのが現実的であり，その際は前述のエネルギー産生栄養素のバランス（**表6-1**）[1]も参考にするのはとても有用だと思います．

⑥ おさらい：経静脈栄養におけるグルコース量の設定

　ここまでのおさらいというか，まとめをしましょう．

◆ 炭水化物（経静脈栄養ではグルコース）はエネルギー産生栄養素のひとつである

◆ グルコースは1 gあたり4 kcalの熱量（エネルギー量）をもつ

◆ 体内には，エネルギー源としてグルコースしか利用できない組織がある

◆ グルコースの投与速度は，非侵襲期で5 mg/kg/分未満，侵襲期で4 mg/kg/分未満にしなければならない

◆ グルコースの好気的代謝にはビタミンB_1が必要であり，とくに高カロリー輸液（TPN）施行時にビタミンB_1が入っていないと乳酸アシドーシスから死に至ることもある

◆ 必要エネルギー量に占めるグルコースの割合は，55〜60％程度である

◆ グルコースの最低必要量はおおよそ100〜120 g/日である

こうしてまとめてみると，結構たくさんのことをお伝えしていました.

では，次に何をお伝えするかというと，グルコースの過剰投与の恐ろしさについてです. グルコースを多めに投与して仮に血糖が上がったとしても，インスリンを使えば大丈夫…，なんて安易に思っていませんか？ そして，ビタミン B_1 をちゃんと加えていたとしても乳酸アシドーシスが起きる可能性について，皆さんは考えたことありますか？

refeeding syndrome

皆さんは "**refeeding syndrome**" というものをご存知でしょうか？ 日本語にすると「栄養再投与症候群」（リフィーディング症候群）になります. refeeding syndrome とは，高度の低栄養状態（飢餓状態）の患者に急激に栄養投与をした場合に起こる一連の有害事象の総称です. **世界で初めて報告された refeeding syndrome の症例は，実は日本人**と言われています. 太平洋戦争時に捕虜となった飢餓状態の日本兵に十分な量の食事を与えたところ，心不全を起こして死亡したというものでした[4].

refeeding syndrome はどのような症状であったとしても絶対に避けるべきものですが，そのなかでも私が最も危険だと考えているのが，グルコースの過剰投与です. これは，最悪の場合は死に至る可能性もあります. もっと言うと，本来ならば亡くなるべきではない患者が，これで結構亡くなっているのではないかと考えたりもしています. 先ほど紹介した捕虜になった日本兵も，おそらく炭水化物の急激な摂取が原因で心不全に陥ったと考えられます. では，なぜ飢餓状態にグルコースを大量投与するとそれほどに危険なのでしょうか？

❶ グルコースが急激に投与されたときに起こること

飢餓状態の体内に急激にグルコースが入ると血糖値が上がります. このとき，一般的にはインスリンにより血糖値を下げようとするはずです. 患者が糖尿病でない場合，生じている高血糖はその患者に対して投与されているグルコースの量が多いことに起因するため，グルコースを減量すれば済む話なのですが，多くの場合，本来ならば不要なインスリンを加えて強制的に血糖を下げようとしていることでしょう（当たり前ですが，糖尿病患者の場合はグルコース量に関係なくインスリンが必要になる状況も多々あります）.

インスリンは血液中のグルコースを細胞内に取り込むことで血糖値を下げる作用を示しますが，このときグルコースと一緒に血液中の**リン**（**P**）も細胞内に取り込まれてしまいます（**図6-5**）. インスリンの作用でカリウム（K）が細胞内に取り込まれることは，グルコース-インスリン療法（GI 療法）を通じてご存知の方もたくさんいらっしゃると思いますが，実はリンも同じ動きをするのです.

細胞内に取り込まれたリンは，グルコースの代謝過程で急激に消費されていきます. グルコースは好気的代謝によってエネルギー（ATP）を産生しますが，その過程にリンは密接に関係しています. 解糖系はまずグルコースのリン酸化から始まりますし，それ以外でもたくさんのリンが使用されます. その結果，重篤な**低リン血症**に陥ってしまいます. これがグルコースの過剰投与

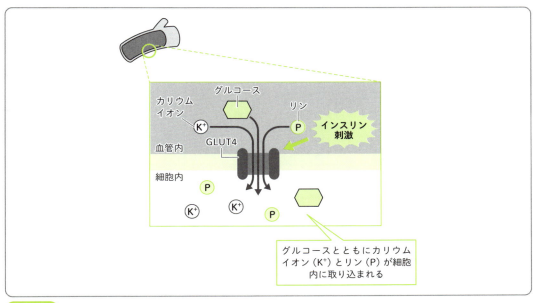

図 6-5　インスリンの作用と電解質の動き

による refeeding syndrome の正体です．

　そもそも，**飢餓状態と言えるほどの低栄養状態ではすべての栄養素が不足している**わけであって，当然ながらリンも例外ではありません．一見すると血液中のリン濃度が正常範囲内であったとしても，体内の絶対量はかなり少なくなっていて，脱水などの影響で正常範囲内に見えているだけだと考えるべきでしょう．そこに急激なグルコース（＋インスリン）投与が行われてしまうと，もともと少ないリンがインスリンの作用で細胞内に取り込まれたうえ，グルコースの代謝で消費されるわけですから，容易に低リン血症に陥ることは想像に難くないと思います．

❷ 低リン血症がもたらすもの

　では，低リン血症が起こると，体内では何が起こってしまうのでしょうか？　低リン血症，つまり体内のリンが不足すると，**末梢組織の低酸素状態**が生じます．ここで「？」と思われた方も多いかと思いますが，ここにもグルコースの代謝が密接に関係しています（p.81 の図 6-1）．

　グルコースの代謝過程では，まず，解糖系で 2, 3-ジホスホグリセリン酸（2, 3-diphosphoglycerate：2, 3-DPG）が合成されますが，ここにリンが必要となります．この 2, 3-DPG はヘモグロビンの酸素解離に重要な役割をもっており，2, 3-DPG が少なくなるとヘモグロビンが末梢で酸素を離さなくなってしまいます．そのため，結果として末梢組織が酸欠状態になってしまいます．末梢が酸欠状態になると，グルコースの好気的代謝ができなくなってしまい，嫌気的代謝のみが行われる（酸素が必要な電子伝達系が止まってしまうことで，なし崩し的に TCA 回路も止まってしまう）ようになり，本来はアセチル CoA に変換されるはずのピルビン酸が乳酸に変換されてしまいます．無酸素運動を行うと筋肉に乳酸がたまりますが，あれと同じようなことが全身で起こってしまうと考えると想像しやすいかと思います．

　さらに，ピルビン酸からアセチル CoA に変換される際にもリンは重要な役割をもっています．

表6-2	ウェルニッケ脳症
原因	・ビタミン B_1（チアミン）の不足
症状	・意識障害（軽度から昏睡まで程度はさまざま） ・眼球運動障害（眼球不動，眼振） ・小脳失調による運動障害
後遺症	・健忘（コルサコフ症候群） 　➡理解力は比較的保たれる
治療法	・ビタミン B_1（チアミン）の大量投与

この反応にビタミン B_1 が必要であることはこの章の初めにもお伝えしましたが，実はビタミン B_1 だけではこの反応を触媒できません．ビタミン B_1 にリン酸が3分子引っついたチアミンピロリン酸（TPP）になって初めてピルビン酸脱水素酵素の補酵素として働き，この反応を触媒できるのです．低リン血症では，この TPP もつくれなくなってしまうため，やはりピルビン酸はアセチル CoA ではなく乳酸に変換されてしまいます（図6-1）．つまり，**低リン血症の行き着く先はビタミン B_1 欠乏と同様に乳酸アシドーシス**なのです．

❸ グルコース過剰投与による乳酸アシドーシス，何がマズい？

refeeding syndrome による低リン血症からの乳酸アシドーシスが問題なのは，ビタミン B_1 を投与していても起こってしまうことです．TPN が行われている症例には必ずビタミン B_1 が投与されているはずですが，それでも低リン血症によって乳酸アシドーシスになるリスクがあるのです．むしろ，低リン血症による乳酸アシドーシスの方が，よりたちが悪いかもしれません．なぜなら，**神経症状が出ない**からです．

ビタミン B_1 を加えずに TPN を行うと，**ウェルニッケ脳症**（表6-2）という神経症状が出現します．ウェルニッケ脳症が出現した時点でかなり重篤なことに変わりはないのですが，それでも「何かおかしい」と気づくきっかけにはなるでしょう．一方，低リン血症により乳酸アシドーシスが引き起こされた場合は，ビタミン B_1 は投与されているためにウェルニッケ脳症が出現しません．低リン血症による乳酸アシドーシスでは，**呼吸不全，心不全から死に至るため，一見すると普通の衰弱死**のようなのです．そのため，医療従事者もなかなか気づけません．私の勝手な推測ですが，臨床現場では低リン血症による乳酸アシドーシスで亡くなっている患者が意外と多いのではないかと考えています．

❹ refeeding syndrome を起こさないために

繰り返しになりますが，refeeding syndrome の原因は飢餓状態に急激に栄養を投与することです．ですから，高度な低栄養状態に陥った患者に栄養を投与する際は，**少なめのグルコース量**（10 kcal/kg/日程度）から始め，**十分なモニタリング**を行いながら**少しずつ投与量を増やしていく**ことが重要です．本章で紹介したとおり，低リン血症から乳酸アシドーシスに至る原因はグルコースの急激な投与とインスリンの使用です．ですから，refeeding syndrome を予防するにはその逆，すなわち，飢餓状態の患者に対してグルコースを投与する場合には，①少ない量から

ゆっくりの速度で開始する．②インスリンの投与が必要になるほどのグルコース量を投与しない．これが，きわめて重要です．

気をつけたい輸液製剤

　実は，低リン血症からの乳酸アシドーシスを起こしやすい輸液製剤があります．それは，**腎不全用高カロリー輸液基本液**（**ハイカリック® RF 輸液**）です．腎不全用高カロリー輸液はカリウム（K）フリーの製剤として，慢性腎臓病（CKD）患者や高カリウム血症の患者に用いられます．意外と見落とされているのですが，**この製剤にはリンもまったく含まれていません**．さらには，グルコースの濃度が 50％と高いため，グルコースの投与速度および投与量が過剰になりやすく，そのためにインスリンが併用されがちです．リンが入っていなくてグルコースが過剰になりやすく，そしてインスリンが使われることが多い，…つまり低リン血症になる要素がしっかり揃っています．加えて，この輸液製剤が多く使われるであろう CKD 患者の場合，体内のリンの絶対量が少なくなっている可能性があります．これには，とくに透析導入前の CKD 患者が該当しますが，このような患者は食事でのたんぱく質制限が必要となります．実はたんぱく質にはリンも含まれているため，たんぱく質の制限，すなわちリン制限でもあります．罹患期間が長ければ，体内のリンの量が減少することもあるでしょう．そういった患者に腎不全用高カロリー輸液基本液を使う場合には，細心の注意が必要です．

　誤解のないように言っておきますが，**腎不全用高カロリー輸液基本液はとても有用な製剤**ですし，私も高カリウム血症の患者の TPN 時にはよく選択する製剤です．ただし，それには「使う側（われわれ医療従事者）がその特徴を十分に理解して，**使いかたを間違えなかったら**」という条件がつきます．言い換えると，それができなかった場合は危険な製剤になりうるということです．ただ，これも製剤が悪いわけではありません．すべての製剤に言えることですが，使う側がその製剤の特徴を十分に理解していないことが悪いのです．ちなみに**高濃度ブドウ糖液**（50％，70％）もリンを含まないため，同様のリスクをもっています．

気にかけたい輸液製剤

　もうひとつ，低リン血症からの乳酸アシドーシスを予防する有効な方法があります．それは，**脂肪乳剤をうまく利用すること**です．グルコースの過剰投与が低リン血症の原因となるのであれば，グルコースの投与速度・投与量を下げればよいわけですが，そうすると十分なエネルギー量が投与できなくなってしまうかもしれません．そこで脂質の出番です．詳細は第 8 章「脂質」（p.104）でお伝えしますが，脂質は 9 kcal/g とグルコースよりも利用効率のよいエネルギー源であり，脂肪乳剤を併用すれば脂質 1 g あたり 2 g 以上のグルコースを削減できます．さらに，脂肪乳剤には乳化するために卵黄レシチンが用いられていますが，**卵黄レシチンにリンが含まれており，リンの供給源にもなる**のです．この特徴を利用しない手はありませんよね！でも，処方医が脂肪乳剤を使ってくれない…っていう声を薬剤師からたくさん聞きますので，そういったときに経静脈栄養の三ツ星シェフたちの力が活かせるよう，もっと脂肪乳剤を使ってもらえるような情報を「脂質」の項目でお伝えします．そちらもご期待ください．

⑤ 経静脈栄養の三ツ星シェフを目指す皆さんへ

グルコースが重要な栄養源であることに間違いはありません．ただし，どの栄養素にも言えることですが，どんなに重要なものであっても過剰投与は問題になります．

TPN を施行している患者では，グルコース投与量のモニタリングに血糖値を用いるのはもちろんですが，これからはリンの値も評価項目に加えてみてはいかがでしょうか？ そして万が一，低リン血症が現れた際には，リンを補充する前にグルコースの投与量がその患者に本当に適切なのかどうかを検討してみてはいかがでしょうか？

文献

1) 厚生労働省「日本人の食事摂取基準」策定検討会：日本人の食事摂取基準（2020 年版），2019 年 12 月公開（2024 年 9 月閲覧）．〈https://www.mhlw.go.jp/stf/seisakunitsuite/bunya/kenkou_iryou/kenkou/eiyou/syokuji_kijyun.html〉
2) Rosmarin DK, et al.：Nutr Clin Pract, 11：151–156, 1996. [PMID：9070016]
3) Food and Nutrition Board, Institute of Medicine：Dietary reference intakes for energy, carbohydrate, fiber, fat, fatty acids, cholesterol, protein, and amino acids, National Academies Press, 2005.
4) Schnitker MA, et al.：Ann Intern Med, 35：69–96, 1951. [PMID：14847450]

III 経静脈栄養組成の立案に必要な情報

7 | アミノ酸

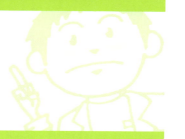

　私たちは窒素源としてたんぱく質を摂取しています．たんぱく質は筋肉の材料になるだけでなく，臓器，酵素，ホルモンの材料にもなるため，生体に必須の栄養素のひとつです．経静脈栄養の場合，アルブミン製剤やグロブリン製剤などはたんぱく質に該当しますが，いずれも栄養管理目的で使用することはありません．経静脈栄養で栄養管理目的として用いられる窒素源はアミノ酸になるので，ここではアミノ酸についてお伝えしたいと思います．

　アミノ酸は，糖質（グルコース）と同様に，1gあたり4kcalのエネルギーを産生する栄養素です．生体内のタンパク質の材料となりますが，体内でタンパク質を合成するためには，アミノ酸以外から得られるエネルギーが必要となるため，**NPC/N比** (non-protein calorie/nitrogen ratio；非たんぱく質熱量/窒素比) の概念が重要となってきます．

アミノ酸製剤の歴史

　栄養に関する書籍で突然「歴史」の話が始まり，「？」と思われる方も多いかと思いますが，個人的には結構面白い話だと思うので，少しお付き合いください（**表7-1**）．
　アミノ酸製剤には大きく分けて2種類あります．ひとつは**総合アミノ酸製剤**で，これはすべてのアミノ酸をバランスよく含むものです．もうひとつは**病態別アミノ酸製剤**で，これは病態に合わせてアミノ酸のバランスを調整しているものになります．

1 総合アミノ酸製剤の歴史

　アミノ酸製剤の歴史（**表7-1**）は意外と（？）古く，最初のものは1946年に誕生しています．これがL体の**必須アミノ酸** (essential amino acids：**EAA**) を主体とした総合アミノ酸製剤で，この組成は「Vuj-N処方」とよばれています．アミノ酸組成としては最古のものになりますが，この処方のアミノ酸製剤は現在でも市販され，使われています．1965年に誕生したのが，「FAO/WHO基準」とよばれる組成の総合アミノ酸製剤です．これは鶏卵やヒト母乳のアミノ酸配合パターンをもとにつくられています．EAAと非必須アミノ酸 (non-essential amino acids：NEAA) の割合が1：1になっているのが特徴です．1980年には「TEO基準」とよばれる組成の総合アミノ酸製剤が誕生しました．これが総合アミノ酸製剤としては最も新しい組成であり，現在では最も頻用されているものになります．

表 7-1	アミノ酸製剤の歴史	
年代	世の中のできごと	アミノ酸製剤のできごと
1940 年代	・1945 年：太平洋戦争終結 ・1949 年：湯川秀樹博士がノーベル物理学賞を受賞	・1946 年：Vuj-N 処方〔L 体の必須アミノ酸（EAA）が主体の製剤〕
1950 年代	・1954 年：人間ドックの開始 ・1957 年：世界初の人工衛星打ち上げ ・1958 年：株式会社吉野家設立	―
1960 年代	・1963 年：アニメ「鉄腕アトム」（第 1 作目）放送開始 ・1964 年：かっぱえびせん発売 ・1964 年：東海道新幹線開通 ・1964 年：東京オリンピック開催 ・1968 年：ボンカレー発売 ・1969 年：アポロ 11 号が月面着陸	・1965 年：FAO/WHO 基準〔鶏卵・ヒト母乳のアミノ酸配合パターンに基づく製剤（EAA：NEAA＝1：1）〕
1970 年代	・1970 年：大阪で万国博覧会開催 ・1970 年：ケンタッキーフライドチキン日本初店舗開店 ・1971 年：カップヌードル発売 ・1971 年：マクドナルド日本初店舗開店 ・1976 年：「徹子の部屋」放送開始 ・1979 年：アニメ「機動戦士ガンダム」放送開始	―
1980 年代	・1982 年：すき家 1 号店開店 ・1983 年：東京ディズニーランドが開園 ・1984 年：ハーゲンダッツショップ日本第 1 号店開店 ・1987 年：利根川進博士がノーベル生理学・医学賞を受賞 ・1988 年：瀬戸大橋開通	・1980 年：TEO 基準〔臨床に即したアミノ酸組成を再検討した製剤（EAA：NEAA＝1.4：1）〕 ・1981 年：腎不全用アミノ酸製剤〔Rose の EAA 処方〕→発売中止 ・1984 年：肝不全用アミノ酸製剤〔Fischer 比（BCAA/AAA）が上昇〕 ・1985 年：腎不全用アミノ酸製剤〔EAA 主体，BCAA 含有，アルギニンも少し添加されている〕

EAA：必須アミノ酸，NEAA：非必須アミノ酸，BCAA：分岐鎖アミノ酸，AAA：芳香族アミノ酸.

TEO 基準

TEO 基準は臨床に即した組成を再検討して誕生したアミノ酸組成であり，タンパク質合成によりいっそう適しているといわれています．その特徴は EAA と NEAA の割合を 1.4：1 として EAA の量を増やしていること，また分岐鎖アミノ酸（branchedchain amino acids：BCAA）を多く（30％）含有していることです．他にも細かな調整はされていますが，組成の変化に関しては主にこんな感じとなります．最新の組成である TEO 基準といっても 1980 年ですので，総合アミノ酸の歴史は意外と古い（長い？）と言えると思います．

余談ですが，TEO 基準の「TEO」って何の略かご存知ですか？ 実は，メーカーの名前の頭文字をとったものなんです．どこのメーカーなんでしょうね？ ぜひ考えてみてください．

総合アミノ酸製剤の使い分け

では，総合アミノ酸製剤のどれを選択すべきかというと，そこは難しいところがあります．それぞれの組成の総合アミノ酸製剤が継続して市販されているということは，どの製剤も窒素源としては重要であるということだと私は考えています．アミノ酸の組成はもちろんですが，経静脈

栄養でより重要となってくるのは，**十分な量のアミノ酸の投与**だと思うので，アミノ酸投与量の設定に関してはここから先でお伝えします．

❷ 病態別アミノ酸製剤の歴史

1980年以降は，総合アミノ酸製剤ではなく病態別アミノ酸製剤が誕生しています．

まず1981年に**腎不全用アミノ酸製剤**が誕生しました．これは「RoseのEAA処方」というものに基づきつくられた製剤なのですが，大きな欠陥があり，それによって死亡例も認められたため，すぐに製造販売中止になっています．詳しくは本章の後半で解説します．

1984年には**肝不全用アミノ酸製剤**が登場します．大学などで「Fischer比」を習ったかと思いますが，これはBCAAと**芳香族アミノ酸**（aromatic amino acids：**AAA**）の比を指します．肝不全用アミノ酸製剤は，このFischer比を上げたものであり，BCAAを増やしてAAAを減らしたアミノ酸組成になっています．

1985年に再び腎不全用アミノ酸製剤が世の中に出てきます．1981年に誕生した製剤の欠陥を修正して誕生した，新しいアミノ酸製剤です．この製剤はEAAが主体となっており，BCAAの含有量も増えています．病態別アミノ酸製剤の使いかたについても，本章後半で解説します．

経静脈栄養とアミノ酸

❶ アミノ酸投与量の決めかた

では，実際にアミノ酸はいったいどのくらい投与すればよいのでしょう？　一般的に，そのときの**体格・栄養状態を維持するためには，1g/kg/日程度の摂取でよい**とされています．つまり，体重が60kgのヒトの場合は，アミノ酸の1日投与量のめやすは60gです．もちろん，厚生労働省が公開している「日本人の食事摂取基準」（p.79，**表6-1**）をめやすにして決定していただいても構いませんが，1g/kg/日の方がアミノ酸の投与量の設定方法としては簡便で使いやすいと私自身も思っています．

ただし，これは医学的ストレスがかかっていない健常な状態でのアミノ酸投与量となります．身体の**必要アミノ酸量は医学的ストレスに比例して増加する**と言われています．つまり，術後，熱傷，発熱や感染などで医学的ストレスがかかると，アミノ酸投与量も増えるわけです．ここで参考になるのが，必要栄養量の設定の項目（p.73）でお伝えした**ストレス係数**（stress factor：**SF**）です．

ストレス係数（SF）

SFは，Harris-Benedictの式を用いて基礎エネルギー消費量を算出したのちに使用します[1]．このSFは医学的ストレスの増加とともに増えるため，アミノ酸投与量の算出への応用が可能です．具体的には，「アミノ酸投与量〔g/日〕＝〔SF〕×体重〔kg〕」という式で算出が可能です．

例えば，体重60kgの患者に発熱が生じ，SFが1.1と判断された場合のアミノ酸投与量は，1.1×60〔kg〕×1〔g/kg/日〕＝66g/日となります．なお，意識しておきたいポイントは，この

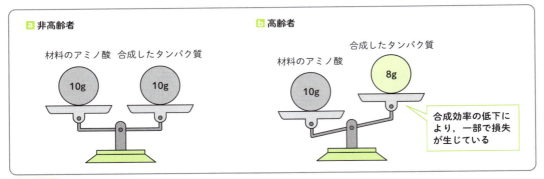

図 7-1 高齢者のタンパク質合成能（イメージ）

方法で求められるアミノ酸投与量は**あくまで現在の体型を維持するためのもの**である点です．筋肉量などの体内タンパク質の増加や，栄養状態の改善を目的とする場合には，これよりも多めのアミノ酸投与量が必要です．したがって必要栄養量の算出のときと同様に，目標とする体重を用いて算出したアミノ酸投与量を用いてもよいでしょう．

❷ 高齢者やリハビリテーション中の患者のアミノ酸投与量は？

アミノ酸投与量を考える際，対象が高齢者であったり，リハビリテーション中の患者であったりする場合には，少し考えかたが変わってきます．

高齢者

高齢者は，そうでない人と比べて**タンパク質合成能が低下している**と考えられています．ざっくりとした例えになってしまいますが，一般成人が体内で10gのアミノ酸を材料として10gのタンパク質を合成できるとします．しかし高齢者では，10gのアミノ酸を材料としても一般成人のように10gのタンパク質が合成できるわけではないようで，8g程度しか合成できないそうです．つまり，「高齢者はタンパク質合成の燃費が悪い」と言えばわかりやすいでしょうか（図7-1）．そのため，高齢者のアミノ酸投与量を算出する場合には，前述の「SF×体重〔kg〕」にさらに1.1〜1.2を乗じます[2]．

リハビリテーション中の患者

リハビリテーション中の患者にも注意が必要です．医療従事者のなかでも職種によっては，リハビリテーションはなかなか馴染みがない分野かもしれません．実はリハビリテーションは，もちろんその内容や強度にもよりますが，かなりの運動負荷になります．とくに機能改善を目的とした理学療法などは運動負荷が高く，従来のアミノ酸投与量やエネルギー投与量のままだと栄養改善どころか逆にダイエット（減量）のような状況になってしまう可能性もあります．そのため，リハビリテーションなど運動によって**筋肉量や筋力の増加を目標とする場合**には，材料である**アミノ酸をそれなりに増やしてあげる**必要が出てきます．どのくらい増やすかというと，前述の「SF×体重〔kg〕」にさらに1.2〜1.5を乗じます[2]．

では，高齢でリハビリテーションを行っている患者はどうすればよいのかというと，私は「SF

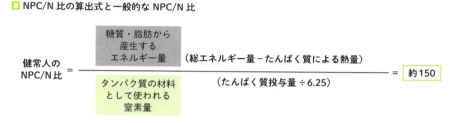

図 7-2 NPC/N 比

×体重〔kg〕」にさらに1.5を乗じて算出したアミノ酸投与量を基準としています．そして，それに対する忍容性を確認したうえで，その後の投与量の増減を判断しています．

❸ NPC/N 比

アミノ酸投与量の設定の際に使われる指標のひとつが NPC/N 比です．NPC/N 比は計算式から算出でき，疾患ごとにおおよその目標値が設定されています（図 7-2）．

NPC/N 比の定義

NPC/N 比を簡単に説明してみましょう．身体でタンパク質を合成するためには，その材料となるアミノ酸（窒素源）が必要となります．これが分母の「N」になります．そして，タンパク質を合成する際にはエネルギーが必要ですが，材料にするはずのアミノ酸を燃やしてエネルギーにしてしまっては元も子もありません．よって，タンパク質合成に用いるエネルギーは材料のアミノ酸以外，つまり糖質と脂質から得る必要があります．これが分子の「NPC」であり，これらの割合を示したものが NPC/N 比となるわけです．

NPC/N 比の使いどころ

アミノ酸の投与量はもちろん，栄養管理を行う際に NPC/N 比は重要な要素ですが，エネルギー産生栄養素である，糖質，たんぱく質（ここではアミノ酸），脂質の投与量設定の際，これに集中しすぎると，栄養管理はとても難しいものかのように感じられてしまいます．しかし，私は **NPC/N 比をエネルギー産生栄養素の投与量を設定するときには使用していない**ため，それほど難しいものではないと感じています．

というのも，健常な人の NPC/N 比は 150 程度を目標にします．それに対して透析導入前の

慢性腎臓病（CKD）患者のNPC/N比は300程度を目指します．腎機能が低下すると，たんぱく質の摂取制限が必要になります．つまり，NPC/N比の分母であるNの値が小さくなります．健常人のNPC/N比が150で，その分母が小さくなるわけですから，NPC/N比はわざわざ計算して設定せずとも，おのずと300に近づいていきます．

　もうひとつ例をあげると，透析導入後のCKD患者のNPC/N比は120程度を目指します．透析導入後のCKD患者は，健常人よりもたんぱく質摂取量を強化する必要があります．つまり，NPC/N比の分母であるNの値が逆に大きくなります．健常人ではNPC/N比が150で，その分母が大きくなるわけですから，NPC/N比はおのずと120に近づいていきます．

　このように，疾患に応じてたんぱく質（アミノ酸）量を調節すると，NPC/N比は自然に目標値に近づいていきます．これが大きく異なっている場合には，どこかおかしいところがあると判断して考え直すようにしています．繰り返しになりますが，私が栄養管理を行う際，==NPC/N比はあくまで栄養バランスの最終確認==に用いていて，エネルギー産生栄養素の設定の際には用いていません．

❹ アミノ酸の忍容性の確認

　高齢者，あるいはリハビリテーション中の高齢者では，皆さんが思っていたよりもアミノ酸投与量がかなり多くなると紹介しましたが，ここに戸惑ってしまう方もいらっしゃるかもしれません．例えば，体重60 kgで医学的侵襲がないリハビリテーション中の高齢患者の場合，アミノ酸投与量は「60〔kg〕×1〔g/kg/日〕×1.0（SF）×1.5＝90 g/日」です．リハビリテーションの内容しだいでは，これより多くなる可能性も低くありません．「こんなに投与して大丈夫か？」と思う方がいても当然です．もちろん，何も考えずにこの量を投与していくのは正しくはありません．==十分なモニタリングが必要不可欠==になります．

効果のモニタリング

　効果のモニタリングに使われる評価項目としては，**血清総蛋白**（total protein：**TP**），**血清アルブミン**（albumin：**Alb**）といった血液生化学検査から得られるデータももちろん重要ですが，**体重**，**身体測定**（上腕周囲長，下腿囲など），**筋力**など，侵襲を伴わず簡便に測定できる値もかなり有用です．筋力であれば，握力のように直接測定できるものもありますし，歩行速度や運動の耐久性などもあげられます．

不利益のモニタリング

　一方，不利益のモニタリングに使われる評価項目としては，**血清尿素窒素**（blood urea nitrogen：**BUN**）や**アンモニア**（NH_3）といった窒素代謝産物の測定が一般的です．窒素代謝産物は，アミノ酸がタンパク質合成に用いられず，4 kcal/gのエネルギーとして燃えた結果として産生されます．これらが上昇する場合，体内のタンパク質合成に使った余りのアミノ酸がエネルギー源に回されたことが疑われ，アミノ酸投与量が過剰になっている可能性があることを意味するのです．とくに==アンモニアは非常に有毒==なので，数値が上がらないようにしなければなりません．

　ただ，BUNについては少し考えかたが異なります．実はこの**BUNが良いものか悪いものか，**

今現在も決着がついていないのをご存知ですか？ 最近，学術集会では，この点に関するディスカッションが多く聞かれるようになりました．BUN の上昇は何となく悪い徴候のような気がしていると思いますが，本当に悪いことなのかも明らかになっていないのです．というのも，例えば私が焼き肉をお腹いっぱい食べたとしたら，翌日には BUN が上昇しています．仮に身体の調子が悪かったとしてもそれは BUN の上昇によるものではなく，二日酔いによるものなのです（あくまで私の場合です）．つまり，どういった症状が BUN 上昇によるものなのかがわかっていないのです．一方で，BUN が上昇すると血液の浸透圧が上昇するため，結果として利尿につながることもあり，この点は患者の病態によっては利点になる場合もあるのです．

❺ おさらい：経静脈栄養におけるアミノ酸量の設定

ここまでのまとめです．

◆ たんぱく質（経静脈栄養ではアミノ酸）はエネルギー産生栄養素のひとつである

◆ アミノ酸はグルコースと同様に 1 g あたり 4 kcal の熱量（エネルギー量）をもつ

◆ アミノ酸を体内のタンパク質合成に効率よく用いるためには，NPC/N 比が重要である

◆ 経静脈栄養に用いられるアミノ酸製剤には，総合アミノ酸製剤と病態別アミノ酸製剤がある

◆ アミノ酸のおおむねの投与量は「体重〔kg〕×ストレス係数（SF）」で算出できるが，ここで現体重を用いた場合，算出される投与量はその体型を維持するために必要なアミノ酸量となる

◆ 一般的に，医学的侵襲を受けると必要アミノ酸量は増加する

◆ 高齢者はタンパク質合成の効率が少し下がるため，アミノ酸投与量が多めに必要となる

◆ 十分量のアミノ酸を投与する場合，過不足なくタンパク質合成に用いられているかどうかを確認するためのモニタリングが必須である

◆ 血清尿素窒素（BUN）は，実は良いものなのか悪いものなのかいまだに結論が出ていない

グルコースのときと同様，たくさんの情報をお伝えしていますね．タンパク質は生命活動には必須のものです．そのアミノ酸組成も重要なのですが，もっと重要なのは，個々の患者に合わせて十分量のアミノ酸を投与することです．

病態別アミノ酸製剤と使用時の落とし穴

❶ 肝不全用アミノ酸製剤

前述のとおり，肝不全用アミノ酸製剤は Fischer の理論に基づいたアミノ酸組成になっています．Fischer 比とは，分岐鎖アミノ酸（BCAA）と芳香族アミノ酸（AAA）のモル比です．肝硬変などで肝機能が低下すると，アミノ酸の代謝異常が生じるため，血中の AAA が増加し，逆に筋肉などで利用されることになる BCAA が減少していきます．よって，Fischer 比（BCAA/

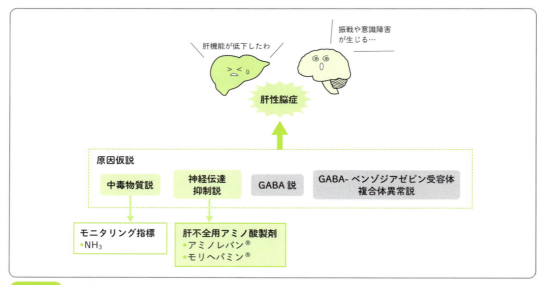

図 7-3 肝性脳症の原因と治療

AAA) は低下します．

　現在市販されている肝不全用アミノ酸製剤には，**アミノレバン®点滴静注**，**モリヘパミン®点滴静注**がありますが，これらはBCAAの含有量を増やし，逆にAAAを減らして，体内のFischer比を上昇させ，肝不全に伴う諸症状のうち，とくに**肝性脳症の改善**を目的とした製剤です．

　肝性脳症は興奮性神経伝達物質と抑制性神経伝達物質のインバランスが主な病態であると考えられていますが，いまだ原因は明らかになっておらず，いくつかの説が提唱されています（図7-3）．偽性神経伝達物質により神経伝達が抑制されるとする説，γ-アミノ酪酸（GABA）が関与している説，ベンゾジアゼピンが関与している説などがありますが，われわれが肝性脳症の患者をモニタリングする際に用いるアンモニア（NH_3）は，中毒物質説に基づいています．

　肝不全用アミノ酸製剤を投与すると血中アンモニア濃度は低下します．そのため，肝不全用アミノ酸製剤の作用機序は中毒物質説に基づく介入だと思われがちですが，実は違います．肝不全用アミノ酸製剤の効果は神経伝達抑制説に基づく介入によるものと言われています．詳細は割愛しますが，いずれにしても血中アンモニア濃度は低下するので，**肝性脳症のモニタリングにアンモニアを用いて何ら問題はありません**．

❷ 腎不全用アミノ酸製剤

　腎不全用アミノ酸製剤は，必須アミノ酸（EAA）を主体としつつ，BCAAも高含有している製剤です．これにより窒素代謝産物であるBUNの合成を抑制し，タンパク質代謝の維持・改善（高尿素窒素血症の改善）を目的としています．

　現在市販されている腎不全用アミノ酸製剤には，**キドミン®輸液**と**ネオアミユー®輸液**があります．ここで皆さん引っかかりを覚えませんか？「ネオアミユー」の「ネオ」には，「新しい」という意味があります．ということは，「ネオ」じゃない「アミユー」という製剤があったということになります．では，このアミユー®輸液はどうなったかというと，ある有害事象が発生し，販売

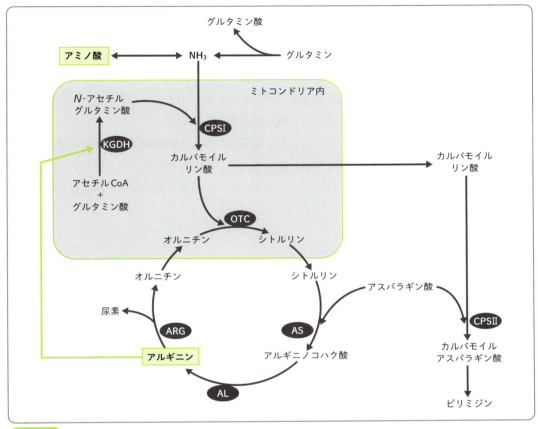

図 7-4 尿素サイクルとアルギニン

CPS：カルバモイルリン酸シンテターゼ（carbamylphosphate synthetase），AL：アルギニノコハク酸分解酵素（argininosuccinate lyase），OTC：オルニチンカルバミール転移酵素（ornithine transcarbamylase），ARG：アルギナーゼ（arginase），AS：アルギニノコハク酸シンテターゼ（argininosuccinate synthetase），NAGS：N-アセチルグルタミン酸合成酵素．

（文献3を参考に作成）

中止になってしまったのです．

アミユー® がはまった落とし穴

　アミユー® にはアルギニンというアミノ酸が全く含まれていませんでした．ちなみにアルギニンは構造中に窒素（N）を4つもつ唯一のアミノ酸になります．窒素を多く含むということは，BUN の材料が多いわけです．そのため，アルギニンを排除して BUN の増加を抑えようと考えられていました．

　ところが，ここに大きな落とし穴がありました．**アルギニンは尿素サイクル（オルニチン回路）の構成アミノ酸のひとつ**だったのです（図7-4）[3]．そのため，アミユー® の投与によってアルギニンが枯渇してしまい，尿素サイクルが回らなくなり，最終的に NH₃ が処理できなくなってしまいました．そして，高アンモニア血症の患者を出してしまいました．なお，因果関係は不明とされていますが，死亡例も出たそうです[4,5]．こういった経緯で，アミユー® は販売中止になりました．そこで，尿素サイクルを機能させるために最低限のアルギニンを添加した製剤（現在市販されているネオアミユー® 輸液，キドミン® 輸液）が開発されるに至ったわけです．

腎不全用アミノ酸製剤の注意点

ところが，話はここでは終わりません．アルギニンはタンパク質合成に重要な核酸・ポリアミンの前駆体であるだけでなく，侵襲時などには体内から枯渇することが知られており，**条件つき必須アミノ酸のひとつ**でもあるのです．よって，尿素サイクルを回すためだけにアルギニンを少量含んでいるのは，タンパク質合成には不利（アルギニン量が不十分）になります．そもそも腎不全用アミノ酸製剤は病態に合わせてアミノ酸組成を変えた製剤なので，アミノ酸バランスは通常とは異なります．これらを総合的に考えると，**腎不全用アミノ酸製剤は決してタンパク質合成に適したアミノ酸組成であるとは言えない**と私は考えています．重要なのは，病態別アミノ酸製剤はいずれもあくまで病態の改善を目的としたものであり，栄養状態の改善を目的としたものではないという点を理解することです．

❸ 病態別アミノ酸製剤の本来の使いかた

ここでは私見に基づく解説が多くなるため，あくまで「参考程度にお読みいただければ」と思っていますが，私個人としてはかなり重要だとも考えています．前述したように，病態別アミノ酸製剤は栄養状態の改善を目的としたものはありません．よって，病態別アミノ酸製剤は使いかたを誤ると，それが原因で栄養状態が悪化してしまうことがあります．

先に結論を言ってしまいますが，病態別アミノ酸製剤は疾患によって変化した身体の状態に合わせて投与されるべき製剤には間違いありません．であるならば**病態が改善すれば，すみやかに通常組成である総合アミノ酸製剤に戻すべき**だと私は考えています．

肝不全用アミノ酸製剤

私が薬剤師として社会に出たころ，肝不全用アミノ酸製剤は「肝硬変」や「慢性肝炎」といった病名がついているだけで長期間にわたり漫然と使用されていました．では，今はどうかというと，これらは肝性脳症があるときに投与され，肝性脳症が改善されれば中止し，経口摂取ができる場合には食事で，そうでない場合にも通常組成の総合アミノ酸製剤に切り替えられているはずです．これが本来の病態別アミノ酸製剤の正しい使いかたでしょう．

腎不全用アミノ酸製剤

では，もうひとつの腎不全用アミノ酸製剤はどうなのかというと，いまだに「腎不全（慢性腎臓病）」という病名がついているだけで漫然と長期間にわたって使われ続けている例が散見されます．前述したように，腎不全用アミノ酸製剤は，必ずしもタンパク質合成に適した組成とは言えません．腎不全用アミノ酸製剤の目的は高尿素窒素血症の改善ですから，それが改善された場合にはすみやかに総合アミノ酸製剤に切り替えなければならないと考えています．臨床では，腎不全用アミノ酸製剤を長期間投与し続けたために，BUN値が正常値よりも低い状態になっている例も多く見かけます．それは**腎不全用アミノ酸製剤による効果ではなく，飢餓状態**を示しています．ある程度までBUN値が下がるのはおそらく腎不全用アミノ酸製剤の効果なのでしょうが，どこかのタイミングで飢餓に切り替わっている事実を，われわれ医療従事者は知っておくべきです．

| 表7-2 | CKD ステージによる食事療法基準（保存期CKD） |

ステージ （GFR）	エネルギー 〔kcal/kgBW/日〕	たんぱく質 〔g/kgBW/日〕	食塩 〔g/日〕	カリウム 〔mg/日〕
ステージ1 （GFR≧90）		過剰な摂取をしない		制限なし
ステージ2 （GFR 60〜89）		過剰な摂取をしない		制限なし
ステージ3a （GFR 45〜59）	25〜35	0.8〜1.0	3≦ ＜6	制限なし
ステージ3b （GFR 30〜44）		0.6〜0.8		≦2,000
ステージ4 （GFR 15〜29）		0.6〜0.8		≦1,500
ステージ5 （GFR＜15）		0.6〜0.8		≦1,500
ステージ5D （透析療法中）	別表			

注）エネルギーや栄養素は，適正な量を設定するために，合併する疾患（糖尿病，肥満などのガイドラインなどを参照して病態に応じて調整する．性別，年齢，身体活動度などにより異なる．
注）体重は基本的に標準体重（BMI=22）を用いる．

（文献6より許可を得て転載）

とくに透析導入後の慢性腎臓病患者に腎不全用アミノ酸製剤を用いるのは避けましょう．詳細は病態別栄養の項目（p.166）で紹介しますが，透析導入後の慢性腎臓病患者は，健常人よりもたんぱく質の摂取量を強化する（だいたい1.2倍程度に増やす）必要があります．腎不全用アミノ酸製剤はアミノ酸濃度が低いため，必要量のアミノ酸を投与しようとすると水分量も増加してしまうという，若干，矛盾めいた特徴もあります．透析中では水分制限も重要となるため，必然的にアミノ酸投与量が減ってしまいます．

病態別製剤と医原性低栄養

腎不全用アミノ酸製剤のキドミン®には200 mL中にアミノ酸が14.41 g，ネオアミユー®には200 mL中に12.20 g含まれています．これ1本だけを投与されている患者，臨床でよく見かけませんか？ 仮に医学的侵襲がないとして，このアミノ酸投与量で十分とされる透析患者の体重は，計算上たった12 kgです．ありえないですよね．仮に透析導入前の慢性腎臓病の患者だった場合，たんぱく質の摂取制限が必要ですが，透析寸前で最もきついたんぱく質制限であっても0.6 g/kg/日です（**表7-2**，**表7-3**）[6]．厳しいたんぱく質の摂取制限があったとしても先ほどと同様に，腎不全用アミノ酸製剤1本の投与で十分とされる患者の体重は，計算上たった24 kgです．これもありえないですよね．しかも，腎不全用アミノ酸製剤のアミノ酸組成はあまりタンパク質合成に向いているとは言えません．こんな状態で患者の栄養状態が改善すると思いますか？ 維持するのですら困難だと誰もが思われるでしょう．こういった現状をみると，透析導入の有無にかかわらず**慢性腎臓病患者に対する輸液栄養は，現時点では医原性低栄養の原因のひとつに**なっていると言わざるを得ません．

表 7-3	CKD ステージによる食事療法基準（透析療法期）					
ステージ 5D	エネルギー 〔kcal/kgBW/日〕	たんぱく質 〔g/kgBW/日〕	食塩 〔g/日〕	水分	カリウム 〔mg/日〕	リン 〔mg/日〕
血液透析 （週3回）	30～35[注1,2]	0.9～1.2[注1]	<6[注3]	できるだけ 少なく	≦2,000	≦タンパク質〔g〕 ×15
腹膜透析	30～35[注1,2,4]	0.9～1.2[注1]	PD除水量〔L〕× 7.5＋尿量〔L〕×5	PD除水量 ＋尿量	制限なし[注5]	≦タンパク質〔g〕 ×15

注1）体重は基本的に標準体重（BMI=22）を用いる.
注2）性別，年齢，合併症，身体活動度により異なる.
注3）尿量，身体活動度，体格，栄養状態，透析間体重増加を考慮して適宜調整する.
注4）腹膜吸収ブドウ糖からのエネルギー分を差し引く.
注5）高カリウム血症を認める場合には血液透析同様に制限する.

（文献6より許可を得て転載）

重要なことなのでもう一度言いますが，病態別アミノ酸製剤は漫然と投与すべきではなく，病態が改善した場合にはすみやかに通常組成である総合アミノ酸製剤に戻すべきだと私は考えています.

これから臨床現場でアミノ酸製剤を使うにあたって

1 最近起こった嬉しい変化

ここまで病態別製剤を漫然と使うべきでないとお伝えしてきましたが，そうは言っても病態の改善に応じて総合アミノ酸製剤に戻すのはなかなか難しいのも事実です．その大きな原因が，添付文書の禁忌事項でした．これまで，総合アミノ酸製剤（総合アミノ酸製剤を用いたマルチバッグ製剤も含む）の添付文書には禁忌事項として「重篤な腎障害のある患者又は高窒素血症の患者」と記載されていました．実は，この「重篤」という文言に含まれる意味は統一されておらず[7]，どの程度の腎障害なのかは明確ではありません．しかし，透析患者は該当していました．つまり，透析患者には総合アミノ酸製剤は使えませんでした.

一方で，透析または血液ろ過を行っている患者では，水分，電解質，アミノ酸などの低分子物質および尿毒症性物質は透析または血液ろ過で除去されること，さらに透析または血液ろ過を受ける患者の状態は多様であり複数の栄養管理法の選択肢が必要などの理由から，日本栄養治療学会（JSPEN）などは「重篤な腎障害のある患者又は高窒素血症の患者」から透析または血液ろ過を行っている患者を除外するよう求めていました.

その結果，2020年6月に総合アミノ酸製剤（マルチバッグ製剤を含む），肝不全用アミノ酸製剤の添付文書改訂が行われ，「重篤な腎障害のある患者又は高窒素血症の患者」に「（いずれも透析又は血液ろ過を実施している患者を除く）」という文言が追加され，ついに透析患者で総合アミノ酸製剤が使用できるようになりました．個人的には透析導入前の慢性腎臓病患者であっても，きちんとアミノ酸投与量の制限さえしていれば総合アミノ酸製剤を使用すべきだと考えているので，「重篤な腎障害のある患者又は高窒素血症の患者」そのものを禁忌事項から慎重投与に変えてもらいたいところですが，これは大きな前進だと思い，この添付文書改訂にはとても感動

しました.

② 健康寿命の増進には十分量のアミノ酸を！

現在，すでに日本は超高齢社会に突入しています．これまで平均寿命は年々延びてきましたが，一方で重要なのは健康寿命であり，そちらも年々延びてきてはいるものの，平均寿命との乖離は男女ともに大きく，その差はずっと縮まらないままです．増加の一途をたどる医療費を抑制するためにも，高齢者には元気でいていただきたいものです．それには**筋肉量や筋力の維持・改善**が必須であり，その材料となる**たんぱく質・アミノ酸の十分な摂取**が必要です．栄養管理におけるたんぱく質・アミノ酸の重要性はこれまでも重々指摘されてきましたが，そのトーンは近年さらに高まっています．とくにたんぱく質・アミノ酸の必要量は，これまで設定されていたよりもさらに多い方がよいと考えられるようになっており，なかでも高齢者の場合は，仮に透析導入前の慢性腎臓病であってもたんぱく質の摂取制限は不要ではないかという議論も出てきているところです．

これは**経静脈栄養でも同様**です．アミノ酸組成はもちろんですが，十分量のアミノ酸を投与できるかどうかが，その後の予後だけでなく健康寿命に関わってくると言えるのではないでしょうか．とりわけ病態別アミノ酸製剤は，私たちがふだん摂取しているたんぱく質とはアミノ酸組成が異なります．当然ながら，体内でのタンパク質合成に適していない部分もあるはずです．

こう言ってしまうと，病態別アミノ酸製剤を使わない方がよいような気がしてきますが，決してそうではありません．重要なのは，本当に病態別アミノ酸製剤の投与が必要な病態なのかを十分に勘案したうえで，投与の是非を判断することです．必要な患者には病態別アミノ酸製剤を投与すべきですが，病態が改善したのちも漫然と投与すべきではありません．

③ 経静脈栄養の三ツ星シェフを目指す皆さんへ

皆さんぜひ一度，処方箋を見ていただき，アミノ酸投与量が適切かどうかを考えてみてはいかがでしょうか．思ったより投与量が少ない患者が多くて驚くかもしれません．とくに慢性腎臓病（透析導入の有無を問わず）患者のアミノ酸投与量が，軒並み絶望的に少ないと気づくことでしょう．現状を正しく認識できれば，そこから改善への一歩が始まります．

さあ，アミノ酸投与量を増やし，よりよい経静脈栄養管理につなげていきましょう！

▌文献

1) Long CL, et al.：JPEN J Parenter Enteral Nutr, 3 (6)：452-426, 1979. [PMID：575168]
2) 若林秀隆 監修：リハビリテーション栄養ポケットガイド 改訂版，森永乳業クリニコ，2019.
3) Hayasaka K, et al.：Appl Clin Genet, 11：163-170, 2018. [PMID：30588060]
4) Nakasaki H, et al.：JPEN J Parenter Enteral Nutr, 17 (1)：86-90, 1993. [PMID：8437332]
5) 高橋若生 ほか：神経治療学，12 (4)：305-309，1995.
6) 日本腎臓学会 編：慢性腎臓病に対する食事療法基準 2014 年版，東京医学社，2014.
7) 神田藍 ほか：臨床薬理，44 (4)：313-318，2013.

III 経静脈栄養組成の立案に必要な情報

8 脂質

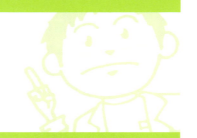

　経静脈栄養（parenteral nutrition：PN）では，脂質の補充を目的として脂肪乳剤が用いられますが，この製剤は臨床では極端に嫌われているように感じられ，そのため，あまり使用されていないことと思われます．栄養サポートチーム（NST）にPN組成の立案を依頼すると必ず脂肪乳剤の投与を提案されるので，「またかよ～」なんて思った方もいらっしゃるのではないでしょうか？　しかし，NSTが必ず提案してくるということは，==経静脈栄養を施行するうえで脂肪乳剤は必要不可欠である==ということでもあります．

　本章では脂肪乳剤の正しい使いかたに加えて，なぜそこまで嫌われなければならなくなったのかについても触れてみます．できるだけ皆さんの脂肪乳剤に対する誤解を解けるような解説を試みますので，少し長いですがお付き合いください．私は個人的に脂肪乳剤にかなり強い思いをもっているため，表現に熱が入ってしまうかもしれません．その点はご了承ください．

脂質とは？

　脂質はエネルギー産生栄養素のひとつであり，糖質やたんぱく質のエネルギー効率が4 kcal/gであるのに対して，脂質は9 kcal/gと他のものに比べて利用効率のよい栄養素です．必要エネルギー量のうち20～30％程度を脂質で摂取するとバランスがよいと言われています．さらに，エネルギー源だけでなく細胞膜の構成成分でもあり，生体には必須の栄養素でもあります．脂質のなかには生体内で合成できない必須脂肪酸もあるため，そういう点でもやはり生体にとって摂取が必須な栄養素であると言えます．

脂肪乳剤

　前述のとおり，PNで脂質を投与する際には脂肪乳剤を用いる必要があります．脂肪乳剤はその名のとおり乳化脂肪を含んでおり，精製大豆油が原料となっています．また，脂肪乳剤の浸透圧比は約1で，血液と等張であることから，中心静脈からはもちろん，末梢静脈からも投与が可能となります．日本栄養治療学会（旧称：日本臨床栄養代謝学会・日本静脈経腸栄養学会）のガイドラインでは，PN施行時には脂肪乳剤の併用が推奨されています[1]．

必須脂肪酸欠乏と経静脈栄養

　私たちは，普通に食事をしていれば毎食必ず脂質を摂取しています．膵炎のときなどに提供される食事の種類に脂肪制限食がありますが，完全な無脂肪食というのは存在しません．というのも，普通の食材には多かれ少なかれ脂質が含まれているために，無脂肪食が一般的な方法ではつくれないからです．ところが，長期間にわたって極端に食事摂取量が減少し，高度の飢餓状態に陥っている場合には，脂質の摂取もきわめて少なくなってしまいます．食事に含まれる脂質のなかには生体内で合成できない必須脂肪酸もあり，それらが長期間摂取できていないと，いわゆる**必須脂肪酸欠乏**という状態に陥ってしまいます．

　臨床でPN，とくに中心静脈栄養（TPN）が必要となる患者の多くは，栄養管理が必要な状態であるわけですから，もともと飢餓状態とまではいかなくても低栄養状態であると言えます．さらに絶飲食時では，すべての栄養補給がPNに依存します．にもかかわらず，わが国におけるPNでは（NSTが関わっていない限り）脂肪乳剤がほとんど併用されません．PNに用いられる輸液製剤には，脂肪乳剤および脂質まで含まれたマルチバッグ製剤を除き，脂質は全く含まれていません．つまり，食事や経腸栄養では通常ならばありえない**無脂肪食に相当するPNが横行している**のです．しかもそれらが，もともと低栄養状態の患者に対して投与されているのです．よって，高度の低栄養状態の患者では，PNによって比較的容易に必須脂肪酸欠乏に陥る可能性があります．背景となる栄養状態にもよりますが，7～10日程度で症状が出てくる場合もあります．

① 見ればわかる必須脂肪酸欠乏の症状

　では，必須脂肪酸欠乏になるとどのようなことが起こってしまうのでしょう．

　必須脂肪酸欠乏の代表的な症状はいくつかあります．そのひとつが**皮膚症状**です．皮膚が魚鱗様になり，顕著な落屑がみられます．患者によっては，皮膚がパラフィンのようになって，少しつまむだけで皮膚が割れて出血する場合もあるでしょう．

　もうひとつは**意識レベルの低下**です．脂質は細胞膜の構成成分であり，それは神経細胞も例外ではありません．これはあくまで私の予想なのですが，神経細胞の細胞膜が必須脂肪酸欠乏によって薄くなり，膜電位が不安定に，もしくは刺激伝導がうまくいかなくなることで，意識レベルに変化を及ぼすのではないかと考えています．必須脂肪酸欠乏に陥ると，受け答えすらできなくなる患者もいますが，必須脂肪酸欠乏の改善とともにすみやかに意識レベルが改善する例をときどき見かけます．

　いずれにしても，必須脂肪酸欠乏による皮膚症状や意識レベルの低下は起こしてはいけないことですが，一方でこれらは肉眼的にわかりやすく，万が一起こったとしても誰でも気づける症状でもあります．

② 見てもわからない必須脂肪酸欠乏の症状

　必須脂肪酸欠乏には肉眼的にわからない症状も存在しています．そしてその症状は，実は単純な飢餓や低栄養だけでは起こりません．それらに加えて脂質が含まれないPNを施行していると

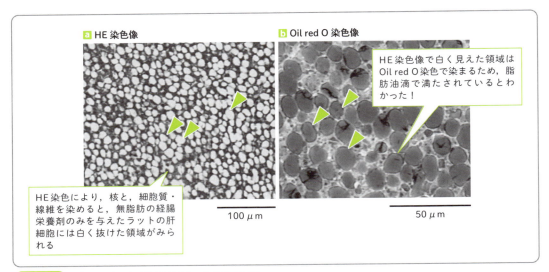

図 8-1 無脂肪の経腸栄養剤による脂肪肝

HE染色では細胞の核や細胞質が染まり，細胞の構造を観察できる．Oil red O染色は中性脂肪を染める．HE染色像でみられる白い部分はOil red O染色で赤く染色されており，空洞ではなく脂肪油滴で満たされていることがわかる．これは，正常な肝臓の細胞では当然ながらみられない．

(文献2より引用，筆者作成)

きに主に起こる症状なのです（栄養剤によっては経腸栄養でも起こります）．つまり，**医原性で起こってしまう必須脂肪酸欠乏の症状**とも言えます．それは**脂肪肝**です．

脂質を含まない栄養を投与して脂肪肝になるというと，不思議に思われる方もたくさんいらっしゃると思います．ただ，人間の身体は，「ないものをそこにあるもので何とかつくり出そう」とします．もともと低栄養であることに加えて脂質を含まないPNが施行されると，当然ながら体内の脂質量はさらに少なくなります．そのとき，逆に体内にかなり豊富，というか過剰にある栄養素の存在に気づきませんか？　それは糖質（グルコース）です．その状態で身体はどうするかというと，体内にたくさん（過剰に）ある糖質を材料にして，脂質をつくり出そうとします．そのとき合成される脂質は中性脂肪であり，合成は肝臓で行われます．そして，**合成された中性脂肪が肝臓に沈着する**ことで，結果的に脂肪肝になってしまいます．

これは，無脂肪の経腸栄養剤の投与による必須脂肪酸欠乏でも起こります．無脂肪の経腸栄養剤（ペプチーノ®）のみを与えて意図的に必須脂肪酸欠乏を起こさせたラットの肝臓組織の写真をご覧ください（図8-1）[2]．細胞をOil red O染色という方法で染色すると脂肪油滴が赤く染色されますが，必須脂肪酸欠乏時の肝細胞ではボコボコと脂肪油滴が染色されていて，脂肪肝に陥っていることがわかるかと思います．これはラットでの検証結果ですが，人間でも同様に脂肪肝になります．そして，当然ですが無脂肪のPNでも同様の結果になります．

PNの組成を決めるのはわれわれ医療従事者側なので，何度も言いますが，こういった脂肪肝は**医原性脂肪肝**とも言えるのです．この脂肪肝も，脂肪乳剤の投与によってすみやかに改善しますが，本来であれば最初からそうならないようにしなければいけませんよね．

しつこく繰り返しますが，**人体にとって脂質は必要不可欠な栄養素**です．では，なぜPNで脂肪乳剤が使われることがほとんどないのでしょう？　医師，薬剤師，看護師，それ以外の医療従事者も，ほとんどすべての人が無脂肪食を一度も摂取した経験はないはずなのに，患者に施行す

るPNになった途端に無脂肪の組成が当たり前になってしまっています．ここからはその理由について，私の考察も含めてお伝えしていきたいと思います．

経静脈栄養と脂肪乳剤

❶ 脂肪乳剤が避けられる理由

私見を含みますが，臨床で脂肪乳剤が使われない理由をいくつかあげてみます．

◆ 副作用が起こりやすい
◆ 禁忌項目に血液凝固系のものが含まれている
◆ 感染しやすい（感染を起こしやすい）
◆ 白い液体が血管内に入るのを患者自身が嫌がる

こんなところではないでしょうか？

最後の患者が嫌がるという点については，乳化脂肪という製剤である以上は避けようがありませんので，「ごめんなさい」としか言えません（笑）．次に，脂肪乳剤を投与すると感染しやすくなるというのもよく耳にしますが，これは厳密には脂肪乳剤のせいではありません．投与時の清潔操作ができていないためです．つまり，脂肪乳剤ではなく医療従事者側の問題です．ただ，脂肪乳剤は栄養豊富なだけでなく浸透圧が低いため，細菌が入ると爆発的に増殖する可能性があります．よって，清潔操作がきわめて重要となります．

おそらく最も多い意見は，最初にあげた「副作用が起こりやすい」かと思われます．脂肪乳剤の副作用には，主に嘔気・嘔吐，血管痛などがあげられます．確かによく聞きますし，起こってはいけない副作用だとも思います．ただ，これらの大部分が，実はわれわれ医療従事者の脂肪乳剤の使いかたが間違っていたことが原因だったとしたら，どうでしょう？

❷ 脂肪乳剤の投与速度の上限

脂肪乳剤には投与速度に上限があると言われています．それは**0.1 g/kg/時**です[1]．この速度よりゆっくりであれば安全に投与ができ，逆にこの速度を超えると嘔気や血管痛，脂質異常症などの副作用が出る可能性が高くなります．

投与速度の上限を規定するもの

この投与速度の上限値は実験的に得られています[3]．健常人のボランティアに，まず0.5 g/kg/時の速度で脂肪乳剤を投与して，血中の脂質をある程度飽和させます．その後，投与速度を少し下げる群とぐっと下げる群に分けます．すると，投与速度を0.3 g/kg/時まで落とした群では血中の中性脂肪（トリグリセライド）の値が上昇し続けたのに対し，0.1 g/kg/時まで落とした群では中性脂肪の値が上昇しませんでした（**図 8-2**）．これを根拠に，「静脈経腸栄養ガイドライン」では投与速度の上限を0.1 g/kg/時としています[1]．実際はそこまで厳密ではなく，この速

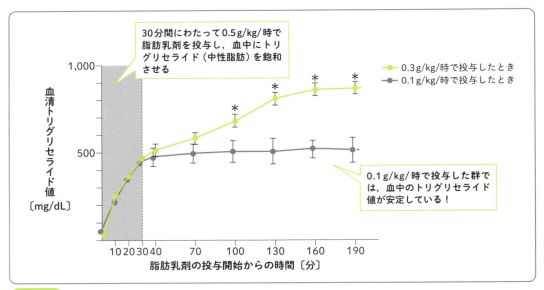

図 8-2 脂肪乳剤の投与速度の上限の根拠

図中のプロットは平均値，エラーバーは標準偏差を表す．*印は 0.1 g/kg/時で投与した群と比較して $P<0.05$（Student's t-test）と有意な差がみられたことを表す．
（文献 3 を参考に作成）

度よりもう少し速くても大丈夫だと考えられていますが，ガイドラインに記載されている以上，これを遵守すべきですね．

では，この 0.1 g/kg/時未満を規定している因子は何なのかというと，体内でのアポタンパク質（アポ蛋白）の供給速度が示唆されています（図 8-3）．私たちが食事として摂取した脂質は，カイロミクロンという乳化脂肪となって血中に入ります．カイロミクロンは HDL-コレステロールから供給されるアポタンパク質と結合してリポタンパク質となり，全身の組織に運ばれ，β酸化を経てエネルギーとなります．脂肪乳剤も同様に，血中でアポタンパク質と結合してリポタンパク質となりますが，このアポタンパク質の供給速度の限界が投与速度の 0.1 g/kg/時を規定していると考えられています[4]．つまり，この速度を超えて投与されるとリポタンパク質化ができなくなるため，遊離の中性脂肪が増加して副作用の原因となるわけです．

投与速度の上限が守られない理由

臨床では脂肪乳剤の投与速度の上限値が守られているかというと，ほとんどの場合，この速度をはるかに超える速さで投与されています．その原因のひとつに，私は添付文書の記載があると思っています．

脂肪乳剤の添付文書には「**3 時間以上かけて点滴静注する**」とあります．これはすべての規格で同一の記載となっています．もし皆さんが指示を出す側（処方医）だとしたら，この記載を見て，何時間で投与するよう指示しますか？ 多くの方が具体的な時間として提示されている「3 時間」で投与するよう指示するのではないでしょうか．実際に，臨床現場でも 3 時間で投与するという指示が散見されます．**実はここに落とし穴がある**のです．

前述した投与速度の上限である 0.1 g/kg/時から逆算すると，その脂肪乳剤を 3 時間で投与で

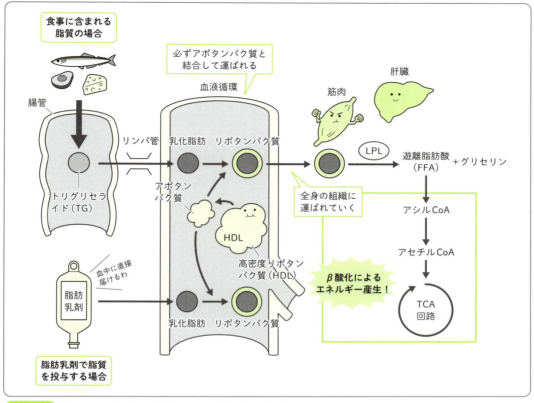

図 8-3 脂肪乳剤の投与速度の上限を規定する因子（仮説）

TG：トリグリセライド（中性脂肪），HDL：高密度リポタンパク質（high density lipoprotein），LPL：リポ蛋白リパーゼ（lipoprotein lipase），FFA：遊離脂肪酸（free fatty acid）．

きる患者の体重がわかります．仮に10%・250 mLの製剤であれば25 gの脂質を，20%・250 mLの製剤であれば50 gの脂質を含有しています．例えば25 gの脂質を3時間で投与可能な体重は「25〔g〕÷3〔時間〕÷0.1〔g/kg/時〕＝83.3 kg」以上に，50 gの脂質に至っては166.7 kg以上になってしまいます．普通に考えたら，このくらい体重がある人なら積極的な栄養管理は不要ですよね．166.7 kg以上ある人なんて，むしろ積極的な減量が必要なくらいです．

ところが現実は，体重が30〜40 kgくらいしかない患者に対しても3時間で投与されている場合が多いのです．これでは副作用が出て当然だと思いませんか？ 脂肪乳剤による血管痛は，脂肪粒子による血管壁細胞への直接障害によって起こると言われていますが，こんな速い速度で投与したらものすごくたくさんの脂肪粒子が血管壁に接触することになりますから，血管痛が出て当然だと思いませんか？

添付文書の「3時間以上かけて点滴静注する」という文言は決して間違っているわけではありません．ただし，「3時間」よりも「以上かけて」の部分がきわめて重要な意味をもっています．脂肪乳剤を3時間で投与することがいかに無茶なことか，ご理解いただけたでしょうか．**投与速度を守って脂肪乳剤を投与する場合，投与時間が6〜8時間以上になることがほとんど**です．場合によっては（体重が軽い場合は），12時間かけて投与することもあります．脂肪乳剤は原則ゆっくり投与すべきだと覚えておいていただければと思います．

❸ 血液凝固障害のある患者には使えないのか？

脂肪乳剤の禁忌事項は次のとおりです．

①血栓症の患者
②重篤な肝障害のある患者
③重篤な血液凝固障害のある患者
④高脂血症の患者
⑤ケトーシスを伴った糖尿病の患者

血液凝固系の記載が2項目あるので，結論から言ってしまうと血液凝固障害のある患者に脂肪乳剤は「使えない」が結論になります．ただ，この根拠となった論文を知ると，本当に使えないのか？と疑問に思うので，少し紹介したいと思います．

添付文書上の禁忌の根拠

添付文書の記載のもとになった論文は，いずれもかなり古いものになります．「脂肪乳剤の投与は，血液凝固系を亢進する」というもので，1965年の論文がもとになっています[5]．ここでポイントとなるのは，**この時代の脂肪乳剤は，今のものとは原材料が異なっている**点です．現在の脂肪乳剤は精製大豆油を原材料としていますが，昔は綿実油を原材料としており，この報告は綿実油時代の脂肪乳剤に関するものです．一方で，同時期に「脂肪乳剤の投与によって，血小板の粘着能が低下した（1971年）」[6]といった報告や，「脂肪乳剤投与後には血小板が減少していた（1965年）」[7]といった報告もあり，これらも根拠のひとつとなっています．これはデータになっていないのですが，原材料が綿実油から精製大豆油に変わってからは，ほとんどそういった報告はないそうです．つまり，おそらく**綿実油に含まれる成分が血液凝固系の副作用を起こしていた可能性が高い**わけです．しかし，精製大豆油に由来する脂肪乳剤の再評価時に，これらの報告を否定できる資料がありませんでした．そのために，禁忌項目に血液凝固障害の記載が残ってしまっています．

実臨床上の判断

ちなみにですが，欧州臨床栄養代謝学会（ESPEN）が発行するガイドラインの脂肪乳剤の項目には，血液凝固障害の記載すらありません．また，全身麻酔や人工呼吸中の鎮静などに用いられるプロポフォールも白濁した乳化製剤であり，当然ながら脂質を含んでいますが，禁忌項目に血液凝固障害の記載はないんですよね．プロポフォールで鎮静をかけている患者で「播種性血管内凝固症候群（DIC）があるから脂肪乳剤は投与できない」なんて話を聞くと，もうすでに脂質は投与されてますけど…，なんて私はよく思ってしまいます．

なお，食事で摂取した脂質が血中に取り込まれる速度は$0.1\ g/kg/$時よりも速いそうです．よって，少量でも経口から食事が摂取できていて，不足分をPNで投与する場合には，血液凝固障害があったとしても脂肪乳剤は投与可能だと感じるのは私だけでしょうか？

④ 脂肪乳剤の意外な使いかた

脂肪乳剤は，必要な栄養素・エネルギーの補充にきわめて有用です．そして，本章の初めでも紹介したように浸透圧比が1と低いため末梢静脈からの投与も可能であり，末梢静脈栄養（PPN）でも重宝します．

脂肪乳剤は基本的に，他の製剤と混ぜずに単独投与されるかと思います．なぜかというと，配合変化によって万が一沈殿物が形成されても，もともと白濁しているためわからないというのが一番の理由かと思います．さらに，もうひとつ，脂肪乳剤は他の輸液と接触すると脂肪粒子が肥大化することが知られています．肥大化した脂肪粒子は身体に悪影響を及ぼすリスクもあるため，単独投与が基本です．ただ，この脂肪粒子の肥大化は，TPNやPPNに用いられる栄養輸液とルート内で接触しても問題ないことが明らかになっています[8]．そのため，**特殊な薬剤が混ざっていない限り，メインの側管から脂肪乳剤の投与は可能**です．

PPNで用いられるビタミンB_1・低濃度糖加アミノ酸液（ビーフリード®輸液，パレセーフ®輸液）は浸透圧比が約3と高く，高齢者や血管が細く脆弱な患者では血管痛を起こす可能性があります．皆さんも現場で経験があるのではないでしょうか．同様に脂肪乳剤も，脂肪粒子が血管壁細胞を直接障害するため，血管痛を起こす可能性があります．ところが，**ビタミンB_1・低濃度糖加アミノ酸液の側管から脂肪乳剤を投与すると，血管痛が和らぐ**ことがあります．これはどういう原理かというと，ビタミンB_1・低濃度糖加アミノ酸液と脂肪乳剤が同一ルート内で混ざると，少し浸透圧が下がります．さらに，混ざり合わせて投与できれば，脂肪粒子が血管壁に接触する頻度も下げられます．その結果，血管痛が和らぐことがあるというわけです．PPNで血管痛を訴える患者がいるならば，ぜひお試しいただきたい方法です．

⑤ 世界の脂肪乳剤事情と私の嘆き

現在，日本では精製大豆油を原材料とした脂肪乳剤しか市販されていません．一方，海外の状況は全く異なります．**中鎖脂肪酸**（medium chain triglyceride：MCT）を含んだものや，**魚油**由来の脂肪を配合したもの，**オリーブオイル**を配合したものなど，実に多様な脂肪乳剤が使われています．MCTやオリーブオイルといったω-9系の一価不飽和脂肪酸を含む脂肪乳剤は，ω-6系脂肪酸の含有量の減少により**炎症性プロスタグランジンの産生を抑える効果**が期待されています．また，魚油に含まれるω-3系の不飽和脂肪酸にも同様の効果があると言われています[9-11]．

こういった有用な脂肪乳剤が使用できれば，患者にとって大きなメリットとなるはずですが，残念ながら，**これらの脂肪乳剤が日本で使用可能になる可能性はきわめて低い**状態です．なぜなら，現在使用できる精製大豆油の脂肪乳剤ですらほとんど使用されておらず，新たな脂肪乳剤を販売したとしても利益が見込めないためです．製薬会社も営利企業なので，利益が見込めないものは販売しません．しかも，脂肪乳剤がほとんど使用されない原因は，われわれ医療従事者の誤った使いかたによるものだとしたらどうでしょう？このままでよいのでしょうか？

まずは精製大豆油の脂肪乳剤を適切に使用し，その有用性・価値を高めなければいけません．何度も言いますが，脂肪は生体には必須の栄養素のひとつです．脂肪乳剤を含めた適切なPNを実施し，患者が効果的な栄養管理を受けられるようになれば，脂肪乳剤の必要性も見直され，海外同様にさまざまな脂肪乳剤が使えるようになる日も来るでしょう．そのためには，まず脂肪乳

剤を正しく使えるようにならなければなりません.

> **脂肪乳剤を使用する際に必要な知識**
>
> ◆ **必要性**：脂肪は生体に必須な栄養素のひとつである
>
> ◆ **投与速度**：0.1 g/kg/時以下にする
>
> ◆ **ルートフラッシュ**：投与前後に生食フラッシュが必要
>
> ◆ **清潔操作**：手指消毒・無菌的な取り扱い
>
> ◆ **ルート交換投与**：開始から 24 時間以内

　最後に，脂肪乳剤を使用する際に必要な知識をまとめました．本章を通して，いかに脂肪乳剤に対する誤解が多かったのかご理解いただけたかと思います．PN による栄養管理が必要な患者には，必ず脂肪乳剤が投与される時代が早くやってきてくれることを，心から祈っています.

▌文献

1) 日本静脈経腸栄養学会 編：静脈経腸栄養ガイドライン 第 3 版，照林社，2013.
2) Higashi K, et al.：Drug Metab Pharmacokinet, 28 (1)：44-52, 2013. [PMID：22785356]
3) Iriyama K, et al.：Nutrition, 7 (5)：355-357, 1991. [PMID：1804473]
4) Iriyama K, et al.：JPEN J Parenter Enteral Nutr, 12 (1)：60-62, 1988. [PMID：3125357]
5) Brockner J, et al.：Acta Chir Scand Suppl, 343：48-55, 1965. [PMID：5214023]
6) Kapp JP, et al.：Nutr Metab, 13 (2)：92-99, 1971. [PMID：5001304]
7) Amris CJ, et al.：Thromb Diath Haemorrh, 14 (3-4)：332-340, 1965. [PMID：5865597]
8) 井上善文 ほか：脂肪乳剤を中心静脈栄養投与ラインに側管投与する方法の安全性 —脂肪粒子径からの検討．静脈経腸栄養，29 (3)：863-870, 2014.
9) Adolph M：Ann Nutr Metab, 43 (1)：1-13, 1999. [PMID：10364625]
10) Nijveldt RJ, et al.：Clin Nutr, 17 (1)：23-29, 1998. [PMID：10205311]
11) Antonio JM, et al.：Br J Nutr, 99 (4)：846-854, 2008. [PMID：17916276]

III　経静脈栄養組成の立案に必要な情報

9 ｜ 経静脈栄養組成，ここまでのおさらい

　ここまでで，経静脈栄養の組成を決定するための基礎はだいたいお伝えできたと思っています．このあとは，輸液製剤の解説や，病態別栄養の解説へと進んでいく予定ですが，その前にここまでのおさらいをしてみましょう．しかし，ただ単純におさらいをしても面白くないと思うので，私が栄養管理を行う際にどのような手順で，どのようなことを考えながらやっているのか，実際の流れに沿ってまとめていきたいと思います．あくまで私個人の考えかた，そして進めかたである点をご了承ください．とはいえ，ひとつの道標として参考にはなるかと思いますので，楽しんで読んでいただければ幸いです．

いざ，経静脈栄養を始める前に

❶ 経静脈栄養に対する心構え

　いきなり実際の手順とは直接関係ないことになってしまいますが，まずは医療従事者として経静脈栄養に関わる際にもっておいていただきたい心構えを再確認しておきます．本書を通じて私が最も伝えたいことでもあり，必ず覚えておいてほしいところでもあります．

　それは，医療者（とくに薬剤師）は**経静脈栄養に関してはシェフでなければならない**ということです．経静脈栄養に用いられる輸液製剤（食材に該当）はすべて医薬品に分類されます．つまり，経静脈栄養に関わる医療従事者はもちろん，医薬品の専門家である薬剤師はとくに，経静脈栄養に対してもプロとしてその職能を発揮しなければなりません（**図 9-1**）．その際，第 2 章（p.37）でお伝えした"**common sense based nutrition**"という言葉も意識してもらえると，とても嬉しいです．現在の経静脈栄養の多くは，これが欠けているのが事実なのです．

❷ 栄養アセスメントとゴール設定

　栄養アセスメントとゴール設定については第 25 章（p.222）で詳しく解説します．ここでは簡潔に紹介しますが，ただ，これは栄養管理をするうえできわめて重要な要素です．

　これから経静脈栄養を行おうとしている対象患者は，栄養管理が必要な患者であることから，基本的に低栄養状態にあると考えて大丈夫でしょう．ただし，その低栄養がどの程度（軽度～重度）なのかを把握しておく必要があります．具体的には，まず**スクリーニング**をして，その後に詳細な**アセスメント**を行います．

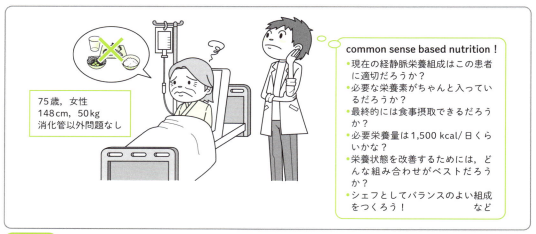

図 9-1 医療従事者（とくに薬剤師）が三ツ星シェフとして経静脈栄養に携わるということ

スクリーニング

スクリーニングでしばしば用いられるSGA（subjective global assessment；主観的包括的評価）ですが，その評価の最初の一歩は，評価者の主観です．つまり，評価者が「この患者，栄養状態が悪そうだなぁ」と感じるかどうかから始まります．「これで大丈夫なのか？」と思われる方もいらっしゃると思いますが，SGAの低栄養に対する検出率は8割以上と言われており，結構正確です．これも，医療従事者がもつ"common sense based nutrition"のひとつかなと私は考えています．

アセスメント

これまでいくつかのアセスメント方法がありましたが，2019年に世界の栄養関連学会が共同で「GLIM基準」という栄養アセスメントの指標を提唱しました[1,2]．詳細は栄養アセスメントの解説（p.222）でお伝えしますが，ポイントを1つあげると，よく栄養指標として扱われている血中アルブミン濃度を用いず，体重・BMIや実際の活動量に大きく影響する骨格筋量などが重要視されるようになりました．なお，血中アルブミン濃度は炎症などさまざまな要因で変動することから，栄養状態だけを反映する指標とは言えないため，栄養指標として用いられなくなりました．

ゴール設定

栄養アセスメントによって患者の栄養状態が把握できれば，次はゴール（目標）設定です．私は大目標と，それに到達するために必要な複数の小目標を設定します．例えば，高度の低栄養状態で経静脈栄養が必要な患者で考えてみましょう．この患者の大目標が「十分な経口摂取ができたうえでの自宅退院」であった場合，小目標としては，「①必要栄養量を満たせる経静脈栄養の投与（飢餓状態の場合は，経静脈栄養の投与の時点で複数の段階を踏んで徐々に投与量を増やしていく場合が多いです）→②経口摂取への移行→③十分量の経口摂取の維持→④自宅退院」といった感じで設定します．

目標設定しだいで，必要栄養量や栄養管理方法など，さまざまな設定・計画が変化する可能性もあります．この目標設定がないと，栄養管理は本来の効果を発揮できないだけでなく，何のためにやっている管理なのかすらわからなくなってしまいますので，必ず設定するようにしましょう（図9-1）．

経静脈栄養の内容を決める

❶ 必要栄養量の設定

経静脈栄養を始めるにあたって，必要栄養量の設定も，とても重要です．必要栄養量より大きく逸脱していると，栄養管理そのものが低栄養や過栄養のリスクとなってしまうからです．前述のゴール設定を考慮したうえで，必要栄養量を設定しましょう（詳しい方法はp.73，第5章を参照してください）．

必要栄養量の算出方法としては，次の手法があげられます[3]．

◆ **簡易式**：25～30 kcal/kg を基準として，医学的ストレスの程度に応じて増減する方法
◆ **計算式**：Harris-Benedictの式を用いて基礎エネルギー消費量を算出し，活動量や医学的ストレスの程度に応じて Long の式を用いて総エネルギー消費量を算出する方法
◆ **実測**：間接熱量計を用いて安静時エネルギー消費量を実測し，活動量に応じて調整する方法

これらのうち，実測が当然ながら最も正確ですが，いずれの方法でも「程度に応じて」「調節」という主観を伴うため，そこから得られる必要栄養量はあくまでひとつのめやすに過ぎないことを必ず忘れないでください．第5章「必要栄養量の設定方法」（p.73）で，必要栄養量を「だいたいで設定する」と解説しましたが，めやすであるという点ではそれでももちろん大丈夫です．必要栄養量に「これが正解！」というものはありません．経静脈栄養の開始後も**モニタリングしたうえで，必要栄養量を調節する**のが最も重要です．

❷ 水分量の設定

水分量の設定については，ここまで詳細に解説していませんが，日本栄養治療学会（旧称：日本臨床栄養代謝学会・日本静脈経腸栄養学会）のガイドラインでは，次の2つの方法が示されています[3]．

① 30～40 mL/kg/日を基準とし，病態に応じて増減
② 1.0 mL×投与カロリー〔kcal/日〕

私がよく使うのは，②の方です．理由はずばり，簡単だからです．必要栄養量を設定したあとで，単位を kcal から mL に置き換えるだけで済みますから，とても楽ですよね．ただ，これも

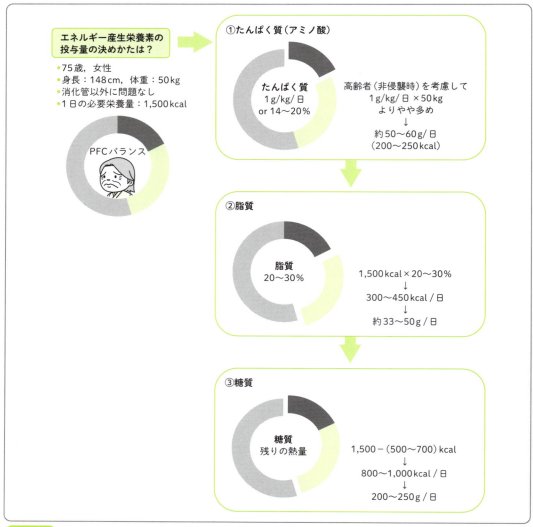

図 9-2 エネルギー産生栄養素の投与量設定

　当然ながら，ひとつのめやすに過ぎません．投与できる量が算出量とぴったり同じになることもほとんどないため，しっかりとモニタリングをしたうえで，水分投与量の調節をしなければなりません．また，下痢や脱水などによる水分喪失が認められる場合には，その分も考慮した水分投与量にします．

❸ アミノ酸投与量の設定

　必要栄養量・水分量を設定したのち，エネルギー産生栄養素の量を決めます（図9-2）．私はいつもたんぱく質（アミノ酸）投与量から設定します．体内でアミノ酸から合成されるタンパク質は，筋肉の材料になるだけでなく，臓器，酵素，ホルモンの材料にもなるため，その量はとても重要だと考えているからです．

　アミノ酸の投与量は基本的に，「**1 g/kg/日**」を基準に求めます[3]．ただ，これはあくまで非侵襲時の条件で，なおかつ現状の体格・筋肉量を維持するためのアミノ酸投与量だということを忘

れないでください．アミノ酸投与量は，医学的ストレス（侵襲）が増加するにつれて多くなります．また，リハビリテーション中の患者だけでなく，筋肉量を増やしたい場合にも，多めにする必要があります．さらに高齢者では，アミノ酸からのタンパク質合成の効率が低下しているため，多めのアミノ酸投与量が必要になります．患者背景によっては，われわれが考えているよりかなり多めの投与量になることも頻回にあります（詳しくはp.91，第7章を参照してください）．

　いずれにしても，アミノ酸がちゃんとタンパク質合成に用いられているか，4 kcal/gのエネルギー源として利用されてしまっていないか，尿素窒素（BUN）やアンモニア（NH₃）などの**窒素代謝産物**に関する検査や，筋肉量を増やしたい場合には**身体計測**や**筋力測定**を行うなど，モニタリングを十分に行ったうえで，過不足ない量のアミノ酸を投与しなければなりません．

④ 脂質投与量の設定

　アミノ酸投与量が設定できたら，次に脂質の投与量を決めます（**図 9-2**）．脂質の投与量は，PFCバランスで一般的に望ましい割合とされている**総エネルギー量の20〜30%**にします．脂質で重要なのは，投与量ももちろんそうですが，投与速度です．詳しくは第8章「脂質」（p.104）で解説しましたが，脂質にはブドウ糖と同様に，投与速度に「**0.1 g/kg/時**」という上限があるとされています[4]．

　医療現場で，脂肪乳剤の投与による何らかの副作用を経験された方も多くいらっしゃると思いますが，その多くがこの上限を超える速度で投与されていたはずです．実際に「3時間かけて投与」という指示が散見されますが，基本的に，この指示では投与速度の上限をかなり超えていると思ってください（決して添付文書の記載が間違っているわけではなく，「3時間"以上"かけて」という部分の重要性が理解されていないだけです）．

⑤ グルコース（ブドウ糖）投与量の設定

　私は，エネルギー産生栄養素のなかで最後に糖質，すなわち経静脈栄養ではグルコース（ブドウ糖）の投与量を決めます．といっても，ここまでにアミノ酸と脂肪の投与量がだいたい決まっているので，**不足しているエネルギー分をグルコースで投与するだけ**です．ここで注意すべき点は，第6章「糖質（グルコース）」（p.79）で紹介した投与速度の上限をもとに，患者のグルコースの1日最大投与量を算出し，それ未満になるようにすることだけです（**図 9-2**）．

> **グルコース投与速度の上限値**[5]
> ◆ 侵襲期のグルコース投与速度の上限：4 mg/kg/分
> ◆ 非侵襲期のグルコース投与速度の上限：5 mg/kg/分

　これに体重を乗じて，分の単位を1日の長さ（60×24＝1,440分）に換算することで，患者に対して1日で投与できるグルコース量のめやすが算出できます．だた，ここで算出される量を投与しなければならないという意味ではなく，これ未満の量であれば血糖値のコントロールに難渋するリスクが低くなり，安全に投与が可能だという意味です．

　ですので，仮にグルコースの最大投与量が1日360 gと算出されたとしても（これは**図 9-1**の

仮想患者を非侵襲期であると仮定した場合の最大投与量です），その量をそのまま投与することはありません．私はそのような場合，ひとまず200～250 g/日くらいの投与量までであれば許容していますし，必然的に最大投与量よりは少なくなるようになっています．もっとぶっちゃけて言ってしまうと，グルコースを含む各輸液製剤のうち，グルコースの含有量が最大投与量未満のものをひとまずの投与量として設定してしまう場合が多いです．とある輸液製剤に250 gのグルコースが含まれているなら，「ひとまず250 gで！」みたいな感じです．経静脈栄養の組成全体ができてからさらに調節すればよいので，これでも全く問題ありませんし，こういった設定法でも意外とうまくハマることが多いです．

⑥ 設定に応じた輸液製剤の選択

　さて，ここまでくれば，患者とそのゴール設定に応じた，必要栄養量，水分量，エネルギー産生栄養素の量がだいたい決まったわけですから，あとは**採用されている輸液製剤を組み合わせてできるだけ設定に近い組成になるようにするだけ**です．つまり，パズルのようなものです．組み上がったもので再度PFCバランス（エネルギー産生栄養素のバランス）を確認して，グルコースと脂肪のバランスを調節してもよいでしょう．

　私は必ずここで全体の調節を行います．というのも，基本的には所属する施設で採用されている輸液製剤を使用する（いや，むしろ採用品を使用しなければならない）ため，設定量どおりにならない方が多いです．あまりにも設定から外れている場合に，輸液製剤を変更するなどして調節していると，最終的に気づいたらバランスのよいものができあがっているような感じです．もちろん，できるだけ設定に近い組成にはしますが，実際のところ私はこんな感じです（笑）．

⑦ 電解質投与量の設定

　電解質投与量の設定は難しそうに感じてしまいますが，私は輸液製剤の組み合わせで決定された電解質量でひとまず様子をみるようにしています．

　本来ならば，24時間蓄尿したうえで電解質の尿中排泄量を測定し，過不足ない量を投与するのが正解です．尿生化学検査は患者への侵襲がないだけでなく，安価でしかも重要な情報を多くもたらしてくれるので，ぜひ測定していただきたい検査のひとつです．実際の現場ではそんなに頻回に測定されませんが，とくに栄養管理を行う場合は，一度は測定しておくと，より安全性が高まると思います．

注意事項

　尿生化学検査が測定されていない状況で電解質の投与量を設定しなければならない場合もあるでしょう．前述したように，できあがった組成の電解質量でひとまずは問題ないと思いますが，私は2つだけ投与量に注意しています．それは**ナトリウムイオン**（**Na⁺**）と**カリウムイオン**（**K⁺**）です．Na^+の場合，まずは塩分量に換算すると6～7 g/日に相当する100～120 mEq/日に設定し，K^+の場合は20～30 mEq/日になるように設定しています．その後は，血中電解質濃度をみながら投与量を調節するといった感じです．電解質を含まない高濃度ブドウ糖液を用いる際には，すべての電解質の投与量に注意する必要があるので，より難易度が上がります．

もうひとつ注意すべきポイントは，とくにNa^+に言えることなのですが，本当に不足しているのか，それとも過剰なのかの判断を間違えると大変なことになる点です．Na^+は細胞外に多く存在するため，体液量の影響を強く受けます．つまり，**体液量の変化によってただ濃縮されて（あるいは希釈されて）Na^+濃度が変動している場合も多々ある**のです．それに気づかずにNa^+濃度が変動したからといってNa^+投与量を増減してしまうと，体液量が補正されたときにNa^+濃度が大変なことになってしまいます．そうならないためにも，検査値全体をみて，単純にNa^+の過不足によるものなのか，それとも体液量の影響を受けているだけなのかを判断する必要があります．これはNa^+に限ったことではないのですが，電解質を考えるうえではこういった観点が非常に重要です．

❽ その他（組成を決めたのちにもう一度考えること）

　これで，経静脈栄養組成は完成です．私も含めて（？）薬剤師はまじめな人が多いので，すべてに関して計算などではじき出した設定量どおりにしなければならないと考えがちですが，設定量どおりになることは基本的にありえません．輸液製剤の組み合わせに関しても当然ながら限界があります．

　そもそも，必要栄養量が2,345 kcal/日と算出されたときに，下1桁目までピッタリな組成を立案するなんて不可能ですよね？下2桁目ですらも簡単ではありません．現実的には2,300 kcal/日にするか2,400 kcal/日にするかのどちらかでしょう．算出されたアミノ酸投与量が56 g/日だった場合も同じで，50 g/日にするか60 g/日にするかでしょう．これらは患者状態やゴール設定によって変わってくると思いますが，組み立てやすい数字にするしかありません．仮に薬剤部で厳密に各栄養素を量り取り調製できるとしても，実際に算出した値ピッタリにするのはなかなか難しいですし，個人的には不可能だと思っています．

　つまり，**ここまでのプロセスを経てつくり出した経静脈栄養組成は決して正解ではなく，あらゆるところに曖昧な，"だいたい"な部分がある**のです．では，これがダメなことなのかというと，全く問題ありません．だって，そういう曖昧なものしかつくり出せないのですから．ですから，あまり肩の力を入れずに，気楽にやってみてください．

　なんなら介入時に投与されている経静脈栄養組成よりも1つでも改善点があれば，最初の一歩としては十分です．大事なことは，つくった経静脈栄養組成を投与して，それが患者に合っているのか，何か問題がないのかを判断することです．そのために必要なのが，**モニタリング**です．モニタリングで何か問題点が見つかった場合には，それを修正・調節してよりよいものにしていきましょう．最も避けたいのは，その経静脈組成が漫然と継続される状況です．計算などで算出した設定量に基づいた経静脈組成をつくり出すことで，あたかも正解を出したような錯覚に陥ってしまい，見直すことなく投与される状況…，これが最も避けられるべきことです．

経静脈栄養を実施した先の予定（モニタリング点）を決める

　栄養管理をするうえで，個人的にはモニタリングが最も重要だと考えています．

モニタリングでの評価項目は，効果に関することと，不利益に関することに大きく分けられるかと思います．効果に関しては，初めに設定したゴールに準じたものがモニタリングのポイントになります．例えば，全例において栄養状態の改善が目的であるはずなので，体重は必ずモニタリングすべきでしょう．筋肉量や筋力を増進する必要があるゴール設定の場合には，身体計測や握力の測定，歩行速度などの情報も重要です．不利益に関しては，例えば血糖値や血中の中性脂肪値，脱水の有無などがあげられるかと思います．予想よりも体重が増え過ぎた場合や，逆に増えなかった場合も患者にとっては不利益になりうるため，やはり体重は重要なモニタリングのポイントになります．

　前述のとおり，できあがった経静脈栄養組成は基本的に曖昧さを含みます．どこが曖昧なのかを理解できれば，自ずとモニタリングすべき点が見えてくるでしょう．

まとめ：経静脈栄養の三ツ星シェフを目指す皆さんへ

　本章では，ここまで解説してきた経静脈栄養組成の立案を，おさらいの意味も含めてまとめてみました．ここで紹介した流れは，私が実際に患者の栄養管理を行う際に考えている順番ですので（図9-3），必ずしもこれが正解ではありませんし，もっと効率的かつ正確な方法もあるかと思

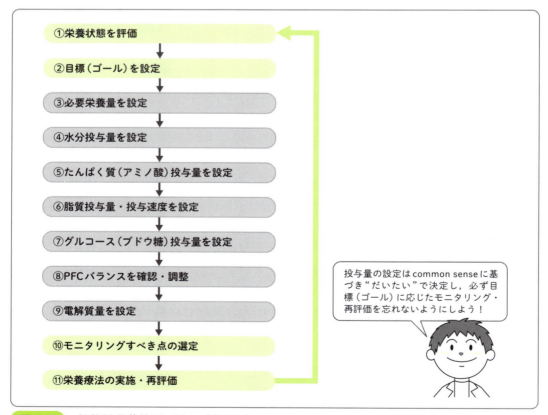

図9-3　経静脈栄養管理の流れ（東 ver.）

います．ただ，一例として，少しでも皆さんの参考になれば幸いです．

　ここまでは，疾患や病態のことを考慮していない，基本的に健康な状態での経静脈栄養について検討してきました．「それで大丈夫なの？」と思われた方もたくさんいらっしゃるでしょう．大丈夫です．のちほど，病態別の栄養管理についても解説しますが，健康な状態への経静脈栄養が実践できるようになると，病態別の栄養管理も驚くほど難しくなくなります．病態別栄養管理ではまた，「え，そんなので大丈夫なの？」と驚くような整理と解説をする予定なので，まずは健康な状態の経静脈栄養管理の練習をしておいてもらえると嬉しいです．

▌文献

1) Cederholm T, et al.（GLIM Core Leadership Committee；GLIM Working Group）：Clin Nutr, 38（1）：1-9, 2019. [PMID：30181091]
2) Jensen GL, et al.：JPEN J Parenter Enteral Nutr, 43（1）：32-40, 2019. [PMID：30175461]
3) 日本静脈経腸栄養学会 編：静脈経腸栄養ガイドライン 第3版，照林社，2013.
4) Iriyama K, et al.：Nutrition, 7（5）：355-357, 1991. [PMID：1804473]
5) Rosmarin DK, et al.：Nutr Clin Pract, 11（4）：151-156, 1996. [PMID：9070016]

課題 3　誤嚥性肺炎の高齢男性患者の経静脈栄養組成を考えてみよう！

> **症例**
> ◆ 85 歳，男性，誤嚥性肺炎で加療中
> ◆ 身長：163 cm，体重：38 kg，BMI：14.3 kg/m²
> ◆ 願望：経口摂取を再開して，自宅退院したい．

設問① "だいたい"でよいので，必要栄養量を考えてみましょう

（※低栄養状態のため，栄養状態の改善も見込める量にしましょう）

_____ kcal/日

設問② アミノ酸量をやはり"だいたい"で考えてみましょう

（※やはり栄養状態の改善も見込める量にしましょう）

_____ g/日

設問③ 経静脈栄養の輸液組成を考えてみましょう

（※ PPN，TPN の両方を考えてみて，両者の違いを比べてみるのもオススメです）
モニタリング結果をもとに修正することを念頭に，"はじまりの輸液組成"を考えましょう．ここで
は実際の輸液製剤で検討してもよいですし，付録（巻頭 p.viii）の輸液製剤カード（ペーパークラフ
ト）を使ってもよいです．付録の輸液組成計算用ファイルを用いると，より簡単に考えられます．

● **メインの投与ルート**　　　□中心静脈　　□末梢静脈

輸液製剤の構成

● **サブの投与ルート**　　　□中心静脈　　□末梢静脈

輸液製剤の構成

● その他・備考：

輸液組成の内訳　　　　熱量_____kcal，水分_____mL
　　アミノ酸_____g，脂質_____g，ブドウ糖_____g

モニタリングすべき点

→解答例・立案の POINT は p.240

IV

経静脈栄養に用いる輸液製剤

IV 経静脈栄養に用いる輸液製剤

10 | 高カロリー輸液用 糖・電解質液，高カロリー輸液用マルチバッグ製剤

　本章では，輸液製剤の特徴と使いかたについて解説しますが，添付文書などの情報だけでなく，私の考えや各製剤の意外な使いかた，さらには落とし穴などについても紹介したいと思います．

　ふだん何気なく使っている輸液製剤の新たな発見があるかもしれません．はじめにお断りしておきますが，輸液製剤の欠点を指摘しても，決して**個々の輸液製剤を否定するものではありません**．欠点を理解していれば，そこに注意すればいいだけのことなので，あくまで使用する際に必要な情報だと思いながらご一読ください．ちょっと（かなり？）私見も含みますので，気楽にお付き合いいただければと思います．

高カロリー輸液用 糖・電解質液

　高濃度の糖質に電解質を加えた輸液です（輸液製剤一覧 p.2 参照）．いずれも浸透圧比が高いため，中心静脈からの投与となります．窒素源（アミノ酸），脂質，ビタミン，微量元素は入っていないので，ちゃんと経静脈栄養管理をしようと思うと，当然ながら他の輸液製剤と組み合わせる必要が出てきます．とくに，**ビタミン B_1 を入れずに投与すると乳酸アシドーシスから最悪の場合死に至ることもある**ので，注意が必要です．

ハイカリック®RF 輸液

　高カロリー輸液用の糖・電解質液のなかでもハイカリック®RF 輸液は腎不全用高カロリー輸液基本液ともいい，病態別輸液製剤に分類されます．"RF" は renal failure，つまり腎不全の略になります．腎不全は，現在では慢性腎臓病（chronic kidney disease：CKD）とよばれるようになりました．ハイカリック®RF 輸液は主に CKD 患者や高カリウム（K）血症の患者に用いられ，とても優れた製剤である反面，使いかたを熟知していなければとても危険な製剤にもなりうるということはご存知でしたでしょうか？ 皆さんは，これを「K が入っていない」製剤と認識していると思いますが，もうひとつ入っていないものがあるのをご存知ですか？ 実は**リン（P）も入っていない**のです．

　ハイカリック®RF 輸液はブドウ糖の濃度が 50％と高いため，投与の際にはインスリンが必要となる方も少なくありません．インスリンの作用でブドウ糖が細胞内に取り込まれる際，P も一緒に取り込まれます．さらに，もともと CKD 患者はたんぱく質制限がされており，**たんぱく質**

制限＝P制限でもあるのです．よって，見かけ上は正常であったとしても，CKD患者の体内のPの量の絶対値は少なくなっていることが予想されます．つまり，Pが入っていない，ブドウ糖濃度が高い，そしてインスリンが併用されるということは，この製剤は**低リン血症のリスクがきわめて大きい**と言えるのです．第6章（p.79）で紹介しましたが，**低リン血症の行き着く先は乳酸アシドーシス**です．しかも，ビタミンB_1欠乏の場合と違いウェルニッケ脳症を伴わず，心不全や呼吸不全で亡くなってしまうおそれがあるのです．そういったところを十分に理解せず，ただKが入っていないからというだけで使用するととても危険な製剤です．

では，どうすればよいか？　**脂肪乳剤を併用すればよい**のです．脂質を加えることで，まず糖質の量を少なくすることが可能になります．さらに，脂肪乳剤は製剤の中にPを含んでいるので，Pの適度な補給源となります．ハイカリック®RF輸液とは必ず併用していただきたいところですが，現実はまず併用されません．ハイカリック®RF輸液を投与されているCKD患者が低リン血症に陥り，慌ててPが補充されているのを見かけませんか？　脂肪乳剤が併用されてさえいれば，そんなことにはならないのですけどね…．

高カロリー輸液用マルチバッグ製剤

高カロリー輸液という概念が生まれたころは，マルチバッグ製剤は存在せず，糖質のみ，アミノ酸のみ，脂質のみのように，ほとんどの栄養素，電解質が一つひとつ別々の製剤でした．そのため，医師は（薬剤師も？）それらの製剤を患者に合わせて選択し，組み合わせることでしっかり個別化されたオーダーメイドの高カロリー輸液を処方・調製していました．その作業はたいへん手間がかかるものであったと思います．その軽減を目的としたのかどうかはわかりませんが，その後それまで別々だった栄養素をひとつにまとめたマルチバッグ製剤が誕生しました．今では誰にでも使える，まるで汎用性のある便利な輸液製剤であるかのように広く用いられています．では，このマルチバッグ製剤は，本当に万能なものなのでしょうか？

❶ 高カロリー輸液用　アミノ酸・糖・電解質液

世の中に最初に出てきたマルチバッグ製剤で，**高濃度の糖質とアミノ酸，そして電解質**が入っています（輸液製剤一覧p.3参照）．いずれも浸透圧比が高いため，中心静脈からの投与となります．メイラード反応による変色を防ぐ目的で，糖質とアミノ酸の間に隔壁があり，投与時にはそれを開通する必要があります．今でもときどき見かけますが，うっかり隔壁を開通し忘れたまま投与されるというインシデントが多く起こりました．

脂質，ビタミン，微量元素は含まれていないので，経静脈栄養管理時には適宜，他の製剤を組み合わせる必要があります．とくに，**ビタミンB_1を入れずに投与すると乳酸アシドーシスから最悪の場合死に至る**こともあるので，注意が必要です．

❷ 高カロリー輸液用　糖・電解質・アミノ酸・総合ビタミン液

糖質，アミノ酸，電解質に総合ビタミンを加えた製剤です（輸液製剤一覧p.4参照）．いずれも

浸透圧比が高いため，中心静脈からの投与となります．それまでの製剤は隔壁によって糖質とアミノ酸の2つの部屋に分けられていましたが，そこにビタミンが入る小部屋が加わり，ここからマルチバッグ製剤とよばれるようになりました．ただ，やはり隔壁の開通忘れによるインシデントが多くみられたため，隔壁開通忘れを防ぐ取り組みが各製剤にされています．

このような製剤を用いることで，ビタミン（とくにビタミン B_1）を入れ忘れるおそれがなくなり，乳酸アシドーシスのリスクがほぼなくなりました．一方で，このころからこういった製剤だけでの経静脈栄養管理が散見されるようになったのも事実です．実際は，脂質，微量元素は含まれていないので，経静脈栄養管理時には適宜，他の製剤を組み合わせる必要があります．また，今使われている多くのマルチバッグ製剤にはすでにビタミン B_1 が含まれているため，最近の若い医療従事者のなかには，高カロリー輸液には必ずビタミン B_1 を入れる必要があるという認識が薄れていっている方が増えてきている印象があります．まれに製剤としてビタミンが含まれていない高カロリー輸液製剤が処方されることもありますが，別途高カロリー輸液用総合ビタミン剤が処方されていなかったとしても，処方時や監査時に気づかれないこともあるようです．

③ 高カロリー輸液用　糖・電解質・アミノ酸・総合ビタミン・微量元素液

糖質，アミノ酸，電解質，総合ビタミンに，さらに微量元素を加えた製剤です（輸液製剤一覧 p.6 参照）．いずれも浸透圧比が高いため，中心静脈からの投与となります．それまでのものに微量元素が含まれた小部屋がさらに1つ加わり，4つの部屋からなるマルチバッグ製剤です．脂質は含まれていないので，経静脈栄養管理時には適宜，他の製剤を組み合わせる必要があります．

エルネオパ® は少し前に栄養組成が見直され，NF（new formula）が名称に加わりました．どこが変わったかというと，従来のものはビタミンの内容が米国医師会（AMA）1975 処方[1] というものに準拠しており，微量元素は既存の微量元素製剤の内容と同じでした．現在，米国ではビタミンの組成が米国食品医薬局（FDA）2000 処方[2] に準拠したものに変更されており，この製剤にも適用されることになりました．具体的には，ビタミン B_1，ビタミン B_6，ビタミン C，葉酸，ビタミン K の含有量が変更となっています（表 10-1）．微量元素も海外の学会のガイドライン改訂に伴い，見直されており，鉄の含有量が従来のものより少なくなっています．私個人としては，ビタミンの含有量の変更よりも，鉄の含有量が少なくなったことが素晴らしいと感じています．その理由は，後ほど紹介したいと思います．

④ 高カロリー輸液用　アミノ酸・糖・脂肪・電解質液

糖質，アミノ酸，電解質に，さらに脂質を加えた製剤です（輸液製剤一覧 p.8 参照）．いずれも浸透圧比が高いため，中心静脈からの投与となります．ビタミン，微量元素は含まれていないので，経静脈栄養管理時には適宜，他の製剤を組み合わせる必要があります．

理由は何であれ日本では脂肪乳剤の使用頻度はかなり低くなっています．脂質が含まれるこの製剤も例にはもれず，全国的なシェアとしてはとてもさみしい状況です．脂肪乳剤が使われない理由のほとんどは使用方法に問題があり，いわば都市伝説みたいなものですが…．脂質は，人体にとっては必要な栄養素のひとつです．脂肪乳剤の副作用の多くは，投与速度が過度に速い場合に起こると考えられます．ミキシッド® は他の高カロリー輸液製剤と同様に，基本的に長時間か

表 10-1 輸液製剤組成

a 栄養素

	熱 量 (kcal/袋)	糖 質 (g/袋)	アミノ酸 (g/袋)	脂 質 (g/袋)	水分量 (mL/袋)	1 mL あたり の熱量 (kcal/mL)
高カロリー輸液用　糖・電解質液						
ハイカリック®液-1 号	480	120	0	0	700	1
ハイカリック®液-2 号	700	175	0	0	700	1
ハイカリック®液-3 号	1,000	250	0	0	700	1
ハイカリック®RF 輸液	500	125	0	0	250	2
	1,000	250	0	0	500	2
高カロリー輸液用　アミノ酸・糖・電解質液						
ピーエヌツイン®-1 号輸液	560	120	20	0	1,000	1
ピーエヌツイン®-2 号輸液	840	180	30	0	1,100	1
ピーエヌツイン®-3 号輸液	1,160	250	40	0	1,200	1
高カロリー輸液用　糖・電解質・アミノ酸・総合ビタミン液						
フルカリック®1 号輸液	560	120	20	0	903	1
	840	180	30	0	1,355	1
フルカリック®2 号輸液	820	175	30	0	1,003	1
	1,230	263	45	0	1,505	1
フルカリック®3 号輸液	1,160	250	40	0	1,103	1
ネオパレン®1 号輸液	560	120	20	0	1,000	1
	840	180	30	0	1,500	1
ネオパレン®2 号輸液	820	175	30	0	1,000	1
	1,230	263	45	0	1,500	1
高カロリー輸液用　糖・電解質・アミノ酸・総合ビタミン・微量元素液						
エルネオパ®NF1 号輸液	560	120	20	0	1,000	1
	840	180	30	0	1,500	1
	1,120	240	40	0	2,000	1
エルネオパ®NF2 号輸液	820	175	30	0	1,000	1
	1,230	263	45	0	1,500	1
	1,640	350	60	0	2,000	1
ワンパル®1 号輸液	560	120	20	0	800	1
	840	180	30	0	1,200	1
ワンパル®2 号輸液	840	180	30	0	800	1
	1,260	270	45	0	1,200	1
高カロリー輸液用　アミノ酸・糖・脂肪・電解質液						
ミキシッド®L 輸液	700	110	30	16	900	1
ミキシッド®H 輸液	900	150	30	20	900	1

表 10-1　輸液製剤組成（つづき）

b 電解質

	Na⁺ (mEq/袋)	K⁺ (mEq/袋)	Mg²⁺ (mEq/袋)	Ca²⁺ (mEq/袋)	Cl (mEq/袋)	P (mg/袋)	Zn (μmol/袋)
高カロリー輸液用　糖・電解質液							
ハイカリック®液-1号	0	30	10	9	0	150	10
ハイカリック®液-2号	0	30	10	9	0	150	10
ハイカリック®液-3号	0	30	10	9	0	250	20
ハイカリック®RF輸液	13	0	2	2	8	0	5
	25	0	3	3	15	0	10
高カロリー輸液用　アミノ酸・糖・電解質液							
ピーエヌツイン®-1号輸液	50	30	6	8	50	8 mmol	20
ピーエヌツイン®-2号輸液	50	30	6	8	50	8 mmol	20
ピーエヌツイン®-3号輸液	51	30	6	8	50	8 mmol	20
高カロリー輸液用　糖・電解質・アミノ酸・総合ビタミン液							
フルカリック®1号輸液	50	30	10	9	49	250	20
	75	45	15	13	74	375	30
フルカリック®2号輸液	50	30	10	9	49	250	20
	75	45	15	13	74	375	30
フルカリック®3号輸液	50	30	10	9	49	250	20
ネオパレン®1号輸液	50	22	4	4	50	5 mmol	20
	75	33	6	6	75	8 mmol	30
ネオパレン®2号輸液	50	27	5	5	50	6 mmol	20
	75	41	8	8	75	9 mmol	30
高カロリー輸液用　糖・電解質・アミノ酸・総合ビタミン・微量元素液							
エルネオパ®NF1号輸液	50	22	4	4	50	5 mmol	30
	75	33	6	6	75	8 mmol	45
	100	44	8	8	100	10 mmol	60
エルネオパ®NF2号輸液	50	27	5	5	50	6 mmol	30
	75	41	8	8	75	9 mmol	45
	100	54	10	10	100	12 mmol	60
ワンパル®1号輸液	50	25	6	8	50	8 mmol	50
	75	38	9	12	75	12 mmol	75
ワンパル®2号輸液	50	30	6	8	50	8 mmol	50
	75	45	9	12	75	12 mmol	75
高カロリー輸液用　アミノ酸・糖・脂肪・電解質液							
ミキシッド®L輸液	35	27	5	9	44	150	10
ミキシッド®H輸液	35	27	5	9	41	200	10

けて投与されます．そのため，この製剤を用いれば，自然と**脂質の投与速度がゆっくりとなり，脂質による副作用のリスクはかなり低くなります**．一方で，当然ながら液の色は白色になります．24時間白い液体が血管の中に入っていくのを好まない患者が一定数以上いるのも事実です．

　前述のとおり，エネルギー産生栄養素（旧：三大栄養素）がすべて含まれていて，脂質の投与速度も問題にならない製剤です．ビタミンが入っていないので，高カロリー輸液用総合ビタミン剤を別途入れる必要がありますが，それは1日分のビタミンをしっかり入れられるということでもあります．こういった点を考えると，私個人としてはとてもよい製剤だと思いますが，何といってもシェアが低く，その存在すら多くの医療従事者に認知されていないという悲しい現状が…．

マルチバッグ製剤の落とし穴

　マルチバッグ製剤は，複数の栄養素が一つになった，とても利便性のよい製剤のように見えますし，実際ある程度はそのとおりだと思います．しかし，意外と気づかれていない落とし穴があるのです．

　まず，**マルチバッグ製剤だけで必要栄養量がぴったりになる患者はほぼいません**．よく考えれば当たり前のことで，すべての人の必要栄養量・アミノ酸量が1号液×2本分，2号液×2本分，3号液×2本分の3タイプにきれいに区別されるわけがありません．1本ずつ投与する場合を含めたとしても，それでも6タイプです．現実には，必要栄養量とアミノ酸量の両方がこの6タイプにぴったり合致する人の方がきわめてまれなのです．

　次に，糖質とアミノ酸の割合にも落とし穴があります．実は，多くのマルチバッグ製剤は1日2本使用することを想定してつくられており，その際に**アミノ酸量がある程度ぴったり**になるようにできています．ここまではよいのですが，1日2本だと**糖質が多めになる**ようにもなっているということにはお気づきでしたか？　わかりやすく言い換えると，**アミノ酸量を充足しようとすると糖質が多くなる**傾向が強いということになります．この理由はわかりませんが，糖質が多めになって血糖値が上がったとしてもインスリンを入れれば下げられるからなんでしょうかね？栄養サポートチーム（NST）に関わっている医療従事者の多くはこの事実に気づいていて，経静脈栄養組成を立案する際には，マルチバッグの1日1本使いを選択することが多いです．ところが，1日1本だと**糖質の量は適切になる**のですが，今度は**アミノ酸の量が少なくなる**ことがほとんどです．そのため，NSTが提案する経静脈栄養組成は，**マルチバッグ製剤1本に総合アミノ酸製剤が必要に応じて追加され，そこに脂肪乳剤が入っているもの**がほとんどだと思います．NSTに関わっていなくても，多くの方が（意識的，無意識的は関係なく）マルチバッグ製剤の落とし穴にはまらないように総合アミノ酸製剤を追加していたはずです．

　では，実臨床ではどうでしょう？　1日に○○2号輸液×2本だけ投与されている患者はまだまだ散見されます．その患者は，前述の6タイプにぴったり当てはまっているまれなケースなのでしょうか？　果たして，この組成にcommon senseがあると言えるでしょうか？　皆さん，もう答えはわかっていると思います．

まとめとおまけだけど大事な話

中心静脈栄養の略語として以前は IVH が使われていました．これは "intravenous hyperalimentation" の略になりますが，**これが和製英語である**ことはご存知だったでしょうか？海外ではまず通じません．しかも，"hyper" って「高い」というより「過剰の」という意味合いが強く，医学的にはあまりよくない印象として用いられる言葉です．今でも IVH という言葉を使っている方もいらっしゃると思いますが，今後は使わないことをお勧めします．世界的には，中心静脈栄養のことを「total parenteral nutrition (TPN)」といいます．一方で，TPN を直訳すると完全静脈栄養になります．私はこの「完全」という言葉には，**「すべての栄養素が含まれる」という意味も含まれている**と思っています．例えば，脂肪乳剤が入っていない経静脈栄養組成は，当たり前ですが脂質という栄養素が含まれていません．私としては，それは高カロリー輸液であったとしても，TPN ではありません．

繰り返しになりますが，高カロリー輸液用 糖・電解質液はもちろん，高カロリー輸液用マルチバッグ製剤も含めてすべての輸液製剤は何らかの栄養素が欠けています．よって，必ず他の製剤と組み合わせなければなりません．つまり，**他の製剤と組み合わされていないものは，何らかの栄養素が欠けているという点で TPN ではない**と言えるということでもあります．

それぞれ輸液製剤の特徴を十分ご理解いただき，経静脈栄養での栄養補給を必要とする患者すべてに common sense のある TPN が（もちろん末梢静脈栄養でも）提供されるようになることを祈るばかりです．

文献

1) Multivitamin preparations for parenteral use. A statement by the Nutrition Advisory Group. American Medical Association Department of Foods and Nutrition, 1975. JPEN J Parenter Enteral Nutr, 3 (4) : 258-262, 1979. [PMID : 113595]
2) Food and Drug Administration : Parenteral multivitamin products ; drugs for human use ; drug efficacy study implementation ; amendment, 2000.

IV　経静脈栄養に用いる輸液製剤

11 | 末梢静脈栄養用製剤，アミノ酸製剤，脂肪乳剤

末梢静脈栄養について思うところ

　高カロリー輸液（total parenteral nutrition：TPN）は，経静脈的に十分量の栄養を投与するという点で非常に重要であり，有用です．ただ，中心静脈カテーテル（CVC）の留置が必要となり，そこには一定以上の侵襲を伴います．近年，末梢の静脈からカテーテルを挿入して先端を中心静脈に留置する PICC（peripherally insertedcentral venous catheter）も用いられるようになってきましたが，いまだ多くされているのは鎖骨下穿刺による CVC 挿入であり，その場合は気胸などの合併症のリスクも考慮しなければなりません．ガイドラインでは，10 日間以上の長期にわたって経静脈栄養のみでの栄養管理を行う場合に TPN を選択するとされていますが（第4章，p.66 参照）[1]，実際はそれ以上の期間を末梢静脈栄養（PPN）で栄養管理している例も多く見受けられます．この背景には前述した侵襲や合併症のリスクも考慮されているかと思います．

　第2章（p.37）でも述べましたが，今の臨床で絶食中の患者に施行されている PPN 組成は，栄養管理という点では残念ながら決して優れているものとは言えないものがほとんどです．私個人としては，長期になる場合は CVC 挿入 → TPN にすみやかに移行すべきだと考えていますが，こういった現状を考えると，せめて PPN を今よりもよいものにできればとも思っています．

　そこで，本章では主に PPN で用いられる輸液製剤の特徴について，私の思うところを含めて紹介しますので，よりよい PPN の実現に少しでもお役立ていただければ幸いです．それでも PPN はあくまで短期的な経静脈栄養管理に用いるものだということは忘れないでくださいね．

"中カロリー輸液製剤"

　この言葉を見て「ん？」と思われた方もいらっしゃると思います．私自身この表現が正しいのか少し自信がないのですが，高カロリー輸液よりもカロリーが少なく，それでいて末梢静脈からでも一般的な電解質輸液よりも多くのカロリーが投与できる，そこで中間をとって"中カロリー輸液"としてみました（**表 11-1 ～ 表 11-3**）．この中カロリー輸液は，PPN での栄養管理にはなくてはならないものなのですが，いかんせんどれも共通の弱点があります．それは高い浸透圧です．これを使うことで血管痛，静脈炎を起こした例をおそらく皆さんも経験されたことがあるか

表 11-1　輸液製剤組成①

a 栄養素

	熱　量 (kcal/袋)	糖　質 (g/袋)	アミノ酸 (g/袋)	脂　質 (g/袋)	水分量 (mL/袋)	1 mL あたり の熱量 (kcal/mL)
高濃度糖加維持液						
トリフリード®輸液	210	52.5 *	0	0	500	0.42
	420	105 *	0	0	1,000	0.42
フィジオゾール®3号輸液	200	50	0	0	500	0.40
フィジオ®35号輸液	100	25	0	0	250	0.40
	200	50	0	0	500	0.40
ソリタ®-T3号G輸液	60	15	0	0	200	0.30
	150	37.5	0	0	500	0.30
ソリタックス®-H輸液	250	62.5	0	0	500	0.50
ソルデム®3AG輸液	60	15	0	0	200	0.30
	150	37.5	0	0	500	0.30
低濃度糖加アミノ酸液						
プラスアミノ®輸液	81.6	15	5.428	0	200	0.41
	204	37.5	13.57	0	500	0.41
ビタミン B₁・低濃度糖加アミノ酸液						
ビーフリード®輸液	210	37.5	15	0	500	0.42
	420	75	30	0	1,000	0.42
パレセーフ®輸液	210	37.5	15	0	500	0.42
水溶性ビタミン・低濃度糖加アミノ酸液						
パレプラス®輸液	210	37.5	15	0	500	0.42
	420	75	30	0	1,000	0.42
アミノ酸・糖・電解質・脂肪・水溶性ビタミン液						
エネフリード®輸液	310	37.5	15	10	550	0.56
	620	75	30	20	1,100	0.56

＊：トリフリード® の糖質は，グルコース（ブドウ糖），フルクトース，キシリトールの合計

b 電解質

	Na$^+$ （mEq/袋）	K$^+$ （mEq/袋）	Mg^{2+} （mEq/袋）	Ca^{2+} （mEq/袋）	Cl$^-$ （mEq/袋）	P （mmol/袋）	Zn （μmol/袋）
高濃度糖加維持液							
トリフリード®輸液	17.5	10	2.5	2.5	17.5	5	2.5
	35	20	5	5	35	10	5
フィジオゾール®3号輸液	17.5	10	1.5	0	19	0	0
フィジオ®35号輸液	8.75	5	0.75	1.25	7	2.5	0
	17.5	10	1.5	2.5	14	5	0
ソリタ®-T3号G輸液	7	4	0	0	7	0	0
	17.5	10	0	0	17.5	0	0
ソリタックス®-H輸液	25	15	1.5	2.5	24	5	0
ソルデム®3AG輸液	7	4	0	0	7	0	0
	17.5	10	0	0	17.5	0	0
低濃度糖加アミノ酸液							
プラスアミノ®輸液	6.8	0	0	0	6.8	0	0
	17	0	0	0	17	0	0
ビタミン B$_1$・低濃度糖加アミノ酸液							
ビーフリード®輸液	17.5	10	2.5	2.5	17.5	5	2.5
	35	20	5	5	35	10	5
パレセーフ®輸液	17.1	10	2.5	2.5	17.6	5	2.4
水溶性ビタミン・低濃度糖加アミノ酸液							
パレプラス®輸液	17.1	10	2.5	2.5	17.6	5	2.4
	34.2	20	5.1	5	35.2	10	4.9
アミノ酸・糖・電解質・脂肪・水溶性ビタミン液							
エネフリード®輸液	17.5	10	2.5	2.5	17.5	5	2.5
	35	20	5	5	35	10	5

表 11-2 輸液製剤組成②（アミノ酸製剤）

	熱量 (kcal/袋)	アミノ酸 (g/袋)	窒素量 (g/袋)	BCAA含量 (%)	水分量 (mL/袋)	Na⁺ (mEq/袋)	Cl⁻ (mEq/袋)
総合アミノ酸製剤							
アミパレン®輸液	80	20	3.14	30	200	約0.4	0
	120	30	4.71	30	300	約0.6	0
	160	40	6.28	30	400	約0.8	0
アミゼット®B輸液	80	20	3.12	31	200	0	0
プロテアミン®12注射液	90.8	22.72	3.63	21	200	約30	約30
肝性脳症改善アミノ酸製剤							
アミノレバン®点滴静注	63.8	15.97	2.44	35.5	200	約2.8	約18.8
	159.5	39.93	6.1	35.5	500	約7	約47
モリヘパミン®点滴静注	59.8	14.94	2.64	35.5	200	約0.6	0
	89.7	22.41	3.95	36.3	300	約0.9	0
	149.5	37.35	6.59	36.3	500	約1.5	0
腎不全用アミノ酸製剤							
キドミン®輸液	57.6	14.41	2	45.8	200	約0.4	0
	86.4	21.62	3	45.8	300	約0.6	0
ネオアミユー®輸液	47.2	11.8	1.62	41	200	約0.4	0

表 11-3 輸液製剤組成③（脱脂乳剤）

	熱量 (kcal/袋)	脂肪 (g/袋)	水分量 (mL/袋)
イントラリポス®輸液10%	約275	25	250
イントラリポス®輸液20%	約100	10	50
	約200	20	100
	約500	50	250

と思います.

❶ 高濃度糖加維持液

　高濃度糖加維持液は，**比較的高濃度の糖質に電解質を加えた輸液**です（輸液製剤一覧 p.9 参照）．当然ですが，いずれの製剤も末梢静脈からの投与が可能です．ただ，浸透圧比が2～3と高めであり，高齢者や血管が細い患者，あるいは投与速度が速い場合には血管痛や静脈炎のリスクが高くなるため注意が必要です．窒素源（アミノ酸），脂質，ビタミンは入っていないので，PPNで比較的しっかりとした経静脈栄養管理をしようと思うと，当然，他の輸液製剤と組み合わせる必要が出てきます．微量元素製剤はTPN用なので，残念ながら使うことはできません．高度の低栄養状態の場合などでは，**ビタミンB₁を入れずに投与すると**，たとえPPNであったとしても**乳酸アシドーシスから最悪の場合死に至ることもある**ので，水溶性ビタミン製剤は入れておいた方が無難だと思います．

　ここに該当する輸液製剤は，どうも電解質輸液の延長線にある製剤のように考えられているのではないか…と，ときどき感じてしまうことがありますが，ブドウ糖を高濃度含有しているため，れっきとした栄養輸液になりますし，思っているよりも多いエネルギー量の投与が可能で

す．ただし，そのエネルギー量のすべてが糖質に由来するということは忘れないでください．

② 低濃度糖加アミノ酸液

　PPNに用いる輸液製剤のなかで，ブドウ糖とアミノ酸を同時に投与できる製剤です（輸液製剤一覧p.12参照）．ビタミンや脂質は含まれていないため，別途組み合わせる必要があります．以前のPPNはこれが主流だったと思いますが，どんどん新しい組成の輸液製剤が出てきたため，かなり影の薄い存在になってしまいました．

③ ビタミンB₁・低濃度糖加アミノ酸液

　低濃度糖加アミノ酸液に，さらにビタミンB_1を添加したものがこの製剤です（輸液製剤一覧p.13参照）．前述したように，TPNだけでなくPPNであってもビタミンB_1欠乏による乳酸アシドーシスのリスクはあるため，あらかじめビタミンB_1が添加されているという点はとても重要なことだと思っています．ただ，ビタミンB_1以外のビタミンは含まれていないため，ちゃんとした栄養管理を行うのであれば，水溶性ビタミン製剤は別途追加した方がよいでしょう．製剤の浸透圧比が約3と高いため，高齢者や血管が細い患者などでは血管痛や静脈炎のリスクがあり，投与速度をゆっくりにするなどの対処が必要になる場合もあります．

　この製剤はツインバッグという形状のためか，エネルギー量がちゃんと入っているという錯覚に陥りがちですが，実際に投与できるエネルギー量はそんなに高くないというのがポイントです．ですので，こういった製剤が投与されているからとりあえず安心…，ということは全くありません．一度，こういった輸液製剤が投与されている患者の1日の投与エネルギー量を見てみてください．思ったより少ないことに気づかれるでしょうし，その事実に驚かれると思います．製剤の形状（ツインバッグ）による錯覚マジックですね．

　一方で，比率的にはアミノ酸が多めに含まれていますので，他の製剤と組み合わせることによってある程度バランスのよいPPN組成にしやすいというメリットはあります．なお，アミノ酸組成はTEO基準のものとなっています．

④ 水溶性ビタミン・低濃度糖加アミノ酸液

　水溶性ビタミン・低濃度糖加アミノ酸液は，ビタミンB_1・低濃度糖加アミノ酸液に，ビタミンB_1以外の水溶性ビタミンを加えたものです（輸液製剤一覧p.14参照）．繰り返しになりますが，PPNでちゃんとした栄養管理をするならビタミンB_1以外のビタミンも加えるべきなので，あらかじめそれらが加えられている製剤は患者にとってメリットが大きいと考えます．それ以外は，ビタミンB_1・低濃度糖加アミノ酸液の組成に準じており，浸透圧比も約3と高いのも同様です．

⑤ アミノ酸・糖・電解質・脂肪・水溶性ビタミン液

　水溶性ビタミンはもちろん，ついに脂質まで入った，一つの製剤という観点から言うと現時点で最も栄養素のバランスが優れているものだと思います（輸液製剤一覧p.15参照）．脂質を加えることで，従来の中カロリー輸液製剤と比較して1本で多めのエネルギー量が投与可能となりました．とはいっても，当然TPN製剤のエネルギー量と比べるとかなり少ないことには変わりあ

りませんので，いくら脂質も含まれた製剤であるからといって，長期間の経静脈栄養管理を可能にしているというわけではありません．そして，やはり浸透圧比が約3と高めなので，他の製剤と同様に血管痛や静脈炎のリスクがあります．これまでの製剤の場合，側管から脂肪乳剤を投与することで，若干ではありますが浸透圧を下げられたのですが，この製剤はすでに脂質が含まれているため，その小技が使えないというのは，個人的にはちょっと残念に思っています．ただ，例えば術後であったり，何らかの理由で絶飲食が必要になったりした場合の短期間のPPNであれば，急性期・慢性期を問わずあらゆるステージの患者にとってとても有用な製剤だと言えます．

アミノ酸製剤

　アミノ酸に関しては，第7章（p.91）もご参照ください．

　アミノ酸製剤は，大きく分けて総合アミノ酸製剤，肝不全用アミノ酸製剤，腎不全用アミノ酸製剤（p.16～18参照）の3種類があります．肝不全用アミノ酸製剤，腎不全用アミノ酸製剤は病態別アミノ酸製剤といいます．

　総合アミノ酸製剤には世の中に出てきた順にVuj-N処方（L体アミノ酸が主体），国際連合食糧農業機関（FAO）/世界保健機関（WHO）基準（鶏卵，人乳のアミノ酸パターンに基づく），TEO基準（臨床に即したアミノ酸組成を再検討し，必須アミノ酸，分岐鎖アミノ酸の含有量を増やした組成）があります．肝機能・腎機能に問題がなければ，これらのうちからそれぞれの施設が採用している総合アミノ酸製剤を使用してよいと思います．

　一方，病態別アミノ酸製剤は少し注意が必要です．私見も含みますが，病態別アミノ酸製剤はあくまで治療薬であるとの意味合いが強いため，漫然と投与されるべきではないと考えています．とくに肝不全用アミノ酸製剤はそうだと言えます．ここでは肝不全用アミノ酸製剤と書いていますが，正確には「肝性脳症改善アミノ酸製剤」といいます．肝性脳症という病態が改善された場合，中止あるいは総合アミノ酸製剤に変更しなければなりません．腎不全用アミノ酸製剤は，体内に蓄積した尿素窒素などの窒素代謝産物を減らす，あるいは蓄積しないようにすることを目的にしていると考えています．もちろん，適応として低タンパク血症や低栄養状態といった記載があるため，こちらに関しては栄養管理目的でも用いられることが多いでしょう．ただ，タンパク質合成に重要な役割を担っており，条件つき必須アミノ酸でもあるアルギニンの含有量が少ない製剤であるということは覚えておいてください．

　いずれにしても，アミノ酸製剤のみでの栄養管理は現実的ではないため，ブドウ糖，脂質などと適切に組み合わせて用いなければなりません．

脂肪乳剤（輸液製剤一覧 p.19 参照）

　脂肪乳剤は経静脈栄養のみで栄養管理を行う際の脂質の補給源としてきわめて重要な役割を担っています（第8章，p.104参照）．脂質は他のエネルギー産生栄養素よりもエネルギー効率が

よい栄養素です．そのため，十分なエネルギー量を投与したいときに脂質が入っていないと，必然的にブドウ糖の投与量が多くなってしまいます．長期間にわたり脂質を投与せず**必須脂肪酸欠乏**を起こしてしまうと，皮膚症状（落屑，魚鱗様皮膚）はもちろんですが，意識レベルにも影響してしまうこともあるので，そういった点からも経静脈栄養，とくに絶飲食中の経静脈栄養では（PPN，TPN 関係なく）必ず投与すべきだと思います．通常の食事では無脂肪のものを摂取したことがないはずなのですが，患者の経静脈栄養になった途端，無脂肪のものが横行している現状を，医療従事者すべてが本当はおかしく思わなければなりません．

　そして今，日本で使用できる脂肪乳剤は大豆油由来のもののみです．世界的には，よりよいとされる他の原料由来の脂肪乳剤がたくさん使われています．なぜ日本でそれが使えないのでしょう？　それは，日本で脂肪乳剤が使われる頻度がきわめて低いからです．つまり，無脂肪の経静脈栄養が横行しているからです．発売しても使われない可能性が高い製剤が新たに発売されるわけがないですよね．脂質は生体には必須の栄養素です．しかも世界には大豆油由来だけでなくさまざまな油由来の有用な脂肪乳剤が使用されています．ですから，まずは大豆油由来の脂肪乳剤を正しく，適切に，しっかり使うことが，日本でも新たな脂肪乳剤が使えるようになることにつながるのです．

　ここで少し私の愚痴を．よく「必須脂肪酸欠乏のために脂肪乳剤を投与する」という話を聞きますが，個人的には「本来必要な栄養素なのに，必須脂肪酸欠乏の予防を一番の目的にしてしまうのは果たして倫理的にどうなんだろう？」といつも思ってしまいますね．

末梢静脈栄養の現状

　絶飲食時の栄養管理方法として，まず選択されるのが PPN だと思います．TPN に比べて侵襲が少ないこと，感染のリスクがないわけではないが TPN より少ないことなどがその理由でしょう．では，その PPN の組成は患者にとって適しているものなのかというと，残念ながらそうではありません．400 kcal/日未満なんてものはざらですし，そのほとんどすべては無脂肪です．長期間になる場合は TPN を実施すべきですが，実際は結構な期間を PPN，しかも 400 kcal/日に満たないもので管理されているのです．さらに，とくにツインバッグ製剤に言えることなのですが，PPN を行っていると何だか栄養が入っているような気になってしまうんですよね．実は全然入っていないのに．絶飲食の是非そのものを議論する必要もありますが，その際の PPN の組成を改善できれば，食事再開後の栄養状態や活動によい影響があるのではないでしょうか．平均寿命が延びているのに対して健康寿命が延びない理由のひとつがこれではないのかと私は考えています．

　本章で紹介した輸液製剤は，すべて PPN で使用可能なものです．こういったものをうまく組み合わせて使用することで，患者の栄養状態のさらなる悪化を防ぎつつ，できれば栄養状態の維持・改善を目指していく必要があります．もちろん早期の経口摂取再開が一番重要なのですが，それが難しい場合には TPN への移行を考慮すべきですし，それまでの期間，できるだけしっかりした組成の PPN でエネルギー，栄養素を投与すべきでしょう．

まとめ

　PPN である程度のエネルギー量を投与しようとすると，どうしても水分量が多くなってしまいます．できるだけ水分量を抑えつつエネルギーを投与する必要があるため，中エネルギー輸液に分類されるものの多くは浸透圧比が 2～3 と高めになっている点は注意してください．とくに高齢者などで血管が細い人は静脈炎や血管痛のリスクが高まり，痛みのせいで点滴ルートの自己抜去につながってしまうこともあります．そういったときには脂肪乳剤を側管から投与するのも有効な手段です．脂肪乳剤は浸透圧比が 1 なので，浸透圧比が 2～3 のものと混ざると少しだけですが浸透圧を下げられます．もちろん配合変化など注意すべき点もあり，脂肪乳剤は原則として単独投与が望ましいと思いますが，そういった投与方法もあるということを知っておくのも重要だと思います．

　PPN であったとしても，絶飲食中の患者にとってはそれが食事に該当します．それが現状ではかなり少ないエネルギー量で，栄養バランス的にもとても褒められないような組成の PPN が横行しているということは皆さんぜひ知っておいてください．今のところ PPN は医原性低栄養の温床であると，私は考えています．

文献

1) ASPEN Board of Directors and the Clinical Guidelines Task Force：JPEN J Parenter Enteral Nutr, 26 (1 Suppl)：1SA–138SA, 2002. [PMID：11841046]

IV 経静脈栄養に用いる輸液製剤

12 | 電解質輸液

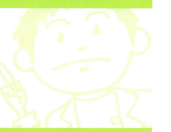

電解質輸液・細胞外液補充液について思うところ

　電解質輸液は，何らかの理由で水分や体液を喪失したときに，それを補充する目的で使用されます．ですので，それ自体で栄養状態の維持や改善ができるものではありません．しかし，栄養管理には水分・電解質管理も当然含まれますし，しかもそれは生体にとってとても重要なことです．体内で実際に何がどのくらい不足しているのかをしっかり把握せず，なんとなくで製剤を選択してしまうと，状態が改善しないばかりか逆に悪化させてしまうことがあります．
　そこで本章では，主に水分・電解質管理に用いられる電解質輸液の特徴についてまとめ，それに加えて，どういった病態にどういった製剤を使用すべきかについてもお伝えしたいと思います．

電解質輸液

　電解質輸液は，その浸透圧によって等張電解質輸液と低張電解質輸液に分類されます．これらの製剤の違いをしっかり理解するためには，浸透圧についても知っておく必要があります．第3章（p.54）でも浸透圧についてお伝えしましたが，ここではおさらいの意味を兼ねて改めて浸透圧にも触れながら説明していきたいと思います．イメージしやすいように細胞内–外の水や物質の動きを図12-1に示します．

❶ 等張電解質輸液（表12-1）

　等張電解質輸液は別名「細胞外液補充液」ともよばれます．等張電解質輸液は，その名のとおり浸透圧が血漿と等張な製剤になります．ここで重要なのは，ただ等張なのではなく，溶解している電解質によって浸透圧が血漿と同じになっている点です．等張電解質輸液には，生理食塩液（0.9% NaCl溶液），乳酸リンゲル液・酢酸リンゲル液・重炭酸リンゲル液があります（輸液製剤一覧p.20参照）．「生理食塩液？」と思われた方もいらっしゃると思います．生理食塩液は薬剤を溶解する液というイメージをもっている医療従事者（とくに薬剤師）もいるかもしれませんが，生理食塩液は立派な等張電解質輸液であり，後述しますが，ある病態に対しては第一選択となるものです．

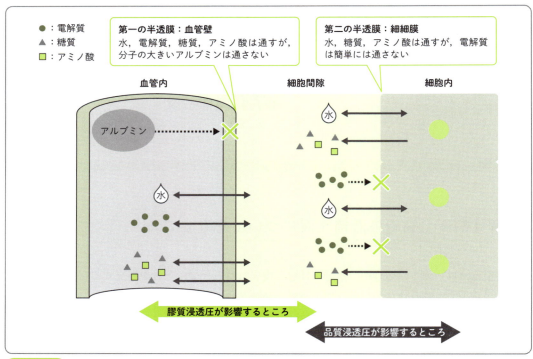

図 12-1 細胞内-外の水・物質の移動と浸透圧

① リンゲル液

　リンゲル液は血漿の電解質組成をもとにつくられた製剤になります．臨床現場には乳酸リンゲル液，酢酸リンゲル液，重炭酸リンゲル液の順番で登場しました．それぞれ Na^+ の濃度が 130～140 mEq/L であり，pH 調整用に乳酸ナトリウム，酢酸ナトリウム，炭酸水素ナトリウムが含まれています．どのリンゲル液も普通に使用する際の安全性には問題ありませんが，大量に投与する必要がある場合には最も生理的である重炭酸リンゲルを用いた方が安全性は高いと言えます．その理由は，ヒトの体内で自然な状態でも存在しているのが重炭酸イオンだからです．一方で，乳酸イオンと酢酸イオンは，自然な状態ではほとんど存在していません．もちろん大量に投与しないのであれば，どのリンゲル液を選択していただいても全く問題ありませんが，この点は知っておいても損はないと思います．

② 浸透圧

　等張電解質輸液の浸透圧は血漿を含む体液とほぼ同じ（浸透圧比が約 1）であるため，静脈内に投与すると血漿や細胞間液といった，いわゆる細胞外液が増加しますが，細胞外から細胞内への水の移動は起こりません（図 12-2a）．**等張電解質輸液は，主に出血や消化液の喪失に伴う脱水など，細胞外液が減少することで起こる症状の改善に使用**されます．

❷ 低張液と低張電解質輸液（表 12-2）

　細かい話になってしまうのですが，低張電解質輸液は低張液とは異なります．低張液には注射

表 12-1　等張電解質輸液の組成

a 電解質

	水分量 (mL/袋)	Na⁺ (mEq/袋)	K⁺ (mEq/袋)	Mg^{2+} (mEq/袋)	Ca^{2+} (mEq/袋)	Cl⁻ (mEq/袋)
生理食塩液	20	3.08	0	0	0	3.08
	50	7.7	0	0	0	7.7
	100	15.4	0	0	0	15.4
	250	38.5	0	0	0	38.5
	500	77	0	0	0	77
	1,000	154	0	0	0	154
乳酸リンゲル液						
ラクテック® 注	250	32.5	1	0	0.75	27.25
	500	65	2	0	1.5	54.5
	1,000	130	4	0	3	109
ソルラクト® 輸液	250	32.75	1	0	0.75	27.5
	500	65.5	2	0	1.5	55
	1,000	131	4	0	3	110
ラクテック® D 輸液	500	65	2	0	1.5	54.5
ラクテック® G 輸液	250	32.5	1	0	0.75	27.25
	500	65	2	0	1.5	54.5
	1,000	130	4	0	3	109
ポタコール® R 輸液	250	32.5	1	0	0.75	27.25
	500	65	2	0	1.5	54.5
ソルラクト® D 輸液	250	32.75	1	0	0.75	27.5
	500	65.5	2	0	1.5	55
ソルラクト® S 輸液	250	32.75	1	0	0.75	27.5
	500	65.5	2	0	1.5	55
酢酸リンゲル液						
ヴィーン® F 輸液	500	65	2	0	1.5	54.5
フィジオ® 140 輸液	250	35	1	0.5	0.75	28.75
	500	70	2	1	1.5	57.5
ヴィーン® D 輸液	200	26	0.8	0	0.6	21.8
	500	65	2	0	1.5	54.5
重炭酸リンゲル液						
ビカネイト® 輸液	500	65	2	1	1.5	54.5
	1,000	130	4	2	3	109
ビカーボン® F 輸液	500	67.5	2	0.5	1.5	56.5

用水と5%ブドウ糖液があります．注射用水は当然ですが何も溶解していない水であるため，低張であることはとてもイメージしやすいでしょうし，皆さんご存知かと思います．一方で，注射用水を直接静脈内に投与すると，血漿の浸透圧が急激に低下して，最終的に赤血球が破裂（溶血）してしまうため，注射用水のみを投与してはいけません．

　5%ブドウ糖液は浸透圧的には血漿と等張ではあります．ではなぜ低張液に分類されるのかというと，静脈内に投与されるとブドウ糖がすみやかに細胞内に取り込まれて自由水となるためです．その結果，血漿を含む細胞外液は水で希釈され浸透圧が低下し，水は細胞外から細胞内に移動します（図12-2b）．5%ブドウ糖液の場合は注射用水ほど急激な血漿浸透圧の低下をきたさな

| 表 12-1 | 等張電解質輸液の組成（つづき） |

b 栄養素

	糖質（g/袋）	熱量（kcal/袋）	1 mL あたりの熱量 （kcal/mL）	浸透圧比
生理食塩液	0	0	0	1
	0	0	0	1
	0	0	0	1
	0	0	0	1
	0	0	0	1
	0	0	0	1
乳酸リンゲル液				
ラクテック® 注	0	0	0	約 0.9
	0	0	0	約 0.9
	0	0	0	約 0.9
ソルラクト® 輸液	0	0	0	約 0.9
	0	0	0	約 0.9
	0	0	0	約 0.9
ラクテック® D 輸液	25[*1]	100	0.2	約 2
ラクテック® G 輸液	12.5[*2]	50	0.2	約 2
	25[*2]	100	0.2	約 2
	50[*2]	200	0.2	約 2
ポタコール® R 輸液	12.5[*3]	50	0.2	約 1.5
	25[*3]	100	0.2	約 1.5
ソルラクト® D 輸液	12.5[*1]	50	0.2	約 2
	25[*1]	100	0.2	約 2
ソルラクト® S 輸液	12.5[*2]	50	0.2	約 2
	25[*2]	100	0.2	約 2
酢酸リンゲル液				
ヴィーン® F 輸液	25[*1]	0	0	約 1
フィジオ® 140 輸液	2.5[*1]	10	0.04	約 1
	5.0[*1]	20	0.04	約 1
ヴィーン® D 輸液	10[*1]	40	0.2	約 2
	25[*1]	100	0.2	約 2
重炭酸リンゲル液				
ビカネイト® 輸液	0	0	0	約 0.9
	0	0	0	約 0.9
ビカーボン® F 輸液	0	0	0	0.9〜1.0

＊1：グルコース，＊2：ソルビトール，＊3：マルトース

いため，溶血の危険性はありません．

① 1号〜4号の特徴

　低張電解質輸液は，溶解している電解質による浸透圧が血漿よりも低張になっている製剤になります（製剤一覧 p.24 参照）．電解質のみによる浸透圧は低張ですが，そこにブドウ糖などの糖質を加えることで，製剤としては血漿と等張になっています．低張電解質輸液には 1〜4号液があり，1号液は開始液，2号液は脱水補給液，3号液は維持液，4号液は術後回復液ともよばれています．こう言うと難しそうなイメージがしますが，これらは基本的に生理食塩液と 5％ブドウ

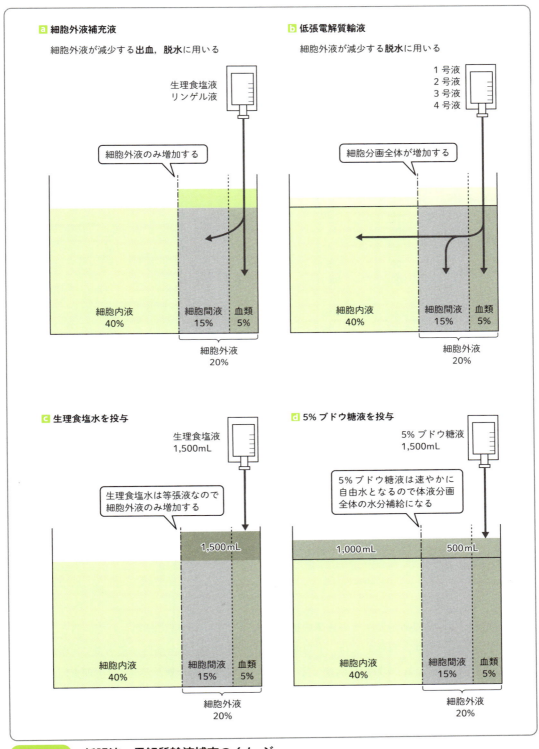

図12-2　低張液，電解質輸液補充のイメージ

表 12-2 輸液製剤組成（低張電解質輸液）

a 電解質

	水分量 (mL/袋)	Na$^+$ (mEq/袋)	K$^+$ (mEq/袋)	Mg^{2+} (mEq/袋)	Ca^{2+} (mEq/袋)	Cl$^-$ (mEq/袋)
開始液（1 号液）						
KN1 号輸液	200	15.4	0	0	0	15.4
	500	38.5	0	0	0	38.5
ソリタ®-T1 号輸液	200	18	0	0	0	14
	500	45	0	0	0	35
ソルデム® 1 輸液	200	18	0	0	0	14
	500	45	0	0	0	35
脱水補給液（2 号液）						
KN2 号輸液	500	30	12.5	1	0	24.5
ソリタ®-T2 号輸液	200	16.8	4	0	0	13.2
	500	42	10	0	0	33
ソルデム® 2 輸液	200	15.5	6	0	0	11.8
	500	38.75	15	0	0	29.5
維持液（3 号液）						
KN3 号輸液	200	10	4	0	0	10
	500	25	10	0	0	25
ソリタ®-T3 号輸液	200	7	4	0	0	7
	500	17.5	10	0	0	17.5
ソルデム® 3A 輸液	200	7	4	0	0	7
	500	17.5	10	0	0	17.5
	1,000	35	20	0	0	35
アクチット® 輸液	200	9	3.4	1	0	7.4
	500	22.5	8.5	2.5	0	18.5
ヴィーン® 3G 輸液	200	9	3.4	1	0	7.4
	500	22.5	8.5	2.5	0	18.5
術後回復液（4 号液）						
KN4 号輸液	500	15	0	0	0	10
ソリタ®-T4 号輸液	200	6	0	0	0	4
	500	15	0	0	0	10
ソルデム® 6 輸液	200	6	0	0	0	4
	500	15	0	0	0	10

糖液を混合したものであって，その比率の違いによって 1〜4 号液に分類されていると言うと理解しやすいと思います．具体的には，1 号液は 5％ブドウ糖の混合割合が最も低く（生理食塩液の混合割合が最も高く），4 号液に向かって 5％ブドウ糖液の混合割合が高く（生理食塩液の混合割合が低く）なっていきます．つまり，1 号液＞2 号液＞3 号液＞4 号液の順に Na$^+$ の濃度が低くなっていくということになります．高カロリー輸液の 1〜3 号液とは意味が違うのでご注意ください．

② 水分補充

　脱水などによって細胞内の水分量が減少してしまったとしても，細胞内に直接水分を補充することはできません．そこで用いられるのが低張液（5％ブドウ糖液）および低張電解質輸液になり

b 栄養素

	糖質（g/袋）	熱量（kcal/袋）	1 mL あたりの熱量（kcal/mL）	浸透圧比
開始液（1 号液）				
KN1 号輸液	5*	20	0.1	約 1
	12.5*	50	0.1	約 1
ソリタ®-T1 号輸液	5.2*	20.8	0.104	約 1
	13*	52	0.104	約 1
ソルデム® 1 輸液	5.2*	20.8	0.104	約 1
	13*	52	0.104	約 1
脱水補給液（2 号液）				
KN2 号輸液	11.75*	47	0.094	約 1
ソリタ®-T2 号輸液	6.4*	25.6	0.128	約 1
	16*	64	0.128	約 1
ソルデム® 2 輸液	2.9*	11.6	0.058	約 1
	7.25*	29	0.058	約 1
維持液（3 号液）				
KN3 号輸液	5.4*	21.6	0.108	約 1
	13.5*	54	0.108	約 1
ソリタ®-T3 号輸液	8.6*	34.4	0.172	約 1
	21.5*	86	0.172	約 1
ソルデム® 3A 輸液	8.6*	34.4	0.172	約 1
	21.5*	86	0.172	約 1
	43*	172	0.172	約 1
アクチット® 輸液	10	40	0.2	約 1
	25	100	0.2	約 1
ヴィーン® 3G 輸液	10*	40	0.2	約 1.5
	25*	100	0.2	約 1.5
術後回復液（4 号液）				
KN4 号輸液	20*	80	0.064	約 1
ソリタ®-T4 号輸液	8.6*	34.4	0.172	約 1
	21.5*	86	0.172	約 1
ソルデム® 6 輸液	8*	32	0.16	約 0.9
	20*	80	0.16	約 0.9

＊：グルコース

ます．低張液のところでも触れましたが，低張電解質輸液および 5％ブドウ糖液はいずれも静脈内に投与されるとブドウ糖が細胞内にすみやかに取り込まれ，ブドウ糖が取り込まれた分だけ濃度（浸透圧）が下がります．それにより，血漿を含む細胞外液は希釈され浸透圧が低下します．結果として，細胞外液と細胞内液の間に浸透圧差が生じ，それを利用して水分を細胞内に補充できます．もちろん細胞外液中の水分量も増えるので，体液分画全体の水分補充に用いることが可能となります．

　では，どのように使い分けるのかと思われた方もいらっしゃると思います．1 号液（開始液）は，Na^+を多く含むため，水分はもちろんですが**電解質（Na^+）の補充効果**が高く，逆に 4 号液に向かうにつれて Na^+濃度が低くなるため，**水分補充効果**が高くなります．低張電解質輸液を

使用する際には，この特性を理解したうえで，主に体液分画のどこの水分を補充したいのか，さらにはどういった電解質をどの程度補充したいのかを明確にし，適切な製剤を選択して使い分ける必要があります．

まとめ

　本章では，電解質輸液の種類と特徴についてお伝えしましたが，なんとなく各製剤の特徴と使い分けがおわかりいただけたかと思います．とくに臨床現場で頻回に見かける維持液（3号液）の「水を補充する性質が強い」という本来の特徴を理解していただけたのであれば，"なんとなく"で選ばれる製剤ではないということもご理解いただけたでしょう．いずれも水分・電解質補給に用いられる製剤ではありますが，どの種類の電解質をどの程度含んだ水分を補給すべきか，患者の病態をしっかり理解したうえで製剤を選択しなければいけません．ですので，各製剤の特徴はもちろんですが，病態についての知識も必要となってきます．そう聞くととてもむずかしいような感じがしますが，こういった病態をしっかり理解しておくと，医療の質も抜群に上がることでしょう．というのも，例えば薬剤師の視点で言うと，体液の変化をしっかり理解できていれば，血液生化学データの変動を認めた際に薬の影響"でない"可能性にも気づけるようになるからです．私が以前から思っていることなのですが，患者の体に変化があったとき，薬の影響を疑うことができるのも薬剤師なのですが，薬の影響を否定することができるのも薬剤師なのです．医師であれば病態の正確な理解から最適な製剤の処方につながり，患者のすみやかな回復が可能になるでしょう．看護師や栄養士も患者状態の正確な把握への一助になるはずです．そのためには，体液・電解質管理に関する知識は絶対必要となります．

　最後に大事なことなのでもう一度お伝えします．「生理食塩液は決して薬を溶解するだけの製剤ではありません」よ．

Ⅳ　経静脈栄養に用いる輸液製剤

13 | 脱水の種類と用いるべき製剤

　ここからは，第12章（p.139）で紹介した電解質輸液の実践編といった内容になります．脱水に種類があることは，皆さんご存知だと思います．では，どの製剤を選択すれば最も効果的に脱水を補正できるか，ご存知ですか？ 製剤によっては，誤って選択すると逆に脱水を悪化させたり，最悪の場合には脱水の原因となることもあります．本章を読んでいただければ，そういったことを防ぎ，脱水の理解が深まるとも思います．

脱水時の水分補充について

　水・電解質異常のなかで，臨床で最も頻繁に見かけるのは脱水であり，電解質輸液が用いられるところでもあります．ひと言で脱水といっても，種類があります．それは高張性脱水，低張性脱水，そしてそれらが合わさった混合性脱水です．基本的に脱水はすべて混合性脱水だと考えてよいでしょう．しかし，必ず高張性または低張性どちらかの性質が強く出ているので，どちらがメインの脱水なのかを把握する必要があります．そういった脱水の特徴を十分に理解できていない状態でやみくもに電解質輸液を選択してしまうと，よかれと思って投与した輸液製剤によって，逆に状態が悪化してしまうこともあります．言い換えると，脱水の特徴をしっかり理解できていれば，最も有効な電解質輸液製剤を選択でき，効率的な脱水の改善が期待できるでしょう．

❶ 高張性脱水と対処法
　高張性脱水は水欠乏性脱水ともいいます．文字どおり，主に水を失った場合に起こる脱水です（図13-1）．主な原因は発汗や熱中症であり，喪失分の水分を十分に補充できなかった場合に起こります．また，尿崩症などによって過剰な水分排泄があった場合にも起こる脱水です．血液から大量の水分を失うと，血漿を含む細胞外液は濃縮され，浸透圧が上昇します．その結果，細胞外と細胞内の間に浸透圧差が生じます．そして，水分は細胞内から浸透圧の上昇した細胞外液に移動します．結果として細胞内の水分が減少し，脱水症状を呈します．細胞内からの水分移動によって細胞外液の水分量は比較的保たれるため，高張性脱水では，かなり重篤化するまで血液生化学データ上での異常は認められないことが多いです．こう聞くと恐ろしい脱水のように思えますが，細胞内の水分が減少するため，早い段階から口渇やのどの渇きといった自覚症状が出現します．この時点で水分補充を十分に行えば，重篤化しにくい脱水でもあります．

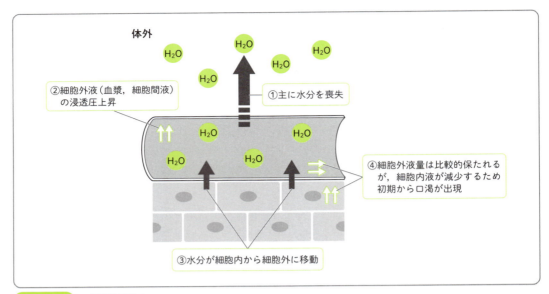

図 13-1 高張性脱水

　高張性脱水に対しては，基本的に**低張電解質輸液**あるいは **5％ブドウ糖液**を用いれば大丈夫です．メインは細胞内の脱水になるため，細胞内に水分を補充する必要があります．そのため，低張な輸液製剤を投与して，血漿や細胞外液の浸透圧を下げ，浸透圧差を利用して細胞内に水を補充するわけです．1～4号液，5％ブドウ糖液のどれを使用するかについては，主に水だけを失っている状態なのか，それとも水と一緒に電解質〔とくにナトリウムイオン（Na^+）〕もある程度失っているのかを見きわめたうえで，最適なものを選べばよいでしょう．あとは，K^+を補充すべきなのか，それとも入れない方がよいのかも選択条件に入ってきます．このあたりの判断には，脱水に至った経緯に加え，血液生化学データを用います．

❷ 低張性脱水と対処法

　低張性脱水は，ナトリウム（Na）欠乏性脱水ともいいます．水分の喪失量を上回る量のNa^+が失われたときに起こる脱水です（**図 13-2**）．ここで不思議に思われた方もいらっしゃると思います．「溶媒を上回る量の溶質を失うなんてことがあるのか？」と．そうなんです，そんなことは現実的にはあり得ません．では，どういうときに起こるかというと，下痢や嘔吐などによってNa^+を多く含む水分（主に消化液）を喪失した際に，不適切な水分補給が行われてしまった場合に起こります（**表 13-1**）[1]．ここでの不適切とは，Na^+をまったく，あるいはほとんど含まないものを使って水分を補給することです．喪失したNa^+量よりもNa^+含有量の少ない輸液製剤を投与すると，血漿や細胞外液の浸透圧は低下し，水分が細胞外から細胞内に移動します．つまり，水分は高張性脱水とは逆の動きをするのです．その結果，水分補給を行っているにもかかわらず，細胞外液量は減少してしまうため，循環血漿量も減少し，血圧が低下します．一方で，細胞内の水分は増えるため，浮腫が出現します．浮腫はあるけど血管内はカラカラといった状況に陥ってしまうのです．細胞内は水で満たされているため，自覚症状として口渇が現れず，自分で気づかない場合が多いのも特徴です．そのため，重篤化しやすい脱水でもあります．

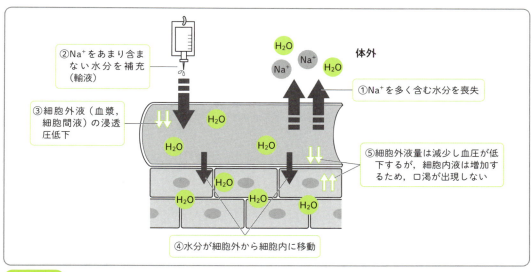

図 13-2 低張性脱水

表 13-1 消化液に含まれる電解質の量

	量 (mL/日)	電解質			
		Na⁺ (mEq/L)	K⁺ (mEq/L)	Cl⁻ (mEq/L)	HCO₃⁻ (mEq/L)
唾液	1,500	30	20	31	15
胃液	2,500	50	10	110	0
胆汁	500	140	5	105	40
膵液	700	140	5	60	90
小腸液	1,500	120	5	110	35
大腸液	1,000〜1,500	130	10	95	20

（文献1より引用，一部改変）

　低張性脱水に対しては**等張電解質輸液**，いわゆる**細胞外液補充液**を用います．ただ，低張性脱水時に体液が受ける影響は，嘔吐が原因の場合と下痢が原因の場合で少し違ってくるため，どの製剤を選択すべきかについては少し考える必要があります（**表 13-2**）．

　嘔吐の場合，大量の胃液を喪失します．胃液にはNa⁺はもちろん多く含まれていますが，胃酸としてH⁺，Cl⁻もたくさん含まれています．嘔吐によりCl⁻を大量に喪失すると，体液は低クロール性アルカローシス，つまりアルカリ性に傾きます．胃酸として酸をたくさん失ってしまうために体内はアルカリ性になってしまう…，と考えると覚えやすいと思います．このとき，脱水の補正を目的として乳酸リンゲル液，酢酸リンゲル液，重炭酸リンゲル液を選択した場合，第12章で解説したとおり，これらはpH調整用にアルカリ成分（乳酸ナトリウム，酢酸ナトリウム，炭酸水素ナトリウム）を含んでいるため，大量に投与するとアルカローシスを悪化させる可

表 13-2	嘔吐時, 下痢時の脱水対処法	
脱水の原因	嘔吐	下痢
喪失する主な電解質	Cl^-, H^+, Na^+	HCO_3^-, Cl^-, H^+, Na^+
体液の状態	低クロール性アルカローシス	代謝性アシドーシス
適応する輸液	アルカリ成分を含まない生理食塩液	アルカリ成分を含む各種リンゲル液

能性があります. そのため, 嘔吐による脱水の際の水分補充には, アルカリ成分を含まない生理食塩液が最も適しています.

　下痢の場合は, 胆汁, 膵液, 腸液といった消化液を大量に喪失します. この中には Na^+, K^+, Cl^-とともに, HCO_3^-が多く含まれています. 下痢によって多くの HCO_3^-を失うと, 体液は酸性に傾き, 代謝性アシドーシスとなります. つまり, 嘔吐によって起こるアルカローシスとは逆の反応を示します. このときに水分補充として生理食塩液を用いてももちろん問題はありませんが, 下痢による脱水には, 組成中にアルカリ成分を含む乳酸リンゲル液, 酢酸リンゲル液, 重炭酸リンゲル液を用いると, 代謝性アシドーシスに対する効果も期待できるため, より有効であると言えます. 嘔吐が続き大量の輸液が必要な場合に, 乳酸リンゲル液を大量に補充すると乳酸アシドーシスのリスクがあるため, 重炭酸リンゲル液を選択するとより安全でしょう.

まとめ

　水・電解質管理も立派な栄養管理です. そして, 水・電解質は, ただ補充すればよいというものではありません. 何がどれだけ不足しているのか, 本当に不足しているのか, なぜ不足してしまったのかについて, 全身状態をもとに十分に勘案したうえで, 最も有用な輸液製剤を選択する必要があります. 脱水を含めた水・電解質異常を認めたとしても, 場合によっては輸液を行わない, むしろ水分制限をするという選択が有用なこともあります. 電解質輸液をきちんと使えてこそ医療従事者だと思いますので, ぜひ身につけてください. とくに脱水時の製剤選択は重要となります. あまりよくない例えですが, 医療従事者が選択した輸液製剤によって低張性脱水になってしまった…なんてことが起こってしまわないようにしなければなりません. もちろん, 誤った輸液製剤が選択されている場合に適切に疑義照会やアドバイスができるのは薬剤師だと思います. しかし, 万が一ですが, 医師・薬剤師の製剤選択がいずれも不適切なこともあるかもしれません. そんな場合でも他の職種が気づくことができれば, それもより安全な水・電解質管理を可能とします. やっぱり医療従事者は全員 (とくに薬剤師は) 経静脈栄養の三ツ星シェフでなければいけませんね.

文献

1) 内田俊也：水電解質異常. 日本腎臓学会誌, 44 (1)：18-28, 2002.

IV 経静脈栄養に用いる輸液製剤

14 | ビタミン剤，微量元素製剤

経静脈栄養（PN），とくに高カロリー輸液（total parenteral nutrition：TPN）の投与時は必ずビタミン剤も一緒に処方されているはずですし，薬剤師はもちろん，医療従事者全体で必ずその点をチェックしていると思います．これは，ビタミンB_1を含まないTPNの投与による乳酸アシドーシスが頻発し，過去に繰り返し緊急安全性情報が出されたことが大きな要因でしょう．たしかに，ビタミンB_1欠乏による乳酸アシドーシスは致死的な経過をたどる場合があるため，必ずチェックすべきだとは思います．ただ，低栄養でPN（とくにTPN）が必要な患者にとっては，ビタミンB_1以外のビタミンも当然必要だと思いませんか？ 栄養管理を行う際はエネルギー量，エネルギー産生栄養素，水，電解質など，重要かつ考えなくてはいけないことがたくさんありますが，そこにはもちろんビタミンも含まれます．それぞれのビタミンの役割を再確認すると，きちんと投与することの重要性にも気づかされるでしょう．

また同様に，微量元素製剤も重要となります．皆さん，微量元素製剤に含まれる元素を全部言えますか？ それぞれの元素がどんな役割を担っているか言えますか？ そのあたりを理解すると，やはり微量元素製剤の重要性にも気づきます．ただ，微量元素製剤を毎日投与すべきかどうかについては，私個人としては懐疑的です．なぜ懐疑的なのか？ この点についても少し触れていこうと思っています．

ビタミン剤

ビタミンとは，生命の維持や成長のために必要であるにもかかわらず，体内でほとんど合成できない微量の栄養素を指します．ビタミンの語源はラテン語で生命を意味する「vita」と「アミン（amine）」をくっつけたものになります．なぜアミンなのかというと，最初に発見されたビタミンB_1（チアミン）が，名前からわかるとおりアミンの一種であったことに由来します．その後，アミンではないものの作用的にビタミンに相当するものが複数種類発見されましたが，そのまま名称のアミンの部分が残り，ビタミンとよばれ続けています．

❶ ビタミンの分類

ビタミンは大きく分けて水溶性ビタミンと脂溶性ビタミンに分類されます（**表14-1**）．末梢静脈栄養（PPN）では水溶性ビタミン製剤を，TPNでは水溶性ビタミンだけでなく脂溶性ビタミン

表14-1　各ビタミンとその役割

ビタミンの種類	成　分	主な生理作用	
水溶性 ビタミン B₁	チアミン	代謝の際に補酵素となる（ビタミン C を除く）	糖質代謝
ビタミン B₂	リボフラビン		酸化還元
ビタミン B₆	ピリドキシン		アミノ酸代謝
ナイアシン	ニコチン酸		脱水素反応
パントテン酸	パントテン酸		脂質代謝，CoA の構成成分
ビオチン	ビオチン		脂肪酸合成
葉酸	葉酸		DNA 合成
ビタミン B₁₂	コバラミン		メチオニン合成
ビタミン C	アスコルビン酸		コラーゲン，カテコールアミンの合成
脂溶性 ビタミン A	レチノール	視覚，成長促進	
ビタミン D（D₂，D₃）	カルシフェロール	骨代謝	
ビタミン E	トコフェロール	抗酸化作用	
ビタミン K（K₁，K₂）	フィロキノン	血液凝固に関与	

も含まれた総合ビタミン製剤を用いることになります．PPN には水溶性ビタミン製剤を用いる理由として，PPN は基本的に単体で行われる栄養管理ではなく経口摂取や経腸栄養が併用されるものであり，そして PPN の対象患者は脂溶性ビタミンが欠乏するほどのひどい低栄養状態ではない，…という前提があるのかと思います．実際は PPN のみで管理されている患者がものすごく多く，高度の低栄養患者であっても PPN のみの場合も多々あるんですけどね….

❷ ビタミンの役割と投与の選択

　ビタミンは水溶性・脂溶性合わせて 13 種類あるとされています．ビタミンとそれぞれの役割について表14-1にまとめました．どれも大学で学んだな〜といった感じじゃないでしょうか．実は私もそうです．ただ，よく見ると，どれも生体にとって重要な役割ばかりなんですよね．では，それぞれどの程度投与すればよいかという話になるのですが，基本的には PPN では水溶性ビタミン製剤（ビタミン B₁・B₆・B₁₂ 製剤）を，TPN では総合ビタミン製剤をそれぞれ 1 日 1 回投与すれば問題ないでしょう．

　総合ビタミン製剤については，米国食品医薬品局（FDA）の基準に従って各ビタミンの量が設定されています（表14-2）．いずれの製剤も FDA の基準よりもビタミン K の量が多いため，ワルファリンとの相互作用を心配する声もときどき聞かれます．しかし，そもそも TPN が必要な患者はまずワルファリンを服用できないことの方が圧倒的に多いので，私個人としてはあまり（全く）問題視していません．どうしても心配な場合は，エルネオパ®NF も選択肢になります．この製剤には総合ビタミンが含まれていますが，ビタミン K の量を減らしているというのが特徴のひとつです．繰り返しになりますが，この点についてはまぁ私個人としてはそこまで気になら

表 14-2 各種ビタミン製剤の組成

ビタミンの種類	FDA 2000 の基準値	総合ビタミン製剤			水溶性アミノ酸製剤（ビタミン B_1・B_6・B_{12} 製剤）	
		オーツカ MV	マルタミン®	ビタジェクト®	ビタメジン®静注用	ネオラミン®・スリービー液
ビタミン A〔μg〕	990	990	1,200	990	—	—
ビタミン D〔μg〕	5	5	10	10	—	—
ビタミン E〔mg〕	10	10	15	15	—	—
ビタミン K〔μg〕	150	2,000	2,000	2,000	—	—
ビタミン B_1〔mg〕	6	3.1	5	3	100	50
ビタミン B_2〔mg〕	3.6	3.6	5	4	—	—
ビタミン B_6〔mg〕	6	4	5	4	100	100
ビタミン B_{12}〔μg〕	5	5	10	10	1	1
ビタミン C〔mg〕	200	100	100	100	—	—
ニコチン酸アミド〔mg〕	40	40	40	40	—	—
パントテン酸〔mg〕	15	15	15	15	—	—
葉酸〔μg〕	600	400	400	400	—	—
ビオチン〔μg〕	60	60	100	100	—	—

FDA：米国食品医薬品局

ないんですけどね.

　また，PPN ではビタミンの投与が必ずしも必要というわけではありません．ただ，PPN であっても重度の低栄養患者の場合は乳酸アシドーシスに陥るリスクがあるため，水溶性ビタミン製剤は投与しておいた方がより安全だと言えます.

微量元素製剤

　微量元素製剤には，鉄（Fe），マンガン（Mn），亜鉛（Zn），銅（Cu），ヨウ素（I）が含まれています（一部製剤には Mn は含まれていません；**表 14-3**）．主な微量元素の作用と欠乏症を**表 14-4**にお示しします[1]．それぞれ体内でとても重要な役割をもっていることがわかりますね．ただ，セレン（Se），クロム（Cr），モリブデン（Mo）は微量元素製剤には含まれていないため，TPN のみでの栄養管理時に微量元素製剤では補充できないものとなります.

　冒頭で，微量元素製剤を毎日投与することは個人的には懐疑的だとお伝えしました．なぜかというと，Fe の含有量が多いからです．これは，微量元素製剤の臨床試験の際に比較対照薬として用いられたのが鉄剤だったためだといわれています．では，なぜ Fe の含有量が多いと問題な

表 14-3　各種微量元素製剤の組成

微量元素	単 位	エレメンミック®	ボルビサール®
鉄（Fe）	μmol	35.00	35.00
	mg	2.00	2.00
亜鉛（Zn）	μmol	60.00	60.00
	mg	3.90	3.90
銅（Cu）	μmol	5.00	5.00
	mg	0.30	0.30
マンガン（Mn）	μmol	1.00	—
	mg	0.05	—
ヨウ素（I）	μmol	1.00	1.00
	mg	0.13	0.13

表 14-4　主な微量元素の作用と欠乏症

微量元素	作　用	欠乏症	TPN 用微量元素製剤への配合の有無
鉄（Fe）	ヘモグロビン，シトクロム，オキシダント形成，DNA 合成	貧血，知能発育障害，免疫力低下，運動能力低下	○
亜鉛（Zn）	スーパーオキシドジスムターゼ，インスリン，骨代謝，DNA・RNA の安定化	発育障害，脱毛，皮膚炎，創傷治癒遅延，免疫不全，味覚障害，腸性肢端皮膚炎	○
銅（Cu）	スーパーオキシドジスムターゼ，シトクロムオキシダーゼ，セルロプラスミン	貧血，骨形成障害，骨髄白血球系の成熟障害	○
セレン（Se）	グルタチオンペルオキシダーゼ，セレノプロテイン，免疫グロブリン合成補助	心筋障害，筋力低下，筋肉炎	×
クロム（Cr）	脂質・糖質代謝	耐糖能異常，末梢神経障害，体重減少，運動失調	×
モリブデン（Mo）	亜硫酸酸化酵素をはじめとする多数の酸化還元反応の触媒としての作用	高メチオニン血症，アミノ酸不耐症	×
マンガン（Mn）	脂質・糖質代謝，骨形成，生殖機能	成長障害，骨格異常，生殖機能障害，脂質・糖質代謝障害	○*
ヨウ素（I）	甲状腺機能調節	成長障害，精神運動発達遅延	○

＊：一部微量元素製剤を除く

（文献 1 より引用，一部改変）

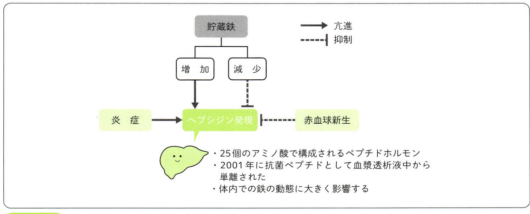

図 14-1 ヘプシジンと発現に影響する因子 （文献 2-5 を参考に作成）

のか？それは貧血が進むからです．Fe を投与して貧血が進むことに疑問をもたれた方もたくさんいらっしゃると思うので，少し解説したいと思います．

そもそも，ヒトは Fe の排泄系をもたず，理論上は体内で利用され続けます．つまり，補充する必要がないということになります．実際には，出血や上皮細胞の脱落などが原因で Fe を喪失して鉄欠乏性貧血になる可能性がありますが，そういったことがなければ基本的に Fe 欠乏は起こりえません．ただ，生きている以上，絶対に出血しないことはありえませんし，何らかの理由で Fe の補充が必要になります．その際，Fe の動態に大きな役割を果たしているのがヘプシジンというホルモンになります．

ヘプシジンは 2001 年に単離されたペプチドホルモンで，25 個のアミノ酸からできています．当初は抗菌ペプチドとして単離されましたが，その後の研究で Fe の体内動態に深く関与していることが明らかになってきました[2-5]．ヘプシジンは肝臓で発現しますが，体内の貯蔵鉄の量が増えると発現が亢進し，逆に貯蔵鉄が減ると発現は抑制されます（図 14-1）[2-5]．ヘプシジンの作用のひとつは小腸からの Fe の吸収の調節で，貯蔵鉄の増加によってヘプシジンが発現すると小腸からの Fe の吸収は抑制されます．これは何となくおわかりいただけるかと思います．ただ，ここで重要なのは他のところにあります（図 14-2）．赤血球は老朽化するとマクロファージによる貪食を受けてその役割を終えます．貪食により遊離鉄ができ，それが骨髄に運ばれて新たな赤血球に生まれ変わるのですが，ヘプシジンは遊離鉄が骨髄に取り込まれるところを抑制するのです．結果として，赤血球がつくられなくなります．

微量元素製剤に含まれる Fe の量は結構多く，連日投与すると貯蔵鉄はどんどん増えていきます．先ほどお伝えしたように，貯蔵鉄が増えるとヘプシジンが発現し，骨髄での赤血球の生成を抑制する方向で作用してしまうのです．つまり，微量元素製剤を連日投与すると，貯蔵鉄（フェリチン）はかなり多いにもかかわらず，貧血が進行するといった現象が起こってしまう可能性があるわけです．長期間にわたり，微量元素製剤入りの TPN が施行されていて貧血がある場合，この可能性は十分にあります．貯蔵鉄（フェリチン）を測定して値が高ければ，微量元素製剤の投与を中止してみるのも有効な手段となるでしょう．これが，私が微量元素製剤を毎日投与することに対して懐疑的である理由です．Fe 以外の微量元素は毎日投与したいところなのですが，

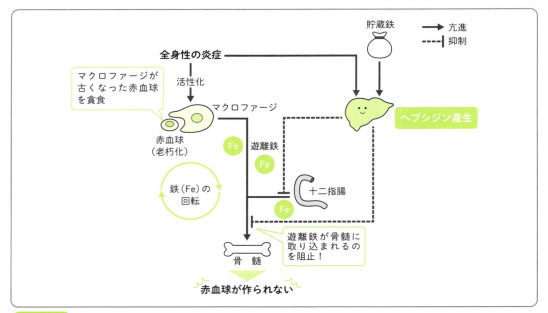

図 14-2 ヘプシジンによる鉄動態調節

　どうしても Fe の投与量が多くなってしまうので，週 3 回くらいにするようにしています．エルネオパ®NF に含まれている微量元素は，Fe の含有量がこれまでの微量元素製剤に比べて半分近くになっています．これであれば毎日投与しても問題なく他の微量元素もちゃんと投与できるので，こういった製剤を選択するのもひとつの手です．エルネオパ®NF はビタミン K の含有量が少ないことを特徴として情報提供されていましたが，Fe の含有量が少ないという特徴のほうがずっと大きなメリットとなる製剤だと思っています．

　それから，TPN 時の Se 欠乏も重篤な経過をたどることがあるため，注意が必要です．Se 欠乏が起こると，主に筋肉系の障害が起こります．とくに心筋障害は致死的となることもあります．基本的に Se 欠乏は起こりにくいとされていますが，長期間の TPN では起こる可能性があります．これまで，そういった Se 欠乏に対して Se を投与する方法がなかった（あったとしても院内製剤などの特殊な方法だった）のですが，最近になって Se の注射剤が登場し，補充が可能になったのは嬉しいところです．ただし，Se は中毒にもなりやすい微量元素なので，Se 欠乏だからといって漫然と投与し続けないように注意してくださいね．

輸液製剤のまとめ

　PN に用いられる各種製剤ですが，1 剤だけですべての栄養素を充足してくれる製剤は存在しません．どの製剤もエネルギー産生栄養素（糖質，アミノ酸，脂質）のいずれか，電解質，ビタミン，微量元素など，何らかの栄養素が欠けています．つまり，PN は単剤では絶対に成立しておらず，必ず他の輸液製剤を組み合わせて使用する必要があるのです．ここは必ず知っておいてほしい点でありますし，医療全体が認識を改めてほしいところでもあります．PN による栄養管

理が必要な患者に対して適切に組み合わされた PN を提供するためには，それぞれの製剤の特徴をしっかり把握する必要があります．医療従事者が PN の「三ツ星シェフ」であるためには，用いる食材（ここでは各種輸液製剤が該当します）の特徴や使い方を熟知することは絶対不可欠となります．すべて覚える必要はありませんが，PN の組成を考えるときに本書内容を思い出し，必要であれば見返してもらえると嬉しいですね．医師，薬剤師はもちろん，医療従事者全員の力で患者により良い PN が提供できるようになるよう，がんばっていきましょう．

文献

1) 森脇久隆ほか 編：栄養療法ミニマムエッセンシャル，p61，南江堂，2006.
2) Ganz T, et al.：Biochim Biophys Acta, 1823 (9)：1434-1443, 2012. [PMID：22306005]
3) Karuse A, et al.：FEBS Lett, 480 (2-3)：147-150, 2000. [PMID：11034317]
4) Pigeon C, et al.：J Biol Chem, 276 (11)：7811-7819, 2001. [PMID：11113132]
5) Laftah AH, et al.：Blood, 103 (10)：394-3944, 2004. [PMID：14751922]

IV 経静脈栄養に用いる輸液製剤

15 | 経静脈栄養の通り道 —経静脈栄養のルート管理—

経静脈栄養（PN）を実際に行う際に，まず必要となるのがルート確保です．第4章（p.66）では，短期間であれば末梢静脈栄養（PPN），長期間になるようであれば中心静脈栄養（TPN）を選択するというアルゴリズムを紹介しました．しかし，超高齢者などで末梢静脈がきわめて細く，ルート確保が困難な場合は，いきなり中心静脈にルートを確保しなければならないこともあります．

輸液ルートはPNの通り道であり，ルート確保そのものは医師や看護師が行いますが，PNの組成を考えるうえでは，他の職種であっても通り道をイメージできるかどうかは重要です．また，感染対策や配合変化などのさまざまな点においても，輸液ルートは医療従事者が知っておくべき知識だと私は考えています．

ルートの種類と特徴

1 末梢ルート

図15-1に，主なルート確保の方法と，それぞれの利点と欠点について示します．PPNだけでなく，多くの輸液の投与は末梢静脈カテーテル（PVC）を介して行われます．PVCは，通常ならば上肢に留置されます．高齢者などで血管が細く留置が困難な場合は下肢に留置することもありますが，上肢と比較して静脈炎が起こりやすいとの報告もあるため，少し注意が必要です[1]．では，上肢に留置した場合は大丈夫かというとそんなことはなく，とくに浸透圧が高い輸液製剤や血管壁を直接障害する脂肪乳剤，その他静脈炎を起こしやすい製剤の投与時には注意が必要となります．加えて，静脈炎を予防するために**PVCは96時間以上連続して留置しない**ようにし，必要に応じて入れ替えなければなりません．PVCの入れ替え自体がものすごく重要で，刺入部の状態をつねに観察し，発赤や腫脹などの異常が認められた場合は，96時間以内であってもすみやかに入れ換えましょう．皆さん，刺入部の状態を観察していますか？ こういった点は，医療従事者はしっかり確認した方がよいでしょう．

そして，カテーテル関連血流感染症（catheter-related bloodstream infection：CRBSI），いわゆるカテーテル感染症はTPNだけの合併症だと思っている方もいらっしゃるかもしれません．実は，PPNであってもCRBSIは起こります．輸液製剤だけが原因ではなく，輸液ルートに何らかの理由で細菌が混入することで輸液製剤自体が培地となってしまい，細菌が増殖すること

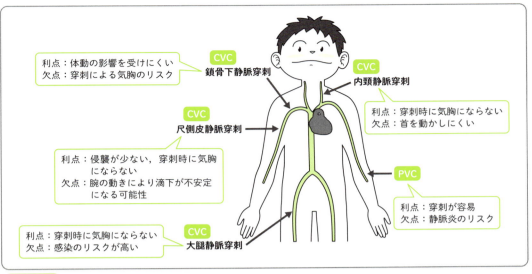

図 15-1 PVC，CVC の穿刺部位とそれぞれの利点・欠点

PVC：末梢静脈カテーテル，CVC：中心静脈カテーテル

で起こります．つまり，清潔操作に問題があることがほとんどなのです．よって，たとえ末梢ルートであったとしても，輸液ラインとカテーテルを接続する際などには清潔操作を徹底しなければなりません．

② 中心静脈ルート

末梢血管から高浸透圧の輸液製剤を投与すると，静脈炎や血管痛が起こってしまいます．例えば，末梢血管から浸透圧比4のものを投与すると，あまりの血管痛に患者はルートごと引き抜いてしまうことになるでしょう．そのため，TPN に代表されるような高浸透圧の製剤を投与する際には，中心静脈カテーテル（CVC）の確保が必須となります．

CVC によるルート確保は，PVC と比較して侵襲が大きくなる場合が多いです．CVC 留置時の穿刺部位の第一選択は鎖骨下静脈穿刺になります．鎖骨下静脈穿刺は他の穿刺部位（とくに大腿静脈穿刺）と比較して，感染症のリスクが少なく，ルート確保後も体動による影響を受けにくいというメリットがあります．一方で，鎖骨下静脈穿刺時に誤って肺を損傷すると，気胸や血胸を合併するリスクがあるため，エコーガイド下で穿刺するなどして注意が必要となります．内頸静脈留置は，穿刺時に気胸を合併するリスクがほぼないという利点はありますが，CVC 留置後に首の動きに制限が出るなどの欠点があります．大腿静脈穿刺も穿刺時に気胸を合併するリスクがありません．ただ，穿刺部位が鼠径部となるため，清潔という点で他の穿刺部位に対して大きな欠点があり，どうしても感染症のリスクは高まります．大腿静脈穿刺を選択する場合には，リスクをしっかり把握し，清潔を保つよう留意しましょう．

また近年，末梢挿入式中心静脈カテーテル（peripherally inserted central catheter：PICC）の普及が進んできています．これは，末梢静脈からカテーテルを挿入して，カテーテル先端を中心静脈に留置する方法です．当然ですが，穿刺時の気胸の合併のリスクはありませんし，侵襲も少なくて済みます．穿刺には一定の技術が求められ，留置後に上肢の運動制限がかかる可能性は

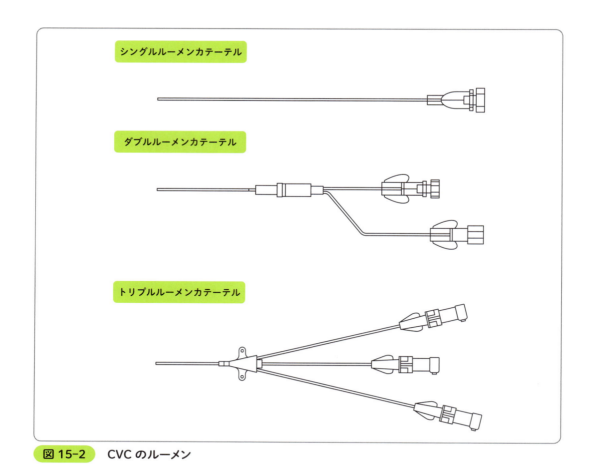

図 15-2 CVC のルーメン

あるものの，安全な CVC 挿入方法として今後さらに普及していくものと思われます．

　TPN 施行時の CRBSI は重篤化することが多いです．そのため，いずれの穿刺部位を選択する場合であっても，CVC 留置のための穿刺時には高度バリアプレコーションを行い，留置後の接続時にも厳密な無菌操作を心がけ，CRBSI の予防に徹底的に努めましょう．そして PVC 同様，CVC も定期的にルート交換が必要となります．**CVC の場合は，週に 1〜2 回交換する**必要があるため，曜日を決めて定期的に忘れず交換するようにしましょう．PVC，CVC に関係なく，脂肪乳剤の投与に用いたルートは 24 時間以内に交換する必要があるので，その点は注意してください．

❸ CVC のルーメン，フィルター

　CVC の内腔のことをルーメンといい，その数が 1 つだとシングルルーメンカテーテル，2 つだとダブルルーメンカテーテル，3 つだとトリプルルーメンカテーテルとよばれます（**図 15-2**）．複数のルーメンで構成された CVC をまとめてマルチルーメンカテーテルということもあります．CVC を留置する際は，**必要最低限のルーメン数のカテーテルを選択**しなければなりません．マルチルーメンカテーテルは，複数の輸液製剤や薬剤を投与できるという点でとても利便性は高いものです．その一方で，シングルルーメンカテーテルに比べてマルチルーメンカテーテルの方

が感染のリスク，つまり CRBSI のリスクが高くなることが報告されています[2,3]．大腿静脈穿刺による CVC 留置は前述のとおり感染のリスクが高くなりますが，その際にマルチルーメンカテーテルが選択されるとなると…，もう私が何を言いたいかおわかりですよね．

　CVC を介して TPN を投与する際には，必ず**インラインフィルター**を用いましょう．インラインフィルターは，微生物だけでなくさまざまな異物をトラップすることができます．万が一TPN 内にそれらが混入した場合でも，インラインフィルターがトラップしてくれます（完全ではありませんが）．一方，インラインフィルターは脂肪粒子もトラップしてしまいます．よって，脂肪乳剤を CVC のルートの側管から投与する場合は，必ずインラインフィルターより下流側（体側）につなぐようにしましょう．

生食ロックとヘパリンロック

　ルートを 24 時間ずっと使用している場合はあまり問題になりませんが，抗菌薬などの間欠的な投与に用いる場合には，ルートを使用しない時間が生じます．当然ですが，投与のたびに穿刺するのは現実的ではないため，一度留置したルートを使用していない時間も留置した状態で維持する必要が出てきます．そのときに使うのが「**ロック**」という方法です．使用していない時間にルート内を液体で満たして閉塞を防ぎ，ルートを繰り返し使用することを目的としています．このとき満たす液体として生理食塩液（生食）を用いる場合を**生食ロック**，ヘパリンを加えた生食を用いる場合を**ヘパリンロック**といいます．ヘパリンロックで使用されるヘパリンは，10 単位/mL と 100 単位/mL があります．

　現在，臨床の多くで用いられているのは生食ロックの方ではないでしょうか？ その最大の理由はやはりコストだと思います．当然のことですが，ヘパリンを加えた生食よりもただの生食の方が安価になります．そしてロックする機会もかなり多いため，生食ロックを使用した方が金額面ではかなり優位でしょう．もうひとつの理由として，ヘパリン起因性血小板減少症（heparin-induced thrombocytopenia：HIT）のリスクがあげられます．HIT についてごく簡単に説明すると，ヘパリンの投与によって HIT 抗体が産生され，免疫反応が亢進することで血栓形成の亢進と血小板減少が起こります．お気づきの方もいらっしゃるかと思いますが，病態的には播種性血管内凝固症候群（DIC）に似ています．HIT 発症後は基本的にヘパリンを使用できなくなり，抗凝固が必要な場合はアルガトロバンなどで代用する必要があります．

　では，生食ロックとヘパリンロック，どちらがよいのでしょう？ 金額面や，HIT のリスクを考えると「生食ロックの方がいい！」となる方も多いと思います．ところが，ロックの目的であるルートの維持・閉塞予防という点でみると，必ずしもそうではないのかもしれません．

　そもそもなぜルートが閉塞するのかというと，血液がルート内に逆流して，それが凝固・血栓化するためです．生食ロックだと，当たり前ですが抗凝固成分が含まれていません．よって，そのままでは逆流してきた血液が凝固してルートを閉塞してしまうので，血液が逆流してこないようにルート内を陽圧に保つ，いわゆる陽圧ロックする必要があります．しかし，ルートの先端は血管内にあることから，血管内部分も含めてルート全体を陽圧ロックすることは事実上不可能で

あり，血液の逆流を完全に防ぐことはできません．ヘパリンロックも同様に完全な陽圧ロックは不可能ですが，仮に血液が逆流してきたとしてもヘパリンの効果があるため凝固のリスクは格段に低くなり，ルート閉塞も起こりにくくなります．これに関してはデータでも明らかになっています．また，PVC留置時の生食ロックとヘパリンロックを比較したところ，100単位/mLのヘパリンロックで有意に血栓タンパク質量が少なくなっており，血栓形成が抑制されていることが示唆されました[4]．有意差はつかなかったものの，10単位/mLのヘパリンロックでも血栓タンパク質量が低下傾向であったことから，<mark>ルート閉塞の予防という点では生食ロックよりもヘパリンロックの方が有用</mark>であると言えます．

　生食ロックでもルートが完全に閉塞しなければ問題ないという考えかたもあります．たしかに，薬剤投与前に生食でフラッシュしますし，その際に多少抵抗があっても最終的に生食がルートを通過すれば薬剤投与そのものに問題はありません．ですが，少し考えてみてください．フラッシュ時に抵抗があるということはルート内で多少なりとも血液が凝固しているということです．その状態でフラッシュするということは，血栓が血液中に放出されるということでもあり，場合によっては塞栓症のリスクにもなるかもしれません．

　生食ロックとヘパリンロックを比較した報告はPVCに関するものですが，CVCでも同様です．CVCの場合は再留置に大きな侵襲を伴いますし，CRBSI予防の観点からも，PVC以上にCVCのルート閉塞は回避しなければなりません．

　以上をふまえ，私見も交えてまとめてみます．ルート閉塞（その後のルート再確保），そしてHITのリスクを考慮して考えました．

● **PVCの場合**
◆ 生食ロックを基本とする
◆ フラッシュ時に抵抗がある場合はそのルートは使用せず，あらためてルート確保する
◆ 血管が細く，ルートの再確保が困難な場合は，ヘパリンロックを選択する
● **CVCの場合**
◆ 閉塞させないことが大前提
◆ ヘパリンロック（100単位/mL）を基本とする
◆ HITが疑われる場合やHITの既往がある場合は，アルガトロバンを加えた生食でロックする

こんな感じで，大きく問題はないかと思います．

まとめ

　本章でCVポートの説明はできませんでしたが，基本的にCVCと同様に考えていただいて結構です．ただ，CVポートは，感染を起こしてもCVCほど容易に抜去・交換できないため，その点は注意が必要となります．私自身，あらためて思ったのは，ルート管理においても医療従事

者それぞれの職種の専門性は必要だということ，そして専門性が発揮されるべきだということです．ルート管理に問題があると，PN が投与できないだけでなく，ルート再確保などで患者にかなりの負担を強いてしまうことになります．より安全な PN を実施するためには，ルート管理もしっかり理解しておかなければなりませんね．

文献

1) Bansmer G, et al.：JAMA, 167 (13)：1606-1611, 1958. [PMID：13563150]
2) Pawar M, et al.：J Cardiothorac Vasc Anesth, 18 (3)：304-308, 2004. [PMID：15232809]
3) Zürcher M, et al.：Anesth Analg, 99 (1)：177-182, 2004. [PMID：15281526]
4) 郡司聖子ほか：医療薬学，32 (2)：87-95，2006.

課題 4　COPD 急性増悪時の経静脈栄養組成を考えてみよう！

症例
- 73 歳，男性，慢性閉塞性肺疾患（COPD）で加療中
- 身長：168 cm，体重：52 kg，BMI：18.4 kg/m²
- 願望：病状が落ち着くまで，できるだけ栄養状態を維持（できれば改善）したい．

設問①　"だいたい"でよいので，必要栄養量を考えてみましょう
（※ COPD 患者の必要栄養量は多めに設定する必要があります）

kcal/日

設問②　アミノ酸量をやはり"だいたい"で考えてみましょう
（※ COPD 患者のアミノ酸量も多めに設定する必要があります）

g/日

設問③　経静脈栄養の輸液組成を考えてみましょう
モニタリング結果をもとに修正することを念頭に，"はじまりの輸液組成"を考えましょう．ここでは実際の輸液製剤で検討してもよいですし，付録（巻頭 p.viii）の輸液製剤カード（ペーパークラフト）を使ってもよいです．付録の輸液組成計算用ファイルを用いると，より簡単に考えられます．

- **メインの投与ルート**　　□中心静脈　　□末梢静脈

┌ 輸液製剤の構成

- **サブの投与ルート**　　□中心静脈　　□末梢静脈

┌ 輸液製剤の構成

- **その他・備考：**

輸液組成の内訳　　　熱量＿＿＿＿＿kcal，水分＿＿＿＿＿mL
　アミノ酸＿＿＿＿g，脂質＿＿＿＿＿g，ブドウ糖＿＿＿＿g

モニタリングすべき点

→解答例・立案の POINT は p.240

164

V

病態別栄養

V 病態別栄養

16 | 慢性腎臓病

お気づきでしょうか？ ここから解説するのが「疾患別栄養」ではなく「病態別栄養」だということに．どういうことかというと，必ずしも疾患があるからといって，特別な栄養管理が必要なわけではないためです．ちょっとややこしい言いかたになりますが，疾患によって身体の状態が変化している状態を「病態」といい，その病態が栄養量・栄養素の不均衡をもたらすときに病態別栄養，つまり病態に応じて栄養管理に何らかの工夫が必要になってくるわけです．具体的に考えるべき点は2つ，①消耗性疾患なのかどうかと，②その疾患によってどのような代謝障害が起こるかです．言葉にすると単純そうですが，とくに後者は少し複雑なので，ここから各病態をひとつずつ見ていきましょう．

最初に取り上げるのは，慢性腎臓病（chronic kidney disease：CKD）です．透析導入"前"と透析導入"後"に分けて解説しますが，分けて解説するということは，この透析前後で病態が全く違うということです．

慢性腎臓病：透析導入"前"

❶ 病態

腎臓は体内の老廃物や余分な水分などをろ過・排泄するだけでなく，体液量や電解質バランス，酸塩基の調節も行っており，ホメオスタシス（恒常性の維持）に重要な役割をもった臓器です．

私たちが摂取したたんぱく質は，代謝されると尿素窒素やクレアチニン，尿酸といった窒素代謝産物になります．通常であれば，それらの窒素代謝産物は糸球体ろ過を受けて体外に排泄されます（図16-1）．ただし，CKD患者の場合，正常な糸球体の数が減少してしまうため，残った少ない糸球体で窒素代謝産物を排出せざるを得ません．いわゆる過剰ろ過の状態になります．"過剰"と言うくらいなので，当然ながらこの状態は腎臓には大きな負担です．そして，いずれ過剰ろ過状態が破綻すると，それまで何とか排出していた窒素代謝産物が体内に蓄積するようになってしまい，尿毒症とよばれる状態に陥ってしまいます．場合によっては有毒なアンモニアの蓄積にもつながるため，こういった状態に至ってしまうことは避けなければなりません．

電解質も同様に糸球体でろ過されて排泄されます．体内の浸透圧調節に関連するナトリウムイオン（Na^+）が増えると，むくみの原因になるだけでなく，CKDの進行を早めてしまいます（詳

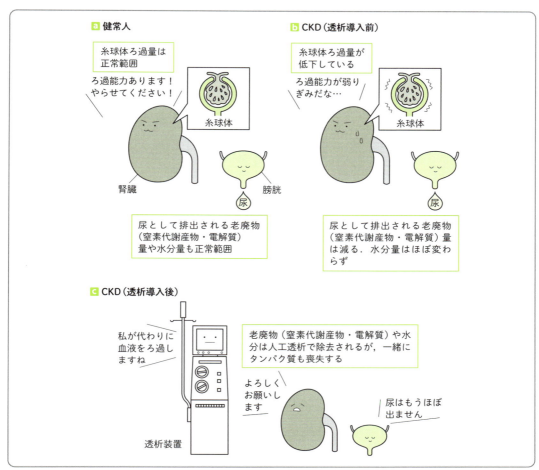

図 16-1 透析導入前後の慢性腎臓病（CKD）の病態

しくは後述）．また，心筋の収縮にも関連するカリウムイオン（K^+）が増えると心停止といった重篤な状態に陥る可能性があります．

❷ CKD（透析導入前）の病態別栄養

では，CKDを進行させないため，症状を重篤化させないためにはどうすればよいのでしょうか？ 少なくなってしまった正常な糸球体の数は，残念ながら増やせません．ならば，窒素代謝産物の材料となるたんぱく質の摂取量を減らせば，窒素代謝産物が少なくなり，結果として糸球体への負荷が軽くなるだけでなく窒素代謝産物の蓄積を予防できます．そのため，透析導入前のCKD患者では**たんぱく質の摂取制限**が重要となってきます．

もうひとつ気をつけなければならないのが，食事中の**カリウム制限**と**塩分制限**です．カリウム制限の方は，血中のK^+を過剰に増やさないためなので意図が理解しやすいですね．では，なぜ塩分制限が必要なのか？ それは，やはり腎臓の負担を軽減するためです（**図16-2**）．塩分（NaCl）を多く摂ると，血液中のNa^+やCl^-が増えて浸透圧が上昇します（血液の濃度が濃くなります）．すると，血液中に水を保持しやすくなるだけでなく，浸透圧差の変化に応じて細胞間

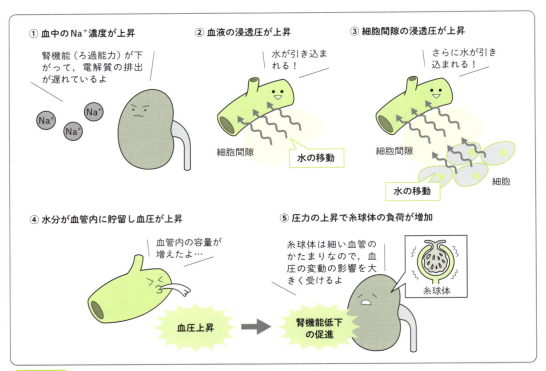

図 16-2 慢性腎臓病（CKD）で塩分制限が必要な理由

隙や細胞内からも水が移動してきて，血管内のボリューム（容量）が大きくなり，**血圧の上昇**につながります．糸球体は，血圧がもつ圧力を使ってろ過を行っていますが，血圧が上昇すると糸球体に過剰な負荷がかかるため，糸球体の数が減り，CKDがさらに進行してしまいます．それを防ぐために，塩分制限が必要なのです．

CKDと聞くと，水分制限も思い浮かべた方もいらっしゃるかもしれませんが，透析導入前の患者では，塩分制限をしっかりできていれば水分制限までは必要ありません．

❸ ガイドラインでは？

日本腎臓学会のCKDの食事療法に関するガイドラインでは，たんぱく質制限・塩分制限（p.101の**表7-2**）だけでなく，HbA1cなどの目標値も細かく規定されています[1]．なお，このガイドラインによると，**CKD患者の必要栄養量は健常人と同じでよい**と記載されているため，**CKDは消耗性疾患ではない**ことがわかります．このガイドラインは食事に関するものですが，経静脈栄養（PN）でも同様に考えていただいて結構です．

ちなみに，2014年版のガイドラインでは，以前のものよりたんぱく質制限がゆるくなっています（透析導入前のCKDステージ5の患者で，0.6〜0.8 g/kg/日）[1]．以前は，CKDのステージ5に相当する末期腎不全（当時の呼称）の場合，たんぱく質制限が0.4〜0.6 g/kg/日となっていました．第7章「アミノ酸」（p.91）でお伝えしましたが，高齢者は体内でのタンパク質合成能が低下しているため，非高齢者より食事などからたんぱく質・アミノ酸を多め（1.2倍程度）に摂取しなければならないとされています．これはCKD患者でも同様で，**高齢者に対して従来のた**

んぱく質制限を行うと栄養状態の悪化から予後に影響する可能性が指摘されています．非高齢者の場合はたんぱく質の摂取量を制限しないと予後は悪くなるようですが，おそらく今後も，ガイドライン上のたんぱく質制限はさらにゆるめられていくのではないかと個人的に予想しています．

4 経静脈栄養（PN）時の問題点

臨床現場で透析導入前の CKD 患者に対して PN が施行される際はしばしば，前述のガイドライン[1]の基準よりも，かなり極端なたんぱく質（アミノ酸）制限がされています．これは腎不全用アミノ酸製剤が選択された場合に，より顕著になる傾向があります．というのも，腎不全用アミノ酸製剤は一般的な総合アミノ酸製剤と比較して，含有するアミノ酸の濃度が低くなっているためです．

例えば，腎不全用アミノ酸製剤であるキドミン® 輸液の 200 mL 製剤中には，14.41 g のアミノ酸が含まれています〔添付文書：2022 年 12 月改訂（第 1 版）より〕．これを仮に 1 日 1 本投与するとしましょう．前述のガイドライン中で最も厳しいたんぱく質制限（0.6 g/kg/日）から逆算すると，1 日あたりのアミノ酸の量が 14.41 g で十分な人の体重は 24 kg 程度になってしまいます．ここまで体重が軽い人はなかなかいませんよね．

CKD 患者に PN が施行される場合，しっかり体重を確認したうえで，アミノ酸投与量が十分なのか，必要以上の制限がかかっていないかについて確認しなければなりません．

慢性腎臓病：透析導入"後"

1 病態

透析導入"前"の状態と比較して，透析導入"後"の CKD 患者での最大の変化は，やはり腎臓の機能がほぼすべて失われてしまっていることでしょう（図 16-1）．これまで数が少なくなった正常な糸球体で頑張ってきた腎臓ですが，そのはたらきがすべて失われてしまった状態になります．こうなると，窒素代謝産物や電解質を体外に排出できなくなってしまいます．そこで，人工透析といういわば人工の腎臓を用いることで，ホメオスタシスを維持することになります．

人工透析は，窒素代謝産物や電解質といった老廃物をろ過・排出するために用いられます．ここで重要なのが，使用する透析膜や灌流液などによって程度は左右されるものの，人工透析では老廃物だけでなく身体に必要なタンパク質も除去されてしまう点です．

2 CKD（透析導入後）の病態別栄養

透析導入後の CKD 患者では，透析で必要以上に体内のタンパク質も除去されてしまうことが問題なので，たんぱく質（アミノ酸）摂取を強化すればよいのです．「CKD なのにたんぱく質強化？」と疑問に感じるかもしれませんが，透析導入後は，透析導入前とは逆にたんぱく質強化，…それも健常人よりも多めのたんぱく質を摂る必要があるのです．

塩分制限・カリウム制限は透析導入前後で変わりません．ただ，水分については違います．透

析導入後は塩分制限がしっかりできていたとしても**水分は制限する**必要があります．これは，透析による除水に与える影響が大きいためです．透析患者は自尿が出ない方も多いので，健康な人では体内からの水分排出の大部分を占める尿による水の排出ができません．それを透析による除水でまかなっています．塩分制限をしていたとしても水分をたくさん摂ってしまうと，透析で除水しきれず，結果として身体（心臓や血管など）に負担をかけてしまいます．

❸ ガイドラインでは？

透析導入前に関する解説でも登場した，日本腎臓学会が発表しているCKDの食事療法に関するガイドラインによると，透析患者の必要たんぱく質量は**0.9～1.2 g/kg/日**となっています（p.102の**表7-3**）[1]．

これを見て，皆さんのなかには「？」と思われた方もいらっしゃるかもしれません．第7章「アミノ酸」（p.91）では，現在の体格（骨格筋量）を維持する場合，現体重のkgをgに変えれば必要たんぱく質（アミノ酸）量が算出できるとお伝えしました．例えば，体重60 kgの人であれば，必要たんぱく質（アミノ酸）量は60 g/日です．言い換えると「1.0 g/kg/日」が現状を維持するために必要なたんぱく質（アミノ酸）量ということになります．ただ，透析患者の摂取基準は0.9～1.2 g/kg/日と範囲があるため，0.9 g/kg/日の方を採用してしまうと「実際にはたんぱく質制限になってしまうのでは？」とも考えられるのではないでしょうか．ですが，実はこのガイドラインには，「**体重は基本的に標準体重（BMI＝22）を用いる**」という注意書きがあります（**表7-2**，**表7-3**）[1]．ここが重要です．標準体重とは，BMIが22のときの体重です．栄養管理を必要とする患者（とくに高齢者）の場合，BMIが22を超える人はなかなかいません．ですから，たとえ用いるのが0.9 g/kg/日であっても，実際は結構なたんぱく質強化になっているはずです．

なお，塩分制限・カリウム制限は透析導入前と同様ですが，これに加えて水分制限が必要となるということもしっかり覚えておく必要があります．

❹ 経静脈栄養（PN）時の問題点

透析導入前のCKD患者に限らず，透析導入後の患者にPNが施行される際にも，いくつか問題点があると思っています．

たんぱく質（アミノ酸）投与量

まず思うのは，**透析導入後であっても腎不全用アミノ酸製剤が用いられている例が散見される**ことです．透析患者は基本的にたんぱく質強化が必要ですが，これを腎不全用アミノ酸製剤で補おうとすると，結果としてたんぱく質ではなく水分量が増えてしまうという，透析患者にとってはあまり望ましくない状況に陥ります．そのため，水分量を減らす目的なのか，透析導入後であってもかなり厳しいたんぱく質（アミノ酸）制限がかけられたままの患者をよく見かけます．

こうした状況（透析導入後の患者に総合アミノ酸製剤ではなく腎不全用アミノ酸製剤が漫然と使用されてしまう状況）には，もうひとつ理由があると考えています．それが添付文書情報です．詳細は第7章「アミノ酸」（p.91）をご参照いただきたいのですが，これまでは総合アミノ酸製剤の添付文書の禁忌項目に「重篤な腎障害のある患者」という記載があり，総合アミノ酸製剤

表16-1	慢性腎臓病（CKD）における病態別栄養のまとめ			
	栄養量	たんぱく質量 （アミノ酸量）	水分量	電解質量
CKD（透析導入前）	→	↓	→	↓（とくに Na$^+$, K$^+$）
CKD（透析導入後）	→	↑	↓	↓（とくに Na$^+$, K$^+$）

矢印は健常人と比較して，強化するか，制限するか，同等であるという意味を示す．

を透析患者に使えなかったという状況がありました．現在もこの文言は残っているのですが，「透析または血液ろ過を実施している患者は除く」という文言が追加され，**総合アミノ酸製剤やそれを使っているマルチバッグ製剤は透析患者に使用が可能**になっています．

糖質（グルコース）投与量

もう1点は水分制限に起因するものです．PN 実施中に水分量を制限しようとすると，どうしても高濃度のブドウ糖（50％や70％）を含む製剤を使用しなければなりません．すると，必然的にブドウ糖（グルコース）の投与量も多くなる傾向があります．気づかないうちにブドウ糖が過剰になっている場合も多いと思っています．この点もしっかり確認できればよいですね．

経静脈栄養の三ツ星シェフの視点

経静脈栄養（PN）における病態別栄養として，まずは CKD について解説しました（**表16-1**）．これまで「CKD＝たんぱく質制限」と思っていた方もいらっしゃるのではないでしょうか．**たんぱく質の摂取量は，透析導入前後で異なる**ということを必ず覚えておきましょう．CKD 患者のPN でよく用いられている腎不全用アミノ酸製剤については，第7章「アミノ酸」（p.91）で詳しくお伝えしたので，ぜひ，そちらもあわせてご覧ください．

私個人としては，病態別アミノ酸製剤は，目的とする病態が改善されればすみやかに総合アミノ酸製剤に戻すべきだという考えを強くもっています．腎不全用アミノ酸製剤は高尿素窒素血症という病態の改善を目的にしたものです．ですから，本来は高尿素窒素血症が改善しても漫然と使い続けるのはおかしいと思うのです．このことは私見を多分に含んでいますが，皆さんはどのようにお考えでしょうか．

とくに透析患者に中心静脈栄養（TPN）が実施される場合，その組成はあまりよくないものが多いと感じています．かなり厳しいたんぱく質（アミノ酸）制限がかかっていたり，ブドウ糖が過剰に投与されていたりします．たんぱく質制限はリン制限でもあります．ブドウ糖の過剰投与とリン制限というと，何か思い出しませんか？ そう，第6章「糖質（グルコース）」（p.79）でお伝えした **refeeding syndrome** です．透析患者の TPN では refeeding syndrome のリスクがかなり高い場合もあります．やはり，こういった視点でもしっかりと確認し，積極的に介入していかなければいけませんね．

文献

1) 日本腎臓学会 編：慢性腎臓病に対する食事療法基準 2014 年版，東京医学社，2014.

課題 5　あなたの経静脈栄養組成を考えてみよう！

症例
◆ 年齢：＿＿＿歳，性別：＿＿＿
◆ 身長：＿＿＿＿cm，体重：＿＿＿＿kg，BMI：＿＿＿＿kg/m²
◆ 願望：

設問①　"だいたい" でよいので，必要栄養量を考えてみましょう

_____ kcal/日

設問②　アミノ酸量をやはり "だいたい" で考えてみましょう

_____ g/日

設問③　経静脈栄養の輸液組成を考えてみましょう

モニタリング結果をもとに修正することを念頭に，"はじまりの輸液組成" を考えましょう．ここでは実際の輸液製剤で検討してもよいですし，付録（巻頭 p.viii）の輸液製剤カード（ペーパークラフト）を使ってもよいです．付録の輸液組成計算用ファイルを用いると，より簡単に考えられます．

● **メインの投与ルート**　　□中心静脈　　□末梢静脈

　　輸液製剤の構成

● **サブの投与ルート**　　□中心静脈　　□末梢静脈

　　輸液製剤の構成

● **その他・備考：**

輸液組成の内訳　　　　熱量＿＿＿＿＿kcal，水分＿＿＿＿＿mL
　　アミノ酸＿＿＿＿g，脂質＿＿＿＿g，ブドウ糖＿＿＿＿g

モニタリングすべき点

→解答例・立案の POINT は p.240

172

V 病態別栄養

17 肝硬変

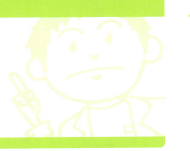

　肝硬変に罹患した人の栄養状態について，どういうものをイメージしますか？おそらくガリガリまではいかなくとも，低栄養状態をイメージされると思います．もしそのように感じているのであれば，栄養管理が重要な疾患ということになります．実際のところ，肝硬変の患者は，すでに低栄養状態になっていることが多く，そうでなくても容易に低栄養状態に陥るリスクをもっています．ということで，ひとつずつ解説していきたいと思います．

病　態

　肝臓は栄養素，薬物，アルコールなどの**代謝**，タンパク質などの合成，そしてグリコーゲンの**貯蔵**といった機能を担っている臓器です．肝臓は別名「沈黙の臓器」ともよばれ，肝硬変が進行しても痛みなどの症状があまり出てきません．また，肝臓は「**痩せ馬にムチが効く臓器**」でもあります．どういうことかというと，肝硬変がかなり進行して肝機能が低下したとしても，材料さえあれば前述した代謝や合成はそれなりに機能してくれるということです（図 17-1）．

　代謝を例にあげると，腎機能低下時には検査値に応じて投与量が厳密に設定される薬物が数多くある一方で，肝機能低下時に厳密に投与量が設定される薬物はありません．これは，肝硬変などで機能が低下した肝臓であっても薬物をある程度は代謝できること，加えて代謝の度合いに個人差があるため，基準を定めようとしても無理だからです．痩せ馬にムチが効く肝臓の大きな特徴のひとつと言ってよいと思います．タンパク質合成に関しても，たとえ肝硬変であったとしても材料であるアミノ酸があればある程度こなしてくれます．

肝硬変と飢餓

　ところが，**貯蔵の機能については，痩せ馬にムチは通用しません**．皆さん，肝臓にはどのくらいのグリコーゲンが貯蔵されているかご存知ですか？諸説ありますが，400 kcal 程度，時間にすると 8 時間分くらいのエネルギーに相当するグリコーゲンが貯蔵されていると考えられています[1]．ところが，肝硬変になるとグリコーゲンの貯蔵量は減少してしまいます．本来であれば，夜間のエネルギーは食事から得られるものと，貯蔵したグリコーゲンから得られるもので補われているわけですが，肝硬変の患者はそうはいきません．空腹時にエネルギーを補ってくれるグリコーゲンの貯蔵量が少なくなっているため，食事と食事の間隔が最も長い朝方に飢餓状態に陥っ

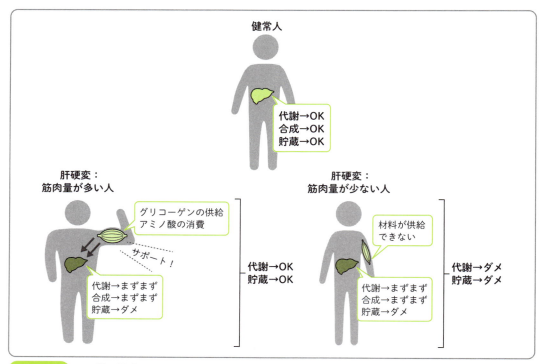

図 17-1　肝臓と筋肉の役割

てしまいます．こちらも諸説ありますが，肝硬変患者は朝になると健常人が3日間絶食したのと同じくらいの飢餓状態に陥っているとも言われています．この状態が続くと，当然ながら栄養状態は悪化し，骨格筋量の減少につながってしまいます．肝硬変患者にとって，骨格筋量が減少することは，予後不良に至るリスクがきわめて高い事態になってしまうのです．

筋肉のはたらき

　筋肉の役割として真っ先に思い浮かぶのは，姿勢の維持や動作・運動だと思います．しかし，筋肉の役割はそれだけではありません．筋肉にはポンプとしての役割もあります．ポンプというと心臓のイメージがありますが，心臓だけでは末端（とくに足先）の血液を押し上げる力が足りないため，脚の筋肉を使って血液を押し上げています．女性のなかに足がむくみやすい方がいるのは，下肢の筋肉量が少ないためポンプとしての機能が十分でなく，血液がうっ滞することが原因です．

　次に，筋肉は代謝の場としても重要な役割をもっています．肝臓では多くの代謝酵素が発現しています．そのため，薬物などの主な代謝の場は肝臓であることには変わりありませんが，筋肉にも代謝酵素が存在しているため肝臓の次に重要となるのが筋肉なのです．さらに，筋肉は貯蔵の機能も有しており，グリコーゲンの貯蔵量は肝臓よりも多くなっています．しかし，筋肉に貯蔵されたグリコーゲンは利用効率があまりよくないため，グリコーゲンの主な貯蔵場所が肝臓であるという認識で大きな間違いはありません．

　ここまでをまとめると，ポンプとしての機能を除いて，肝臓と筋肉の機能は共通するところが

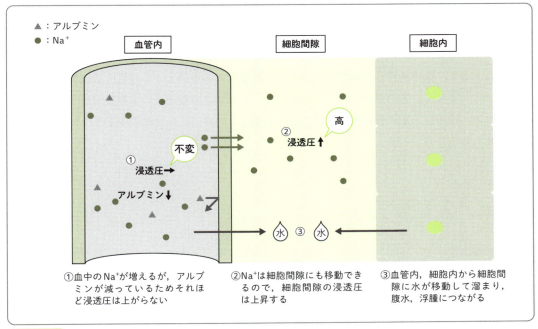

図 17-2 肝硬変で塩分制限が必要な理由

多く，筋肉は「**第 2 の肝臓**」とよばれるほど重要な役割をもっています．よって，肝硬変患者の病態別栄養では，いかに飢餓状態に陥らないようにするか，そしていかに骨格筋量を維持するかということが重要になってきます．

肝硬変の病態別栄養

まずは，肝硬変患者が陥るとされる毎朝の飢餓状態をいかに回避するかです．そこで用いられるのが，**夜食療法 (late evening snack：LES)** です．LES は，就寝前に軽食を摂る方法です．LES で朝までに必要な栄養量を摂取して，飢餓状態にならないようにします．一方で，ふだんの食事をしっかり摂取したうえで LES を取り入れると，肥満の原因になることもあるので，LES を行う際には普段の食事量を少し減らす場合があります．

何よりも重要なことは，第 2 の肝臓である筋肉の維持です．もちろんこの観点からも LES は有効な手段ですが，それだけではありません．幸いなことに肝臓は，合成に関しては痩せ馬にムチが効く臓器なので，材料を入れてあげれば筋肉を含むタンパク質の合成が可能です．よって，肝硬変患者の病態別栄養で最もすべきことは，**筋肉を維持するためのたんぱく質（アミノ酸）強化**になります．

もうひとつ気をつけなければならないのが，**塩分制限**です．なぜ塩分制限が必要なのか？それは，**浮腫や腹水の原因となる**からです（図 17-2）．通常，塩分を多く摂ると，血液の Na^+，Cl^- が増えて浸透圧が上昇します（濃くなります）．Na^+ は血管壁を通過できるため，細胞間隙に移

動して浸透圧を上昇させます．ところが，肝硬変患者は血液中のアルブミンが少ないため，Na^+が増えても血管内の浸透圧（膠質浸透圧）はそれほど上昇せず，細胞間隙の浸透圧のみが上昇します．すると，細胞間隙の浸透圧が最も高くなり，血管内・細胞内の両方から細胞間隙に水が移動してきて，腹水や浮腫を引き起こします．肝硬変である以上，ある程度の膠質浸透圧の低下は避けられません．そのため，塩分制限により，せめて晶質浸透圧の上昇を防ごうというわけです．なお，透析導入前の慢性腎臓病（CKD）の場合と同様に，塩分制限ができていれば水分制限は必要ありません．

ガイドラインでは？

日本栄養治療学会（旧称：日本静脈経腸栄養学会・日本臨床栄養代謝学会）のガイドラインでは，肝硬変患者の必要たんぱく質（アミノ酸）は 1.2 g/kg/日となっており，健常人の約1.2倍程度の量が必要となっています[2]．必要栄養量は健常人と同様で問題ないため，肝硬変そのものは消耗性疾患ではないということになります．ただ，前述したように朝方に飢餓状態に陥ることがあるため，1日分の栄養をどのようなタイミングでどのくらいに分配して摂取するかをしっかりと考える必要があります．

塩分制限については，腹水や浮腫を認める場合には，5〜7 g/日に制限します．繰り返しになりますが，塩分制限ができていれば通常は水分制限を必要としません．

経静脈栄養時の注意点

PN の場合，なかでも中心静脈栄養（total parenteral nutrition：TPN）であれば通常24時間かけて投与されることが主ですので，朝の飢餓についてとくに心配する必要はなく，当然ながらLES も不要です．問題は，一時的な経口摂取不良時などで用いられる末梢静脈栄養（peripheral-parenteral nutrition：PPN）です．PPN は浸透圧比の関係上，エネルギーを投与するとどうしても水分量が増えてしまうため，そもそも投与エネルギー量が TPN と比べると少なくなります．

肝硬変患者は容易に飢餓状態に陥るため，絶飲食などで経静脈栄養（PN）が必要となる場合には，PN の期間を見きわめ，仮に長期になると予想される場合には，早期に TPN へ移行．そのうえで患者の栄養状態・骨格筋量を維持するように務めなければなりません．

経口摂取量が少なくて補完的に PPN をしなければならない場合であったとしても，いつかしっかり食べられるようになるだろうと安易に予想して長期間同じような管理を継続してしまうと，第2の肝臓である筋肉の減少につながり，結果的に予後に悪影響を及ぼすおそれがあることは，ぜひ知っておいてほしいところです．

| 表17-1 | 病態別栄養（肝硬変） |

	栄養量	たんぱく質量 （アミノ酸量）	水分量	電解質量
肝硬変	→	↑	→	↓（Na）

※矢印は健常人と比較してという意味

まとめ

　肝硬変の病態別栄養について**表17-1**にまとめました．病態別栄養に限った話ではないのですが，栄養管理でとても重要となるのは，いかに栄養状態を悪化させないかです．いったん低栄養状態に陥ってしまうと，その改善は結構難しい場合が多いです．よって，つねに予防的観点をもち，栄養管理が必要だと判断された場合には積極的に行っていくべきでしょう．

　そして，筋肉は第2の肝臓であるということをお伝えしましたが，筋肉はポンプとしての機能ももっているので第2の心臓でもあるかもしれません．ですので，いずれの病態でもいかに筋肉量を維持するかもとても重要となります．

文献

1) Wasserman DH：Am J Physiol Endocrinol Metab, 296 (1)：E11-E21, 2009. [PMID：18840763]
2) 日本静脈経腸栄養学会 編：静脈経腸栄養ガイドライン 第3版，照林社，2013.

V 病態別栄養

18 心不全

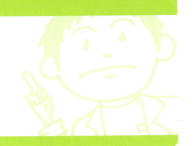

　心不全というとむくみ（浮腫）や息切れといったイメージが強いと思いますが，もうひとつ，痩せのイメージもありませんか？　もし心不全＝痩せのイメージをもたれている方がいれば，それは大正解です．心不全も低栄養のリスクが高い疾患です．最終的に心臓悪液質に陥り，死に至る危険性もあるため，いかに栄養状態を維持していくかが重要になってきます．

病　態

　心臓は血液を循環させるポンプとしての役割をもつ臓器です．血液にはヘモグロビンも含まれているため，酸素を循環させる役割ももっているといった方が適切でしょう．

　心不全状態の心臓とは，ひと言で表すと「**マッチョな心臓**」です．イメージ的には弱った心臓という感じだと思いますが，実はムキムキです．高血圧やさまざまな心疾患が原因となり，結果として，心筋が肥大してなめらかな動きができなくなった状態を心不全といいます．ムキムキマッチョな人と，細身で柔軟性のある人，どちらがなめらかに動けると思いますか？　どう考えても後者ですよね．心臓はなめらかに動くことができて初めて，ポンプとしての機能を発揮できるので，心不全に陥ると，血液を十分に全身に送り出すことができず，身体（とくに末梢と肺）にうっ血を起こします．うっ血が起こると組織に水が溜まり，息切れや浮腫，呼吸苦といった，いわゆる心不全症状を呈します（図18-1）．

　心不全患者は容易に息切れを起こし，それにより十分量の食事が摂取できないことが多いで

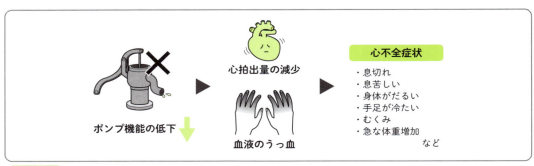

図 18-1　心臓の役割と心不全症状

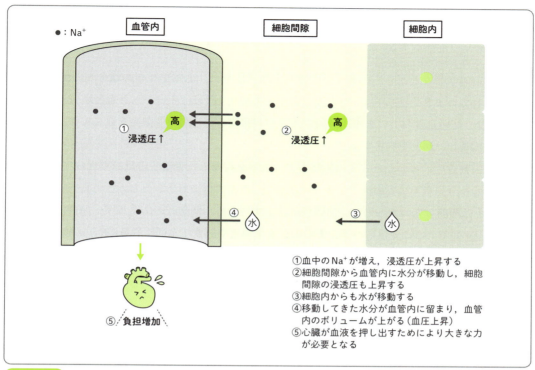

図 18-2 心不全で塩分制限が必要な理由

す．食事をしても早期に満腹感を自覚してしまうからです．この状態を続けていくと，当然ながら1日の摂取カロリーも少なくなるため，低栄養状態に陥ってしまいます．これを回避するために，分食（1日3食を4〜6食，少量ずつに分けて，トータルとして1日の食事摂取量を満たす方法）を実施することもあります．

心不全の病態別栄養

　心不全患者の病態別栄養で最も重要となるのが，**水分制限**と**塩分制限**です．その目的は浮腫や胸水貯留を防ぐためでもありますが，一番は心臓の負荷を軽くするためです（図18-2）．塩分を多く摂ると，血液のナトリウムイオン（Na^+），クロールイオン（Cl^-）が増えて浸透圧が上昇します（濃くなります）．すると，血液が水を保持しやすくなるだけでなく，細胞間隙や細胞内からも水が移動してきて，血管内のボリュームが大きくなります．つまり，血圧が上昇します．血圧が上昇すると心臓が血液を送り出す際により大きな力が必要となってしまうので，心筋の疲弊，そしてさらなる心筋の肥大につながってしまいます．心臓が筋トレさせられて，よりマッチョになってしまうというとイメージしやすいでしょうか．透析導入前の慢性腎臓病（CKD）では塩分制限をしっかりしていれば水分制限は必要ありませんでしたが，心不全では塩分制限をしていたとしても水分制限は必要となります．心不全患者はただでさえ水を体に溜め込みやすい状態ですし，水が溜まると心臓に負担をかけたり浮腫・胸水が増えてしまいますからね．

ガイドラインでは？

　日本循環器学会などから出されているガイドラインでは，**心不全患者の塩分摂取量は 6 g/日未満**とされています[1]．これは，日本人の食生活の現状（欧米に比べてもともと塩分摂取量が多め）を考慮して設定されています．米国では 3 g/日未満という塩分制限もありますが，日本人の食生活では難しいかと思います．

　では，栄養管理はというと，実は現時点で，**心不全に適した栄養管理は確立されていません**．例えば，心不全患者では安静時エネルギー消費量（基礎代謝に相当するものと考えていただいて結構です）は増加しているものの，活動量が低下するため，活動時のエネルギー消費量は減少します[2]．ですので，ここでは，**心不全患者の必要栄養量や必要たんぱく質量（アミノ酸量）は健常人と変わらない**としておきます．ただ，心不全患者にとって，低栄養は予後を悪化させる因子であることは間違いないため[3]，こまめに栄養アセスメントを行い，低栄養の予兆がみえた時点（できれば予兆がみえる前）からの栄養介入が重要となります．

　これは少し私見も含みますが，必要なたんぱく質量は変わらない一方で，摂取するたんぱく質（アミノ酸）は質のよいものがよいとされています．質がよいたんぱく質（アミノ酸）とは，豆腐（大豆たんぱく），白身魚，ささみなどが該当します．

経静脈栄養時の問題点

水分量

　もし心不全患者に経静脈栄養（PN）が必要となった場合，まず考えなければいけないのは水分投与量になります．心不全患者は水分制限が重要となるため，輸液量には最大限の注意をしましょう．とくに末梢静脈栄養（PPN）は浸透圧が低く，必要栄養量を満たそうとすると水分量が増えてしまいます．そして，輸液量を制限しようとすると，必然的に投与熱量がかなり少なくなってしまうので，はっきり言うと**心不全患者の栄養管理に PPN はほぼ使えない**と思っていただいて結構です．もし患者の消化管が機能しない状態が続くと予想されるようであれば，TPNに移行を考慮すべきですし，その判断は早ければ早い方がよいです．この判断が遅れると，心不全患者の栄養状態は一気に悪化する可能性があります．TPN が選択される場合も，できるだけ濃度の高い製剤を選択して，**少ない水分量で多くの栄養を投与**できるように工夫しましょう．

アミノ酸投与量

　もうひとつ，PN 時の注意点をあげるとするならば，それはアミノ酸です．心不全患者では，心拍出量の低下によって循環血漿量が減少するため，糸球体ろ過能も低下します．つまり，見かけ上の腎機能が低下します．これを透析導入前の CKD と同じだと判断すると，たんぱく質制限（PN の場合はアミノ酸制限）が必要になりますが，個人的にはそういった**制限は必要ない**と考えています．とくに高齢者では，体内でのタンパク質合成の効率が下がっているため，アミノ酸制

| 表 18-1 | 病態別栄養（心不全） |

	栄養量	たんぱく質量 （アミノ酸量）	水分量	電解質量
心不全	→	→	↓	↓（Na）

矢印は健常人と比較してという意味

限をすると低栄養を助長してしまう可能性が高いです．ただ，窒素代謝産物（尿素窒素，尿酸など）が蓄積されているような状態の患者では，適宜アミノ酸制限を行った方がよい場合もありますが，**窒素代謝産物が減少した際はその制限を解除する**ことが重要です．使うアミノ酸製剤にも注意が必要です．見かけ上の腎機能が低下しているので，何となく腎不全用アミノ酸製剤を使用しなければならない感じがしますが，心不全患者には総合アミノ酸製剤を用いた方がよいでしょう．前述のとおり，心不全患者には質のよいたんぱく質が適しています．では，質のよいたんぱく質のアミノ酸組成とは腎不全用アミノ酸製剤のそれに近いでしょうか？ おそらく違いますよね．**質のよいアミノ酸組成の TPN でしっかりと栄養管理**を行い，栄養状態の悪化を防がなければなりません．

　心不全患者に対する PN は，たとえ TPN であったとしても，水分制限の問題もあり，かなり難しいです．私もしばしば難渋します．言い換えるとわれわれ医療従事者の腕の見せ所だとも思いますので，もし TPN が必要な心不全患者がいる場合には，積極的に関わっていきたいところですね．

まとめ

　心不全の病態別栄養について**表 18-1** にまとめました．心不全患者は，呼吸苦などから少量の食事摂取であっても満腹感が出てしまい，十分量の栄養を摂取できないことが多いです．そのため，対策をとらなければどんどん栄養状態が悪化していってしまい，飢餓状態になってしまいます．心不全患者には分食といって 1 日 3 食を 4〜6 食に分けることで，そういった満腹感による食事摂取量不足を回避し，結果的に十分量の栄養量を摂取する方法もあります．一方で，分食はタンパク質合成に適さないという報告もあるため，必ずしもベストではないかもしれません．

文献

1) 日本循環器学会ほか 編：2021 年 JCS/JHFS ガイドライン フォーカスアップデート版 急性・慢性心不全診療，2021.
2) 日本静脈経腸栄養学会 編：静脈経腸栄養ガイドライン 第 3 版，照林社，2013.
3) Anker SD, et al.：Lancet, 349（9058）：1050-1053, 1997.［PMID：9107242］

Ⅴ　病態別栄養

19 | 慢性閉塞性肺疾患

　慢性閉塞性肺疾患（chronic obstructive pulmonary disease：COPD）の患者では，多くの場合かなりの低栄養状態となっています．それはなぜでしょう？　そして，どうすればそういった状態を防ぐことができるのでしょう？　COPD患者の栄養管理について，われわれ医療従事者は何ができるのか，一緒に考えていきたいと思います．

病　態

　肺は呼吸を介して酸素（O_2）を血液中に取り入れ，血液中の二酸化炭素（CO_2）を肺胞内に押し出す，いわゆるガス交換を担っている臓器になります．COPDは，長期間にわたる有害物質の吸入曝露によって肺に慢性的に炎症が起こることで発症します．病状が進行し肺胞が破壊されるまでに至ると，肺気腫という状態に陥ってしまいます．肺気腫になると，ガス交換の機能が低下するため，慢性的な咳・痰だけでなく，労作時に（ひどい場合は安静時も）呼吸苦が出現します．

　COPDは，低栄養のリスクがきわめて高い疾患のひとつです．まず，COPDという疾患自体が全身性の炎症を惹起すると言われています（図19-1）[1]．全身性の炎症は，体脂肪の分解量を低下させるだけでなく，除脂肪体重（lean body mass；主に筋肉，骨，臓器の重量のこと）の減少にもつながり，低栄養の原因となります．しかし，COPD患者が低栄養に陥る主な原因は，図19-1の「エネルギーインバランス」の部分です．そこを説明したいと思います（図19-2）．

　さて，私たちは通常ならばふだんの呼吸で1日どのくらいのエネルギーを消費しているかご存知ですか？　諸説ありますが，だいたい50 kcal/日程度と言われています．もうちょっと呼吸でエネルギーを消費してくれたらダイエットになるのに…と思ったのは私だけではないはずです．実は，この考えかたがCOPDの患者にそのまま当てはまってしまいます．

　COPD患者が呼吸で消費するエネルギーは健常人の10倍，なんと約500 kcal/日にもなるのです．私のように痩せ願望がある人間が一時的にそういう状態になるのは問題ないのですが，COPD患者は別に痩せ願望があるわけでもなく，しかも，その状態がずっと続くのです．結果，呼吸によるエネルギー消費量の増加に伴い，総量としての1日エネルギー消費量も増加することになるわけですが，それに反してCOPDになると食事が十分に摂取できなくなってしまいます．それは，ご飯を食べようとしても呼吸苦があるため，少量で満腹感（疲労感といってもよいでしょう）が出現し，必要な栄養量の摂取ができなくなるためです．そうなると，エネルギーの出

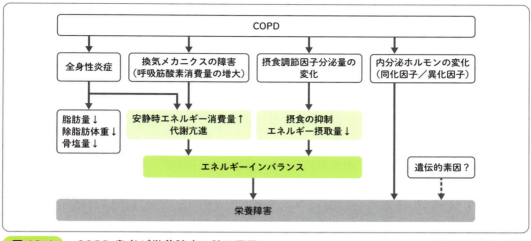

図 19-1 COPD 患者が栄養障害に陥る原因 （文献1を参考に作成）

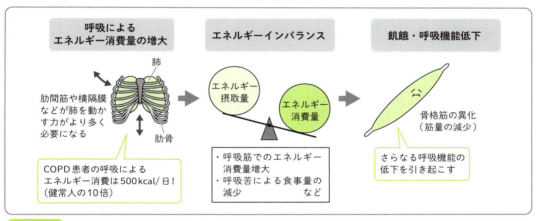

図 19-2 COPD 患者が栄養障害に陥る"主な"原因

納バランスが崩れ，低栄養に陥っていきます．低栄養になると骨格筋の異化（代謝により骨格筋を構成する高分子化合物を分解してエネルギーや物質合成の材料を取り出すはたらき）も亢進されて，骨格筋量も減少します．これは呼吸筋も例外ではありません．ただでさえ呼吸苦のあるCOPDの患者の呼吸筋の減少がどのような結果につながるのか，想像に容易いことだと思います．

COPDの病態別栄養では，こういった状況をいかに改善するかも重要なのですが，それには，いかにこのような状況にならないようにするかといった予防的な観点がより重要となります．

COPD の病態別栄養

COPD 患者の病態別栄養は，エネルギー量，たんぱく質量（アミノ酸量）にだけ気をつけていれば大丈夫と言っても過言ではありません．COPDは水や電解質をどうこうする疾患ではないため，その点はあまり気にする必要はありません．とはいっても，水・電解質異常がある場合

は，そこもしっかりみなければいけませんので，その点はお間違えないようにお願いしますね．

　COPD患者の病態別栄養の基本は，「**エネルギー強化とたんぱく質強化**」です．前述したように，呼吸によるエネルギー消費量の増加に応じて摂取するエネルギー量も増やさないと，低栄養が進行して飢餓状態に陥ってしまいます．同時にたんぱく質（アミノ酸）の摂取量も増やさないと，やはり低栄養が進行してしまいますし，呼吸筋を含む骨格筋量の減少にもつながります．

　もうひとつ，少し気に留めておいてほしいところがあります．COPD患者では呼吸によるガス交換がうまくできないため，血液中のCO_2が増加します．皆さんは「呼吸商」という言葉を覚えていらっしゃるでしょうか？栄養素がエネルギー源として燃焼する際，どのくらいのO_2が必要となり，どのくらいのCO_2が産生されるかというものです．なお，糖質と脂質ではCO_2の産生量が異なっていて，糖質の方が多くのCO_2を産生します．

◆ 呼吸商（RQ）＝［単位時間あたりの二酸化炭素産生量］／［単位時間あたりの酸素消費量］
　・糖質のRQ＝1.0
　　つまり，酸素の消費量と同量の二酸化炭素が産生される．
　・脂肪のRQ＝0.707
　　つまり，酸素の消費量よりも二酸化炭素の産生量は少ない．

　この呼吸商が実際にどのくらい血中のCO_2貯留に関与するかは不透明な部分はありますが，COPD患者では少なくともCO_2が多く産生される糖質を主たるエネルギー源にすることは避け，**脂質によるエネルギーを上手に利用**した方がよいでしょう．経腸栄養剤のなかにはCOPD用に栄養素が調製されたものもありますが，それらは呼吸商に配慮された製品として，基本的に糖質の割合を減らして脂質の割合を増やしたものとなっています．

ガイドラインでは？

　日本栄養治療学会（旧称：日本臨床栄養代謝学会・日本静脈経腸栄養学会）のガイドラインでは，COPD患者の必要エネルギー量は健常人の1.3～1.7倍とされています[2]．例えば，ふだんの必要エネルギー量が2,000 kcal/日の人がCOPDに罹患したとすると，必要エネルギー量は2,600～3,400 kcal/日に増えるということになります．それだけ，COPD患者は呼吸でのエネルギー消費量が増加しているということですね．

　では，必要なたんぱく質量（アミノ酸量）はというと，COPD患者では1.2～1.5 g/kg/日とされており[2]，これは言い換えると，健常人の1.2～1.5倍のたんぱく質量（アミノ酸量）が必要ということになります．それだけの量を摂取しなければCOPD患者の筋肉量は維持できないということでもあり，かなり積極的な栄養管理を行わないとCOPD患者は容易に低栄養に陥ってしまうということがおわかりいただけるかと思います．

　さて，ここでひとつ思い出してほしいことがあります．それは，COPD患者は呼吸苦の影響で少量の食事摂取で満腹感が出てしまい，食事では十分なエネルギー量をとれない場合があるこ

とです．そういった COPD 患者が，健常人の 1.3 倍以上のエネルギーや，1.5 倍以上のたんぱく質（アミノ酸）を含む食事を摂取するのは難しいですよね．少量で高カロリー・高たんぱくのものを選択して摂取するにしても，どこかで限界がきてしまいます．こういった点を回避する目的で，COPD 患者では心不全患者と同様に分食という手段がとられることがあります．

　分食は，本来 3 食で 1 日分のエネルギーやたんぱく質（アミノ酸）を摂取するところを，3 食以上（4〜6 食）に分けて摂取する方法です．それにより，満腹感の影響で 1 食あたりの摂取量は少なくなったとしても，結果的には 1 日あたりのエネルギー量・たんぱく質量（アミノ酸量）を摂取できます．ただ，この方法でも十分量の摂取が困難な場合も散見されますし，分食がたんぱく質（アミノ酸）の合成に不向きであるという説もあるため，分食をすればすべて OK というわけでは当然ありません．

静脈栄養（PN）時の注意点

　COPD でも，とくに急性増悪期には呼吸苦が増強するため，それまで以上に食事による十分なエネルギー・たんぱく質の摂取が困難になります．そういったときに，いずれ COPD の病勢自体がコントロールできればしっかり栄養も摂取できるようになるだろうと考え，末梢静脈栄養（peripheral parenteral nutrition：PPN）を追加して様子をみるという手段をとることが結構あると思います．これは果たして患者のためになるのでしょうか？

　前述したように，COPD だけでなくほぼすべての病態に言えることですが，とくに COPD の病態別栄養で重要となるのは，いかに栄養状態や筋肉量を維持するかです．いったん低下してしまった栄養状態・筋肉量は，改善させようとしても，困難なことが少なくありません．よって，COPD の急性増悪による呼吸苦で十分な食事摂取ができない場合には，なるべく早期に中心静脈カテーテル（central venous catheter：CVC）を留置し，PPN ではなく中心静脈栄養（total parenteral nutrition：TPN）で十分量の栄養を投与しなければなりません．なかには，侵襲を伴うことや，カテーテル感染症のリスクもあることから，CVC の留置を躊躇してしまう場合もあるでしょう．ただ，私はそれよりも COPD 患者の栄養状態の悪化を食い止めることの方が重要だと思いますし，事実，そちらの方が患者にとってメリットが大きいと思っています．CVC 留置に伴う侵襲はある程度避けられませんが，合併症はある程度予防できます．カテーテル感染症も，しっかりと感染予防対策をとれば予防できます．第 4 章（p.66）では，栄養管理のアルゴリズムにおいては経静脈栄養が長期（10 日以上）になる場合には TPN を選択すると紹介しましたが，**COPD 患者のように低栄養リスクがきわめて高い病態は 10 日も猶予がない場合が多い**です．患者個々の栄養状態を十分に勘案したうえで，必要と判断されるようであれば可能な限り早急に TPN を含めた攻めの栄養管理が必要になるでしょう．

　なお，経口摂取あるいは経腸栄養をしながら TPN を行うことを補完的中心静脈栄養法（supplemental parenteral nutrition：SPN）とよびますが，可能であれば全例で TPN ではなく SPN を選択した方がよいです．COPD は消化管が使えなくなる疾患ではないため，消化管を使った方が，はるかにメリットが大きいためです．ですので，本章での TPN という言葉はほぼ

| 表 19-1 | 病態別栄養（COPD） |

	栄養量	たんぱく質量 （アミノ酸量）	水分量	電解質量
COPD	↑	↑	→	→

矢印は健常人と比較しての変化を表す.

すべて SPN という意味で使っていると思っていただいて結構です.

　一方で，早期に CVC を留置して TPN が開始できたとしても，その栄養製剤の組成がめちゃくちゃだった場合は，それも患者にとって不利益となってしまいます. とくにマルチバッグ製剤のみでのTPNでは，エネルギー源がブドウ糖とアミノ酸のみになってしまい，TPNによって血中の CO_2 をむしろ増やしてしまう可能性すらあります. もちろん栄養バランスもよくないですね. そうならないためにも，過不足のないエネルギー量とアミノ酸量，そして脂肪をうまく利用して血中の CO_2 量を増やしにくい TPN が実践できれば，COPD 患者が急性増悪期を脱した際の栄養状態の維持に貢献できるでしょうし，その後の経過にもよい影響があるはずです.

　COPD 患者の栄養管理においてわれわれができること，やるべきことはかなり重要です. これまで以上に，医療従事者が積極的に栄養管理に関わるべき疾患，それが COPD なのです.

まとめ

　COPD の病態別栄養について**表 19-1** にまとめました.

　COPD 患者は痩せのイメージが強いですよね. そのイメージ自体は間違っていませんが，そうなるにはそれなりの理由があります. おそらく，その理由のひとつに，攻めの栄養管理が行われてこなかったという要因があるはずです. COPD の病態別栄養で経腸栄養を選択するということもないことはありません. しかし，経腸栄養では結局，消化管内に栄養剤が入ることで満腹感は生じるでしょうし，満腹感が生じたとしても強制的に栄養剤は注入されてしまいます. したがって，それが呼吸苦の増悪につながることもあるでしょう.

　その患者にとって，最も有効な栄養管理方法は何なのか？ どうすれば呼吸苦がある状態でも栄養状態を維持・改善できるのか？ このことをしっかりと考えなければなりません. もちろん，TPN がその答えになることもあるでしょうし，とくに COPD の急性増悪期に関しては TPN がメインとなることもあると思います. さあ，ここで医療従事者が三ツ星シェフとしてチカラを発揮しないでどうします！？ 腕の見せどころだと思いませんか？

文献

1) 吉川雅則：慢性閉塞性肺疾患における栄養障害の病態と対策. 日本呼吸器ケア・リハビリテーション学会誌，22（3）：258-263，2012.
2) 日本静脈経腸栄養学会（現・日本臨床栄養代謝学会）編：静脈経腸栄養ガイドライン 第 3 版，照林社，2013.

Ⅴ 病態別栄養

20 がん

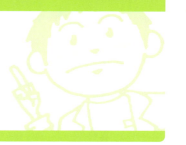

　平均寿命の増進に伴い，日本人の約半数が一生のうちに一度はがんに罹患すると言われるようになった昨今，その病態別栄養はとても重要な意味をもっていると言えます．では，具体的にどのような栄養管理をすればいいのかというと，よくわからないという方もいらっしゃるのではないでしょうか？

　私は以前から栄養管理に携わってきましたが，実は，がんの病態別栄養に対する認識は，以前と今で大きく異なっています．なぜそうなったのか，その点もふまえながら，できるだけわかりやすくお伝えできればと思います．

病　態

　がんとは何か？について詳細に説明しようとするときりがないので，ここではごく簡単な説明にとどめます．がん細胞とは，遺伝子に何らかの異変が起こり，無秩序に増殖してしまうようになった細胞のことです．わかりやすく言うと，正常な細胞は増えすぎないように一定のところで増殖にブレーキが効く細胞であるのに対して，がん細胞はそのブレーキが壊れてしまい無秩序に増殖します．がん細胞の影響で正常細胞の機能が障害されることで，いわゆるがん特有の症状が出てきます．がん細胞は健常人の体内でも一定量存在していますが，通常は免疫細胞によって駆除されています．しかし，さまざまな理由によって免疫細胞の能力を超えてがん細胞が増殖してしまうと，いわゆる病気としての「がん」となります．

　皆さん，がんといえば消耗性疾患のイメージがありませんか？実は私もそう考えていたころがあり，過去にはそのようにお伝えしていた時期もありました．その根拠としていたデータをみると，がんと診断された患者の基礎代謝が10％以上亢進していることがわかります（図20-1）[1]．しかしその後，さまざまな論文を調査してみると，がん患者の基礎代謝量は健常人の60〜150％と，その幅がとても大きいことがわかりました．よく考えると当たり前のことです．ひと言で「がん」と言っても固形がんと血液がんは違うでしょうし，固形がんであっても腺がんと肉腫，消化器系のがんなのかそれ以外なのかなど，実にさまざまな病態が存在しているわけです．つまり，**がんだから消耗性疾患である，というのは必ずしも正しいわけではありません**．場合によっては基礎代謝が低下するがん種もあるということです．

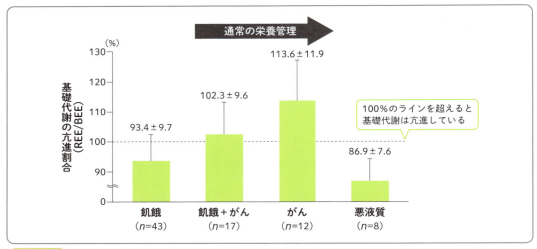

図 20-1 がん患者のエネルギー消費量

縦軸の REE/BEE（%）は，基礎エネルギー消費量（basal energy expenditure：BEE）に対する実測の安静時エネルギー消費量（resting energy expenditure：REE）の比を表しており，これが 100% を超えると基礎代謝が亢進していることを示している．

（文献 1 を参考に作成）

がんの病態別栄養

　では，がんの病態別栄養とはいったい何なのでしょう？ その問いに対して現時点で私が到達した結論は，ずばり「**がんだからといって特別な病態別栄養は存在しない！**」です．

　いかがでしょうか？「えっ！？」って思われた方も多いと思います．しかし，繰り返しになりますが，がんとひと言で言っても，かなり患者像が広いというか，むしろひと言では表せないのです．これは栄養管理でも同様で，がんの病態別栄養をここで示すことは実質的に不可能だと思います．ですので，がん患者であったとしても一般的な栄養管理で基本的に問題ありません．

　かといって，何の工夫もいらないかというと，それも違います．腎臓がんなどの影響で腎機能低下を認めるがん患者の場合は，慢性腎臓病（CKD）の病態別栄養に準ずればよいです．肝臓がん患者の多くは肝硬変にも罹患しているので，そういった場合には肝硬変の病態別栄養に準ずればよいでしょう．つまり，「がんだから」ではなくて「そのがん患者は，どの臓器に障害があるのか」に注目して，その病態に応じた栄養管理を行うこと．これががんの病態別栄養管理だと考えています．

　がん患者が手術を予定している場合には，周術期の栄養管理を行えば OK です（第 21 章，p.193）．今後の研究しだいでは，もしかしたらがんの病態栄養についてズバっと言えるときが来るかもしれませんが，現状ではここまでが現実的かなと個人的に考えています．

　さて，がん患者は，さまざまな要因によって容易に低栄養に陥ります（図 20-2）．ここで注目していただきたいのが，その要因のなかに手術や化学療法といった治療も含まれるということです．よって，われわれ医療従事者は，こういったがん患者の低栄養リスクを十分に認識したうえで，こまめに栄養状態をモニタリングしなければなりません．そして，少しでも低栄養の可能性

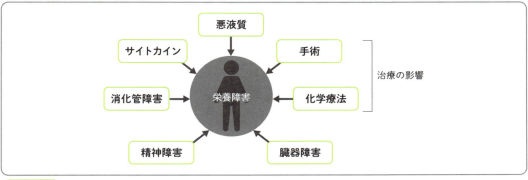

図 20-2　がん患者の栄養学的リスク

が認められた場合には，できるだけ早期に栄養介入をすることが，がん患者の栄養管理ではきわめて重要となります．

すべての病態で言えることですが，**栄養管理において最大の武器は低栄養の予防**です．いったん低栄養に陥ってしまうとなかなか栄養状態の改善が難しいことも多いため，いかに低栄養にならないようにするかがとても重要になります．

ガイドラインでは？

日本栄養治療学会（旧称：日本臨床栄養代謝学会・日本静脈経腸栄養学会）のガイドラインでは，やはり低栄養に陥るリスクが高いと判断した場合には積極的に栄養療法（栄養管理）を行うこと，そして定期的に栄養状態を評価することが推奨されています[2]．また，必要エネルギー量については，がん患者の代謝動態は個々で異なっているため，個人個人の代謝状態や治療の侵襲度を考慮して算出すると記載されています．エネルギー産生栄養素，微量元素の投与量は健常人と同様に決定すること，がん治療として明らかな有効性を示す栄養素は現時点では認められないことも記載されています．

なお，十分量の栄養を投与するとがん細胞にも栄養がいくため，がん細胞の増殖や，疾患の悪化につながるという説もありますが，それらを示す明確なエビデンスはありません[3,4]．

経静脈栄養時の注意点

これはがんに限ったことではありませんが，まず画一的に経静脈栄養（parenteral nutrition：PN）を行うべきではありません．経口投与が可能な場合はそちらを選択すべきであり，経口摂取だけでは不十分で，かつ消化管が使用な可能な場合は，経腸栄養（enteralnutrition：EN）を併用した方がよいです．

では，PN はどういったときに用いられるかというと，がん化学療法の強い消化管毒性などに

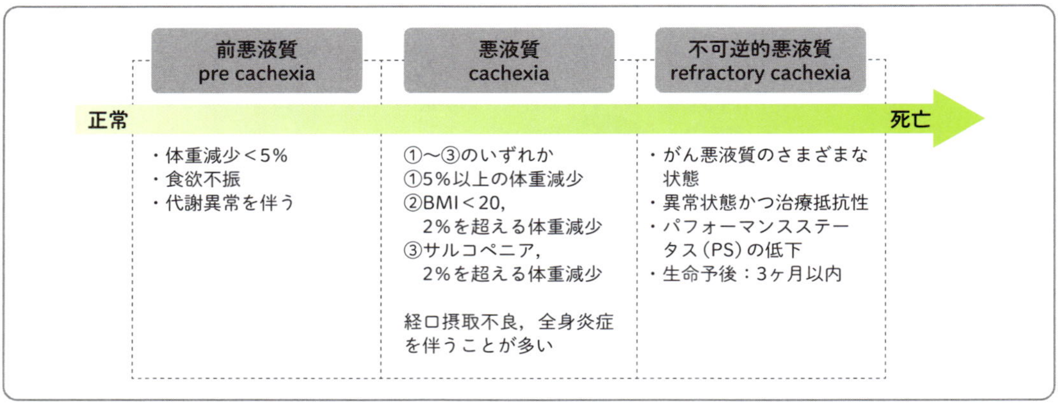

図 20-3 がん悪液質 （文献 5 を参考に作成）

よって悪心・嘔吐や下痢が生じ，経口摂取や EN に支障がある場合や，経口摂取や EN でどうしても十分な栄養量が摂取できない場合に用いられます．PN を用いる際，その期間が短いことが予想される場合には，末梢静脈栄養（peripheral parenteralnutrition：PPN）がよいでしょう．長くなることが予想される場合には中心静脈栄養（totalparenteral nutrition：TPN）が用いられますが，前述したように，**がん患者は容易に低栄養に陥る可能性が高いため，PN の必要性の判断はできるだけ早期にした方がよい**です．PN で栄養管理を行う場合も，個々の病態に応じた栄養管理を行えばよく，「がんだから」というものはありません．

終末期の経静脈栄養

❶ がん悪液質

終末期の栄養管理については，がんだけでなく，他の終末期についても共通する部分があるので参考にしてください．

がん終末期には悪液質（がん悪液質）に陥ることがほとんどです．がん悪液質とひと言で言っても，実際は，**前悪液質，悪液質，不可逆的悪液質**の 3 段階に分けられます（**図 20-3**）[5]．悪液質までであれば一般的な栄養管理で栄養状態の維持や改善が期待できますが，不可逆的悪液質まで至ると栄養管理に対する抵抗性があるため様子が異なってきます．そのため，いかに不可逆的悪液質にならないように予防するかが重要です．そして，不可逆的悪液質の時期は，栄養管理による利益を求めたとしても得られないことが多いため，不利益を減らす，あるいはなくすことが利益になる時期となります．

❷ ガイドラインの推奨

終末期の PN に関しては，日本緩和医療学会がガイドラインを出しています[6]．ガイドラインでは，**基本的に TPN を行わない**ことが推奨されています．病状が進行し，**悪液質による症状（胸水・腹水の貯留や気道粘液の分泌亢進などによる苦痛）**が認められる場合には，**PN そのものを**

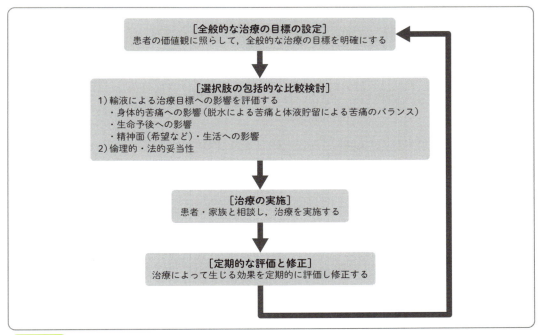

図 20-4 がん終末期の治療方針決定の概念的枠組み

(日本緩和医療学会 緩和医療ガイドライン委員会 編：終末期がん患者の輸液療法に関するガイドライン (2013 年版), p67, 金原出版, 2013. より転載)

行わないことが推奨されています．仮に PN が施行されていたとしても，その投与量を減らすことの推奨度が高くなっています．悪液質による症状があるときに過剰な水分投与がされると，胸水・腹水や浮腫，気道分泌の増加につながるため，結果として患者の苦痛を増すことになります．そういった場合には，PN の減量や中止によって苦痛の増悪をなくす，つまり不利益をなくすことが利益になるわけです．

　実際に私は，がん終末期の患者に過剰な PN がされていたことで，せん妄，浮腫，疼痛コントロール不良，拒食など，さまざまな症状を呈した例を経験しました．ひと目見て水分量が過剰であるとわかったため，主治医に水分量の減量を提案しました．その結果，すみやかに浮腫は軽減し，疼痛コントロールも良好になりました．最終的にこの患者さんは亡くなりましたが，せん妄も改善したことで家族との会話が可能となり，充実した最後の時間を過ごせました．これは，患者本人はもちろん，家族にとっても有益な結果につながったため，介入してとてもよかったと今でも思っています．同時に，過剰な PN の投与は患者の苦痛を増すということを実感させられた経験でもありました．

　では，誰でも終末期の PN を減量・中止すればよいのかというと，そうではないのがこの話の難しいところです．同ガイドラインでは，治療法の選択に関する概念的枠組みも示されています (図 20-4)[7]．ここできわめて重要なのは，「**患者本人の価値観に照らし合わせて目標を設定する**」点です．日本人はこの価値観を曖昧にしたままのことが多く，いざ状態が悪化したときに，確認できていない場合がほとんどです．そうすると，家族の意思が尊重されるわけですが，本来は，当然ながら患者本人の意思が最も尊重されなければなりません．その後，さまざまな選択肢

表 20-1	病態別栄養（がん）

	栄養量	たんぱく質量 （アミノ酸量）	水分量	電解質量
がん	→	→	→	→

矢印は健常人と比較しての変化を表す

に対する包括的な比較検討がなされ，治療方針（PN をするのか，しないのか，減量するのか，中止するのか）が決定されなければなりません．そして，このときの決定は絶対ではなく，その後のモニタリングしだいで再検討することも重要となります．

　がん終末期というと疼痛コントロールによる苦痛の除去に注目されがちですが，単純な疼痛はもちろん，精神的な苦痛も取り除かれなければなりません．PN によって患者の苦痛が増悪しているのであれば，それも取り除かれるべきだと思います．PN は使いかたしだいではかなり有用な栄養管理の手段になりますが，場合によっては患者の不利益につながることもあるということも，医療従事者は意識しておく必要がありますね．

まとめ

　がんの病態別栄養について表 20-1 にまとめました．今回のまとめは，「がんだからといって，特別な病態別栄養は存在しない」のひと言につきます．基本的には一般的な栄養管理でよいのですが，その患者が何らかの病態に陥っている場合には，その病態に応じた栄養管理が求められます．何より，がん患者の多くは，ほんの少しのことで低栄養に陥ってしまうという事実を忘れず，そうならないように頻回に栄養評価をして，必要であれば早期に栄養介入をしなければなりません．がん化学療法をいかに続けられるかも予後にとっては重要なことですが，栄養状態を含めた全身状態の維持は，がん化学療法を継続するための重要な因子です．そういった点も含めて，がん患者の栄養状態の維持・改善は，予後にとっても重要な意味をもっているのです．

文献

1) 東口髙志ほか：全身症状に対する緩和ケア．外科治療，96（5）：934-941，2007．
2) 日本静脈経腸栄養学会 編：静脈経腸栄養ガイドライン 第 3 版，照林社，2013．
3) Bozzetti F, et al.（ESPEN）：Clin Nutr, 28（4）：445-454, 2009.［PMID：19477052］
4) Heys SD, et al.：Br J Surg, 78（4）：483-487, 1991.［PMID：1903319］
5) Fearon K, et al.：Lancet Oncol, 12（5）：489-495, 2011.［PMID：21296615］
6) 日本緩和医療学会 緩和医療ガイドライン委員会 編：終末期がん患者の輸液療法に関するガイドライン（2013 年版），金原出版，2013．
7) 日本緩和医療学会 緩和医療ガイドライン委員会 編：終末期がん患者の輸液療法に関するガイドライン（2013 年版），p67，金原出版，2013．

Ⅴ 病態別栄養

21 周術期

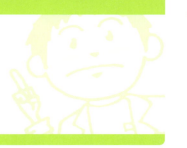

　周術期って病態なの？って思われた方もいらっしゃると思いますが，術前そして術後の栄養管理がしっかりできていないと，その後の経過に悪影響を与えてしまうこともあるでしょう．例えば，栄養状態が悪いと縫合不全をはじめとする術後の合併症の発生は増えますし，それによって当然ながら入院期間も長くなってしまいます．これでは患者本人にとっても病院にとってもデメリットしかありませんよね．そうならないためにも周術期の栄養管理はとても重要になるわけですが，私はそこで医療従事者が貢献できることが結構あると思っています．

　具体的な栄養管理方法というよりは少し概念的な話が中心になりますが，周術期の病態別栄養についてできるだけわかりやすくお伝えしたいと思います．

周術期（術前）

1 周術期（術前）に栄養療法が必要な患者とは？

　日本静脈経腸栄養学会（現在は日本栄養治療学会）のガイドラインでは「術前に中等度ないし高度の栄養障害に陥っている患者が術前栄養療法の適応である」と記載されており，その推奨度はきわめて高くなっています（推奨度A：強く推奨する）[1]．まあ，当たり前といえば当たり前ですよね．では，どういった患者が中等度ないし高度の栄養障害に陥るかというと，**進行がん患者**，**消化器疾患患者**，**高齢者**とされています．これらはいわゆる低栄養のリスクが高い患者です．

　ということで，こういった患者に対して術前の栄養管理を行うわけですが，ここで私のなかでひとつ疑問が生まれました．「もともと食事で十分に栄養を摂取できない状態だったから，低栄養になるってことでしょ？…ってことは，そういった患者に術前に積極的な栄養管理をしようとしても，結局食べられないんだから，あまり効果的ではないんじゃないの？」って．経腸栄養剤を口から摂取するONS（oral nutrition supplement）という方法もありますが，進行がん患者，消化器疾患患者，高齢者のなかには，それでも飲めないという方は少なくないと思います．もちろん，経口摂取や経腸栄養（ONSを含む）でしっかり栄養摂取ができて，術前に栄養状態が改善できれば，それに越したことはありません．しかし，それができない患者はどうすればいいのでしょうか？そういったときに，私は"一時的に"高カロリー輸液（total parenteral nutrition：TPN）をするのはどうなんだろうと，ずっと思ってきました．そうしたらあったんです，そういう研究の報告が．

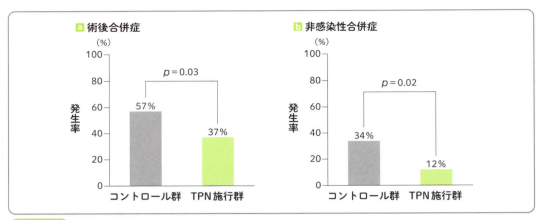

図 21-1　低栄養患者に対する術前の高カロリー輸液（TPN）と術後の合併症の関連性

(文献2を参考に作成)

❷ 術前の高カロリー輸液は術後合併症を減らせるか？

　紹介する研究報告の主旨は，術前に低栄養を認める患者に対して TPN を施行することで，術後の合併症はどうなったかの検証です（図 21-1）[2]．結果をみると，術後の全合併症の発生率は，コントロール群に比べて TPN 施行群で有意に低下しており，非感染性の合併症も同様に TPN 施行群で有意に低下していました．これだけでもよい結果だと思うのですが，私が個人的に関心をもったのは報告内で考察のところに記載されていた一文でした．それを意訳して紹介すると，「TPN 施行群は TPN 実施のために術前の入院期間が長くなってしまっていたが，術後は合併症が少なかったためコントロール群に比べて入院期間が短くなり，結果として両群間で入院期間に差はなかった」というものでした．ここの部分を読んで，なるほど面白い考察だな～と思いましたし，こういった発想はどんどん広まってほしいな～とも思いました．

　ただ，仮に入院時期を早めて術前の TPN を施行するにしても，その組成がめちゃくちゃだと患者にとってメリットどころかデメリットでしかないことにもなりかねませんので，ちゃんと common sense（一般的な感覚）を伴った組成でなければなりません．

❸ 周術期（術前）の病態別栄養

　では，周術期（術前）の病態別栄養はどういうものなのかというと，**通常の栄養管理で全く問題ありません**．必要栄養量，たんぱく質量いずれも特別なことはありません．もちろん，対象となる患者が他に罹患していて，それが病態別栄養を必要とするような疾患だった場合は，その病態に準じた栄養管理は必要となります．

　一般的な周術期（術前）の栄養管理の場合，ただ一点だけ重要となるのは，対象となる患者が低栄養状態であり，栄養状態の改善を目指していることです．第 7 章（p.91）で紹介した方法のいずれを用いても問題はないのですが，必ず蓄積量を考慮する必要があります．例えば，計算式を用いて算出する場合には体重〔kg〕を使いますが，そこで現体重を用いてしまうと，理論上はその栄養状態を維持するための必要栄養量・たんぱく質（アミノ酸）量が算出されてしまいます．目的は栄養状態の改善であることを忘れずに目標体重を設定し，それを用いて必要栄養量・たん

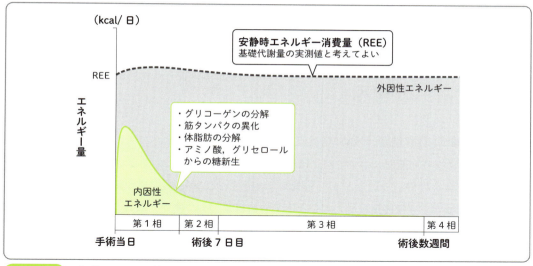

図 21-2 術後の必要栄養量と術直後の状態

REE：resting energy expenditure　　　　　　　　　　　　　　　　（文献3を参考に作成）

ぱく質（アミノ酸）量を設定するようにしましょう．ONSなどの工夫を十分に行ってもその量がなかなか摂取できないようであれば，思い切ってTPNを施行するというのも選択肢に入ってくるかもしれませんね．

いずれにしても，術前の低栄養は術後の合併症のリスクを高めます．いかによい栄養状態で手術にのぞむかは，その後の経過にきわめて重要な要素となります．

周術期（術後）

❶ 周術期（術後）に栄養療法が必要な患者とは？

術後，創傷の治癒や体力の回復が必要となるので，通常時に比べて必要栄養量が増加するものと考えられてきましたし，私自身もそう思っていました．ところが，実際に測定してみると，それほど代謝は亢進しておらず，必要栄養量も多少は増加しますが，それほどではないことがわかってきました（**図 21-2**）[3]．

本来であれば，必要栄養量〔**図 21-2**では安静時エネルギー消費量（REE）〕をすべて外因性エネルギーで充足すべきなのですが，術直後は少し状況が異なってきます．術直後の超急性期では，体内にあるものから生み出されるエネルギー（内因性エネルギー）を利用して生命を維持しようとします．内因性エネルギー源の代表的なものとしては，グリコーゲン，筋タンパク質，体脂肪などがあげられ，これらが分解されることでエネルギーが生み出されます．この現象を考慮せずにすべての必要栄養量を外因性エネルギーで満たそうとすると，当然ながら内因性エネルギーの分が過剰となり，過栄養（overfeeding）状態になってしまいます．実際に，肥満のような過栄養というわけではありませんが，術後に血糖値がバタつく患者が多くみられるのは，こういった内因性エネルギーの影響が大きいためです．術後の過栄養は合併症の原因となってしまうので，絶

対に避けられなければなりません.

実際は,そのことも考慮されていて,術直後は基本的に水分・電解質管理を行い,少量の栄養量から開始されているはずです.術式にもよりますが,術後早期から経口摂取が再開されるようになってきていますし,それだけでは足りない分は末梢静脈栄養(peripheral parenteral nutrition:PPN)を併用することもあるでしょう.

② 術後の経口摂取量が十分に増えていかない場合は?

ここまではあまり問題ないのですが,私が問題視しているのはこのあとです.とくに高齢者の場合,順調に食上げできないことって結構ありませんか? 経口摂取量が順調に増えていって,早期にそれだけで必要栄養量を満たすことができればよいのですが,なかなか増えていかない.こういったとき,皆さんはどのようにしていますか? おそらく,いつか食べられるようになるだろうと考え,経過観察といった感じではないでしょうか.その間,PPN はどうなっていますか? ちゃんと増やしていますか? ここも,おそらく増やさずに様子を見ていることが多いと思います.

いくら術後に必要栄養量があまり増えていないとはいえ,それに全く満たない栄養摂取量(投与量)の状態が長期間続けば,当然ながら栄養状態は悪化していきますし,その後のリハビリなどにもよい影響はないでしょう.私としては,そのようになかなか経口摂取量が増えない場合には,不足分をしっかりと PPN で補填してあげることが重要だと考えています(図 21-3)[3].その状態でリハビリをしつつ経口摂取量が増えてくるのを待つ方がずっとよいのではないでしょうか.よく見かけるのは,食べるための体力すらなくなってしまい,結局さらに低栄養が進行してしまう事例です.術後はそういったリスクが高いと思うので,しっかりと必要栄養量を満たしてあげたいですね.最終的には,経口摂取や経腸栄養(ONS を含む)で必要な外因性エネルギー量をすべて満たすことができればよいわけですが,そこに至るためにも,しっかりとした栄養管理が必要になってきます.

いずれにしても,術後の状態はさまざまな要因があるため患者個々で違ってきます.しっかりアセスメントをしたうえで,過不足のない栄養摂取量(投与量)になるように工夫していきましょう.その際,PPN(場合によっては TPN も)はとても有用な栄養補給の手段だと思います.

③ 周術期(術後)の病態別栄養

先ほどお伝えしたように,術直後については内因性エネルギーの影響があるので,過栄養にならないように注意します.そして,超急性期を脱した術後の状態はそんなに必要栄養量が増えていないので,必要栄養量に関してはあまり注意する必要はありません.

たんぱく質(アミノ酸)投与量については,若干注意が必要かと思います.というのも,第7章(p.91)でお伝えしましたが,必要なたんぱく質(アミノ酸)量は医学的ストレスの増加に伴い増えるといわれています.当然ですが,手術は医学的ストレスを伴いますし,その度合いは手術の内容や創部の大きさなどさまざまな要因で変わってきます.一方で,繰り返しになりますが,最も医学的ストレスが大きいはずの術直後に関しては,エネルギー利用が内因性エネルギー主体になるため,たんぱく質(アミノ酸)投与量を増やしてはいけません.外因性エネルギーが必要

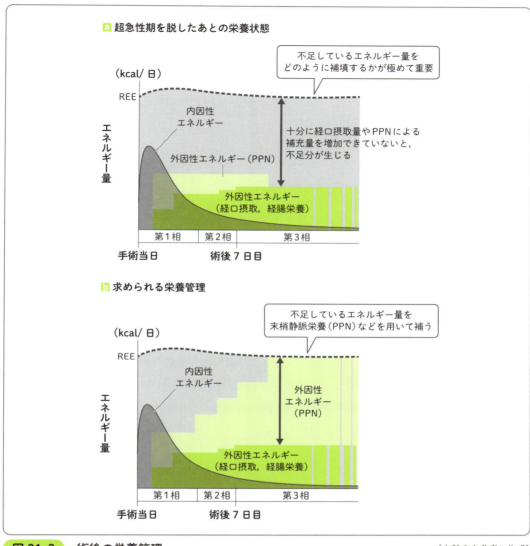

図 21-3　術後の栄養管理　　　　　　　　　　　　　　　　　　　　（文献3を参考に作成）

になるころには，医学的ストレスも多少減ってきていて，おそらくたんぱく質（アミノ酸）必要量もそこまで増えていないんじゃないかなと考えています．そこで私なりに考えてみたんですが，術後のたんぱく質（アミノ酸）必要量は 1.0〜1.2 g/kg/日程度じゃないかと思います．つまり，ほぼ通常時と変わらないか，若干増加する程度です．もちろん，そのときの状態によって変化することもありますが，そこまで投与量に注意が必要なことはないと考えられます．

術後は日々状態が変化していきますし，誰一人として同じ経過をたどることはありません．つまり，患者個々をしっかりとアセスメントすることが重要となります．とくに術後から日が浅いときは毎日アセスメントをしながら栄養投与量をこまめに調節した方がよいでしょう．もちろんこれは必要栄養量，たんぱく質（アミノ酸）量だけでなく，水分や電解質も含みますので，お間違いなく．

表 21-1 病態別栄養（周術期）

	栄養量	たんぱく質量 （アミノ酸量）	水分量	電解質量
周術期（術前）	→	→	→	→
周術期（術後）	→	↗または→	適宜増減	適宜増減

矢印は健常人と比較しての変化を表す

まとめ

　周術期の病態別栄養について**表 21-1** にまとめました．手術は侵襲を伴う治療になります．栄養状態が良好でしっかり動ける患者が手術を受ける場合と，栄養状態があまりよくなくてほぼ寝たきり状態の患者が受ける場合，どちらの方が術後の経過がよいかと問われると，前者と答える人がほとんでしょう．そのくらい術前の全身状態は重要となります．術後に関しては，患者個々によって状態はさまざまですが，全身状態や活動量を考慮したうえで過不足のない栄養摂取（投与）が重要となります．ただし，個人的にはもう少し積極的な栄養管理を行った方が術後の経過はよりよくなるのではないかと思っています．そのため，今回は PPN による不足分の補填について述べました．場合によっては経静脈栄養（parenteral nutrition：PN）もやはり重要な栄養投与方法であり，そこでの医療従事者の役割はとても大きいです．

文献

1) 日本静脈経腸栄養学会 編：静脈経腸栄養ガイドライン，第 3 版，照林社，2013.
2) Bozzetti F, et al.：JPEN（J Parenter Enteral Nutr），24（1）：7-14, 2000.［PMID：10638466］
3) 寺島秀夫：侵襲急性期におけるエネルギー投与のパラダイムシフト ―内因性エネルギー供給を考慮した理論的エネルギー投与法の提言―．日本集中治療医学会雑誌，20（3）：359-367, 2013.

V　病態別栄養

22 ｜ 病態別栄養のまとめ

　いよいよ本章で病態別栄養のまとめになります．他にも病態といえるものはたくさんあるんじゃないかと思われる方もたくさんいらっしゃると思います．確かにそうなんですが，すべてお伝えしようとするとかなりのボリュームになってしまうため，泣く泣く割愛しました．ただ，このまとめを最後まで読んでいただくと，今回取り上げなかった病態にも多くの点で応用可能になると思います．これまでの第V部「病態別栄養」を読んでいただいているとよりわかりやすいのは間違いないのですが，実は，読んでいなかったとしてもしっかり理解してもらえる内容になっています．

病態別栄養のまとめ

　このまとめを読み進めるにあたって，第16〜21章（p.164〜193）で示した病態別栄養のまとめの表をご参照ください．

❶ 介入の目的は状態の維持か？ 改善か？

　まず大事なことは，各病態別栄養の表はあくまで"そのときの栄養状態を維持するため"のものであるということです．しかし，ちゃんとした栄養管理を必要としている患者の場合，ほぼすべての症例で低栄養状態であり，栄養管理は栄養状態の改善を目的としています．そういった患者に対して表のような病態別栄養管理を実施すると，理論上では低栄養はそれ以上進行しませんが，栄養状態の改善そのものはできないということです．つまり，たとえ表で栄養量やたんぱく質（アミノ酸）量が「⇨」と記載されていたとしても，栄養状態の改善を目指す場合は「⇧」になることは絶対に忘れないでください．

❷ たんぱく質（アミノ酸）量を増やすか？ 減らすか？

　病態別栄養の表に示されているたんぱく質（アミノ酸）量に注目してください．実は，病態別栄養の8〜9割は「たんぱく質（アミノ酸）の量を増やすか減らすか」だけで決まります．もっと言うと，透析導入前の保存期慢性腎疾患（CKD）患者だけがたんぱく質（アミノ酸）制限を必要としていて，それ以外の病態ならば，ほとんどはたんぱく質（アミノ酸）量を増やせばOKなんです．

199

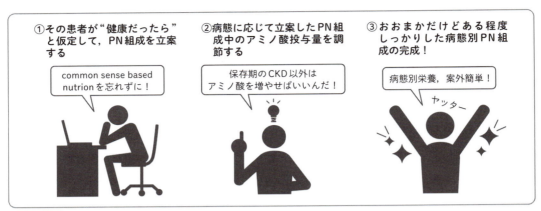

図 22-1 病態別の経静脈栄養（PN）組成の考えかた

「え，それだけ？」と思われたかもしれません．もちろんそれだけではありませんが，これが病態別栄養の入り口であり，最も重要な部分になります．どうでしょう．こう説明されると，病態別栄養が急に身近に感じられるようになってきませんか？

病態別栄養のはじめの一歩

① なぜ「病態別栄養は難しい」と感じるのか？

では，なぜ病態別栄養と聞くと何だか難しいもののように感じてしまうのでしょう．あくまで個人的な意見ですが，その答えは「いきなり病態別栄養を考えようとする」からだと考えています．最初から患者の病態別栄養を考えようとすると，患者の疾患，それに伴う病態や検査値などに加え，経静脈栄養（parenteral nutrition：PN）であれば選択肢となりうる個々の輸液製剤の特徴など，実にさまざまなことを考えなければなりません．そりゃあ難しいですよね．私も難しいと思いますもの．

じゃあ，どうすればいいのか？ 答えは簡単です．まず，「その患者が健康であると仮定した場合の栄養管理」を考えればいいんです．それができたら，あとは病態に合わせて，たんぱく質（アミノ酸）の量を調節すれば，その患者の病態別栄養の大部分ができあがりです（図 22-1）．PN であれば，組成の中のアミノ酸量だけを調節することも比較的容易にできるので，経口摂取や経腸栄養よりも簡単に病態別栄養ができると私は思います．

② common sense based nutrition を思い出そう！

さあ，ここで思い出してください．本書の第 2 章（p.37）で，皆さんに「健康な状態の PN 組成」を立案してもらいましたよね．それと同じことを，対象を患者に替えて行うだけです．もちろん，必要栄養量はだいたいで決めてもらって構いません．アミノ酸の投与量は体重をベースに考えましょう．それができたら，あとはアミノ酸の投与量を病態に合わせて調節するだけで，その患者にある程度適した病態別の PN 組成ができあがります．語弊を恐れず言いますが，これだ

けで実際に臨床で見かけるものよりもずっと素晴らしい病態別の PN 組成ができます.

　これもすでにお伝えしましたが,「健康な人の PN 組成ができない人が, 病気の患者の PN 組成なんてできるわけがない」という言葉の意味がここにあります. 結構きつめの言葉に聞こえるかもしれませんが, 言い換えると「健康な人の PN 組成さえできれば, 病気の患者の PN 組成もできたも同然だ」ということでもあります. あとはアミノ酸投与量の調節だけですからね.

　これまで, 一般的な感覚に基づいた栄養管理のことを「common sense based nutrition」といい, その重要性についてもお伝えしました. この順番で考えた病態別栄養は, ちゃんと common sense based nutrition に基づいた病態別栄養になっているはずです.

病態別栄養で重要なこと

　病態別栄養の基本は, たんぱく質 (アミノ酸) 量の増減ですが, 病態別栄養を必要としているような低栄養患者は, 健常人よりもあらゆる点で個人差が大きく, 実施する栄養管理によってどのような経過をたどるかの予想がつきにくい場合が多いです. その経過が良いものであるか悪いものであるかにかかわらず, どういった変化が起こるのかをしっかりモニタリングして, 修正が必要な場合にはできるだけ早期に対処しなければなりません. とくに, 複数の病態が存在しているようなときには注意が必要です. これは経口摂取であっても, 経腸栄養であっても, もちろん PN であっても同様です.

　病態別栄養を含む栄養管理に正解はありません. 本来の栄養管理とは, ただ栄養を入れるだけでなく, モニタリングして修正して, できるだけ正解に近づけていく過程のことをいいます. モニタリングなしの栄養管理はありえません. 病態とは普通の状態ではないということなので, 栄養管理においてはよりモニタリングの重要性が増すということです.

まとめ

　よく勘違いされがちですが, 病態用の輸液製剤が使われてさえいれば病態別栄養になっているわけでは決してありません. 病態用の輸液製剤は, 本当にそれを必要としている患者に用いれば素晴らしいチカラを発揮してくれますが, 同じ疾患だからといってすべての患者に適しているものではなく, 漫然と使用されるのは避けるべきです. いま一度, 皆さんのまわりを見まわしてみてください. その PN 組成は, 本当に患者の病態別栄養として適切ですか？ common sense based nutrition になっていますか？

　実際, 病態別栄養は難しいことも多いです. 一方で, 考えかたひとつでここまで簡単にすることができますし, それによって病態別栄養の入り口の垣根を低くすることができれば「もっと考えてみよう！」となってくれる医療従事者の方も増えると信じています.

Ⅴ　病態別栄養

23 | 番外編❶ リハビリテーションと栄養（リハ栄養）

　本書では，ここまでずっと経静脈栄養（PN）について解説してきました．ですが，ここから番外編として**リハビリテーション栄養**（以下「**リハ栄養**」）についてお伝えしようと思います．「経静脈栄養の本で，なぜリハ栄養？」と思う方もいらっしゃるかもしれません．しかし，リハ栄養を知ることでこれからの業務で必ず求められる重要な視点を身につけられると思っています．もちろん PN についても触れます．

　この番外編は，私が長年栄養管理に携わってきてたどり着いたひとつの結論でもあります．イチ薬剤師の妄言かもしれませんが，とても重要なことだと考えています．最後まで読んでいただき，1 人でも多くの方に共感していただければ幸いです．

リハビリテーション栄養とは？

　「リハ栄養」という言葉を聞いたことがある方も多いと思います．日本におけるリハ栄養は，2011 年に日本リハビリテーション栄養研究会（現在の日本リハビリテーション栄養学会）が発足したことから始まった，比較的新しい分野になります．「**リハなくして栄養ケアなし，栄養ケアなくしてリハなし**」や「**栄養はリハのバイタルサイン**」を合い言葉としていて，その名前どおり，「リハ」と「栄養」を組み合わせたものとなります．

❶ リハビリテーション栄養の定義

　リハ栄養の定義とは，**国際生活機能分類**（International Classification of Functioning, Disability and Health：**ICF**，図 23-1）による全人的評価と，栄養障害・サルコペニアの有無や栄養素摂取の過不足の有無と原因の評価，診断，ゴール設定を行ったうえで，障害者やフレイル高齢者の栄養状態・サルコペニア・栄養素摂取・フレイルを改善し，機能・活動・参加および QOL を最大限高める「リハからみた栄養」や「栄養からみたリハ」であるとされています[1]．ICF は 2002 年に世界保健機関（WHO）が提唱したもので，それまでは「国際障害者分類」とよばれていたものです．臨床では，患者の健康状態や心身機能・身体構造，いわゆる**疾病モデル**が注目されがちです．しかし本来は，それらに加えて，活動や社会参加，環境，さらには個人因子といったものを含んだ**生活モデル**として患者を評価しなければいけません．つまり，「病気だけじゃなくて，もっと広い視野で患者という"人"を診なさいよ～」と言っているのが ICF だと私

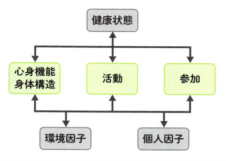

図 23-1 国際生活機能分類（ICF）の考えかたと評価例

は解釈しています．このICFの考えかたは，この番外編の重要なポイントになりますので，ぜひ覚えておいてください．

　リハ栄養の定義における「リハからみた栄養」とは，**リハの強度・運動量に見合った栄養摂取量や栄養状態であるかどうか**を，「栄養からみたリハ」とは，その時点の栄養状態で**実行可能な最大限のリハができているかどうか**を指しています．ちょっとややこしいかもしれないので，ものすごく簡単に言うと，「しっかり栄養を摂って，しっかり運動して，筋肉を増やして，元気になりましょう！」ということです．当たり前のことですが，食事だけでは筋肉は増えません．同様に，運動だけでも筋肉は増えません．筋肉を増やすためには，必要十分量のエネルギー・たんぱく質（PNの場合はアミノ酸）の摂取，そして必要十分な運動・リハが必要なのです．

❷ リハビリテーション栄養が誕生したきっかけ

　欧米の調査ですが，病棟や施設ごとに高齢者の栄養状態を調査したところ，**低栄養の高齢患者の割合が最も高いのは，回復期リハ病棟などのリハ施設だった**と報告されました（図23-2）[2]．なんとなく，低栄養の割合が最も高いのは急性期病棟かなと予想していたのですが，実際は全然違っていました．この理由としては，患者の多くがリハ強度（活動量）に見合っただけの栄養摂取ができていないため，自然にダイエット食になってしまっている点が考えられます．こんな状況は日本でも起こっている可能性があります．本来ならば患者のためであるはずのリハが，実は

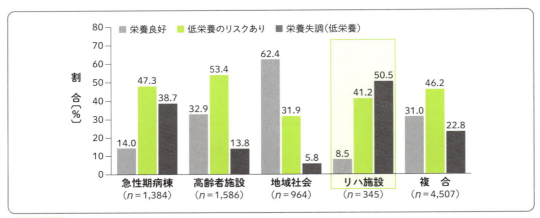

図 23-2　ステージごとの高齢者の栄養状態の実態　　　　　　　　　　（文献 2 を参考に作成）

患者の栄養状態を悪化させる一因になってしまっているかもしれません．私が回復期リハ病棟を担当していたときの経験ですが，たしかに，とくに高齢患者ではお世辞にも栄養状態がよいと言えない方もたくさんいたように思います．

こういった状況を何とかしなければということで，リハ栄養という考えかたが誕生しました．

❸ リハビリテーション栄養における必要栄養量・たんぱく質量

必要栄養量の設定

リハ栄養では，必要栄養量は結構多めになることが多いです．第 5 章「必要栄養量の設定方法」(p.73) をあわせて読んでいただくと，よりわかりやすいかと思います．リハ栄養では，機能訓練室でのリハを行っている場合，必要栄養量の計算式に用いる**活動係数**（AF）を 1.3〜2.0 に設定します（**表 23-1**）[3]．これが何を意味しているかというと，**リハ中の患者の必要栄養量は基礎代謝量の約 1.3〜2.0 倍になる**ということです．これって，結構多いと思いませんか？ ちなみに，ベッドサイドのリハでも活動係数は 1.2〜1.4 に設定するので，やはり思ったよりリハ栄養の必要栄養量は多めになります．

表 23-1　リハ栄養における活動係数（AF）

対象者（患者）の状態	係数
寝たきり（意識障害あり，JCS：2〜3 桁）	1.0
寝たきり（覚醒状態，JCS：1 桁）	1.1
ベッド上安静	1.2
ベッドサイドでのリハビリテーション実施	1.2〜1.4
ベッド外活動あり	1.3
機能訓練室でのリハビリテーション実施	1.3〜2.0
軽労働あり	1.5
中〜重労働あり	1.7〜2.0

JCS：Japan Coma Scale（「刺激しないでも覚醒している」状態を 1 桁，「刺激すると覚醒する」状態を 2 桁，「刺激しても覚醒しない」状態を 3 桁の数字で表現する）
（文献 3 を参考に作成）

たんぱく質（アミノ酸）摂取量の設定

同様に，**たんぱく質（PN の場合はアミノ酸）量も，かなり多くなります**．第 7 章「アミノ酸」

(p.91) のなかでもお伝えしましたが，必要たんぱく質量は，体重に医学的ストレスの度合いを示す**ストレス係数**（SI）を乗じることでおおよそ算出できます．なお，高齢者は体内でのタンパク質合成効率が若干低下しているため，非高齢者と同じように身体のタンパク質合成をしようとすると，材料であるたんぱく質・アミノ酸を少し多めに設定する必要があります．リハ施行中の患者は，筋タンパク質の合成を促進させるため，そして筋力を増強させるために，通常よりも多くたんぱく質を摂取する必要があります．よって，**必要たんぱく質量はリハを行っていない場合より1.2〜1.5倍ほど多くなる**と言われています．

> **必要たんぱく質量〔g〕の設定**
> ◆ 成人：体重〔kg〕×ストレス係数（SI）
> ◆ 高齢者：体重〔kg〕×〔1.0〜1.2〕×ストレス係数（SI）
> ◆ リハ患者：体重〔kg〕×〔1.2〜1.5〕×ストレス係数（SI）

リハを必要とする患者の多くは高齢者です．つまり，加齢によるタンパク質合成効率の低下と，筋タンパク質の合成を促進しリハの効果を上げる目的を考慮すると，実はかなり多くのたんぱく質を必要としているのです．実際，85歳男性，体重60 kgでリハを行っている患者の場合，必要たんぱく質量が90 g/日以上になることも結構あります．

リハビリテーション栄養のターゲット

リハ栄養が主にターゲットとしているのは，サルコペニアとフレイルです．**サルコペニア**は日本語にすると「骨格筋減少症」となります．**フレイル**には正式な日本語訳はないのですが，最も近い日本語にすると「虚弱」になります．

健康寿命を縮めるフレイルの発生・進行を促進する要因として，**フレイルサイクル**（図23-3）

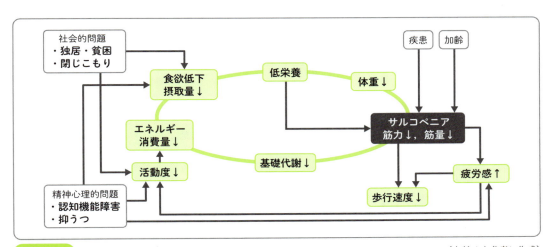

図23-3 フレイルサイクル　　　　　　　　　　　　　　　　　（文献4を参考に作成）

とよばれる悪循環が存在するとされています．フレイルサイクルを知れば，栄養・運動（活動）とサルコペニアに密接な関係があること，そしてフレイルの主な要因はサルコペニアであることもわかるかと思います[4]．例えば，四肢体幹の筋肉が少なくなると寝たきりの原因に，嚥下関連筋が少なくなると嚥下障害や誤嚥性肺炎の原因に，呼吸関連筋が少なくなると呼吸障害の原因になってしまいます．つまり，<mark>サルコペニアはフレイルの主な要因になるだけでなく，それ自体が生命予後に直接影響してしまう</mark>ので，リハ栄養の主なターゲットとしています．

❶ サルコペニアの原因

サルコペニアの原因には，一次性のものと二次性のものがあります[5]．一次性の原因には**加齢**があげられます．私たちは例外なく，加齢とともに筋肉量と筋力が低下していってしまいます．これについては，分岐鎖アミノ酸（BCAA）の摂取や適度な運動が予防に有効だとされています．

二次性のものは加齢を除くすべての原因が該当しますが，主に，<mark>栄養</mark>，<mark>運動</mark>，<mark>疾患</mark>とされています．さて，ここで考えてみましょう．入院患者の場合，栄養量・栄養組成と運動量を決めているのは誰でしょう？　そう，それはわれわれ医療従事者なんです．つまり，入院患者に対して不適切な栄養管理や運動量（安静度）を設定し，結果としてサルコペニアに陥ってしまったとすると，それは「<mark>医原性サルコペニア</mark>」となってしまうのです．私は，この医原性サルコペニアが実際かなり多いのではと考えています．

❷ リハビリテーション栄養の目標と実際

リハ栄養の目的はサルコペニア・フレイルの予防・改善，そして医原性サルコペニアの予防になりますが，より短期的な目標設定もあります（**表23-2**，**表23-3**）[6]．この目標設定を見ると，

表23-2　栄養指標によるリハビリテーション栄養の目標設定

血清アルブミン値〔g/dL〕	BMI		
	22以上	18.5〜22未満	18.5未満
3.6以上	機能改善↗	栄養改善↗＋機能改善↗	栄養改善↗＋機能維持→
3.0〜3.5	栄養改善↗＋機能改善↗	栄養改善↗＋機能改善↗	栄養改善↗＋機能維持→
2.9以下	栄養改善↗＋機能維持→	栄養改善↗＋機能維持→	栄養改善↗＋機能維持→

（文献6を参考に作成）

表23-3　栄養状態と栄養管理の評価によるリハビリテーションの目標設定

現在の栄養状態	栄養管理	
	適切	不適切
正常	機能改善↗	機能維持→
軽度〜中等度障害あり	機能改善↗	機能維持→
重度障害あり	機能維持→（または改善↗）	機能維持→

（文献6を参考に作成）

栄養状態が悪いときには栄養改善が必須目標となっており，そのうえで機能維持のリハしかできません．リハには現状維持を目的とする**機能維持**と，さらに機能をよくすることを目的とする**機能改善**があります．リハにあまり関わりのない医療従事者（薬剤師など）の多くがイメージしているリハは，おおよそ機能改善のものです．そして，栄養状態が悪く，さらに栄養管理が不適切であった場合，この表はとても優しいので「機能維持」と記載されていますが，現実は機能維持のリハすらままなりません．

皆さんはPNに関して知りたくて本書を手に取っていただいたかと思いますが，本書冒頭でお伝えしたように，現在の臨床におけるPNは決して適切なものではありません．PN施行中にリハしてはいけないなんてルールは全くないのですが，では実際にPN施行中にリハなんてできるのかというと，残念ながら現在のPNの多くでは機能維持のリハすらできない場合がほとんどでしょう．

皆さん，第2章（p.37）で紹介した"よく見る輸液定食"を覚えていますか？ 誤嚥性肺炎で絶食中の患者によく投与されているPNで，摂取エネルギー量が1日あたり400 kcalにも満たないアレです．そのときにもお伝えしましたが，誤嚥するということはその時点で低栄養によって嚥下関連筋の異化が亢進している状態です．こうした患者が再び食事を摂取できるようになるためには，嚥下リハも必要でしょう．ところが，そういった患者に対して1日400 kcal未満の栄養しか投与されていない現状で，果たして機能改善のリハはできるでしょうか？ むしろ機能維持のリハすら難しいということは，一般的な感覚をもっていらっしゃる方であれば誰でもおわかりだと思います．

リハビリテーション栄養で私たちができること

私はリハ栄養が始まった初期のころから関わらせていただいていますが，そのなかで，とくに薬剤師はリハ栄養に必須の職種だと感じています（もちろんすべての職種が必須です）．リハ栄養における薬剤師をはじめとする医療従事者の役割は大きく分けて3つあります．1つめは「直接，栄養に関すること」，2つめは「間接的に栄養に関すること」，そして3つめは「リハビリに関すること」です．

ここではまず「**直接，栄養に関すること**」についてご紹介します．これはまさに，本書の主題であるPNでの職能の発揮を意味します．実はすでに第2章でも同様の情報を解説しているのですが，きわめて重要なことなので，新たな知見を加えてもう一度お伝えします．

❶ 栄養への直接介入 ～どうしても栄養摂取量が不足してしまうとき～

一般的に，必要な栄養量は基礎代謝量やリハ強度を含む活動量によって決まりますが，さらに患者の場合は，そこに回復目標という概念が加わります（**図23-4**）．必要栄養量をすべて食事で摂取できればそれが最善だと思いますが，とくにリハが必要となるような高齢者の場合は，なかなか難しいこともしばしばです．そういった場合に，経腸栄養（EN）や，経腸栄養剤を経口で飲むONS（oral nutrition supplement）が併用されることもありますが，それでも必要栄養量を

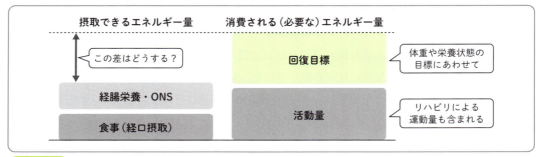

図 23-4 栄養摂取量（投与量）と消費量のバランス（イメージ）

本来であれば不足している部分を補助的かつ適切な組成の経静脈栄養（PN）で補充すべきである．ONS：oral nutritional supplements（食事だけでは不足するエネルギー量などを補うために経腸栄養剤などを経口摂取してもらう栄養療法）．

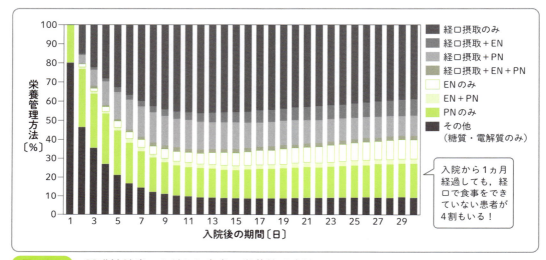

図 23-5 誤嚥性肺炎で入院した患者の栄養管理方法

入院 7 日目に非経口摂取〔経腸栄養（EN）群，経静脈栄養（PN）群，EN+PN 群〕で栄養管理がされていた患者は約 40％いたが，入院 29 日目でもその割合は変わらなかった．　　　　　　　　　　　　　　　　　　　　（文献 7 を参考に作成）

満たせない事例が結構あります．ここで，そのうち食事摂取量が増えるだろうと思って不足分を無視してしまうと，リハによりエネルギー消費量が増えているにもかかわらず栄養不足が続いて，栄養状態が悪化してしまいます．無理矢理ダイエットをさせているのと同じですね．

例え短くても食事摂取量が増えるまでの期間にこの不足分を PN で投与・補充できれば，それはリハにとって，そして結果として患者本人にとって，大きなメリットになると思いませんか？もちろん，そのときの PN は適切な量・組成でなければいけません．

❷「これでいいのか？」と訴えかけているようなエビデンス

ところが，私にとっては衝撃の報告が 2021 年に出されました（図 23-5，図 23-6）[7]．個人的には以前から「たぶんこんな感じなんだろうな〜」と予想してはいたのですが，データを見てみると（悪い意味で）予想をさらに上回るものでした．

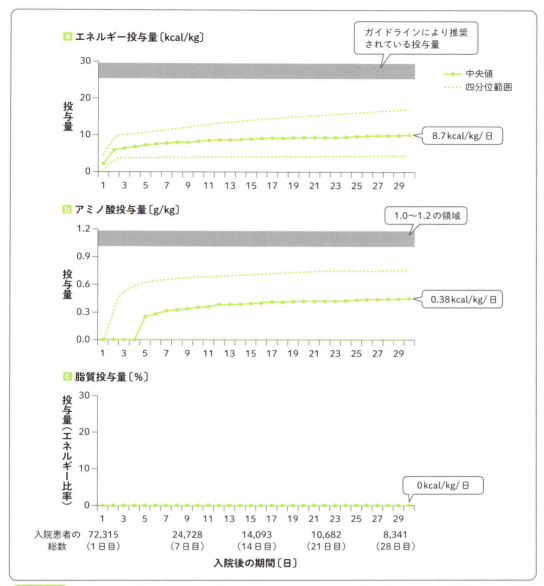

図 23-6 経静脈栄養（PN）のみで管理されていた患者の栄養投与量，アミノ酸投与量，脂質投与量

日本臨床栄養代謝学会（発表時の名称は日本静脈経腸栄養学会）のガイドラインで推奨されている量の3分の1以下しか投与されていないという驚くべき事実が見えてくる．　　　　　　　　　　　　　　　　　　　　　　　（文献7, 8を参考に作成）

誤嚥性肺炎の栄養管理法

　それは，誤嚥性肺炎で入院した患者の栄養管理に関する，日本のDPCデータ（「厚生労働大臣が指定する病院の病棟における療養に要する費用の額の算定方法」第5項第三号の規定に基づき厚生労働省が収集しているデータ）を用いた大規模後ろ向きコホート研究の結果です．入院7日後に栄養が非経口摂取だった患者が40％だったのに対して，入院1ヵ月後でも非経口摂取だった患者はどのくらいいたと思いますか？　これがなんと，同じく40％だったのです（**図23-5**）．「非経口摂取」群なので，そこにはENやPN，あるいはその併用を行っている患者も含まれてい

ますが，いずれにしても**4割の患者が入院後1ヵ月間にわたって咀嚼・嚥下をしていない**ということがわかりました．これでは嚥下関連筋の廃用性萎縮が起こってしまい，その後の経口摂取に必ず悪影響を及ぼしてしまいます．ただし，この報告で皆さんに知っておいてほしいところは，実は他にもあります．

経静脈栄養の内容

この，1ヵ月間にわたって非経口摂取だった40％の患者のうち，PNのみで栄養管理されていた患者では，栄養投与量および組成についても検討されています（**図23-6**）．栄養投与量については，入院1ヵ月後の時点での中央値が8.7 kcal/kg/日，アミノ酸については同じ時点での中央値が0.38 g/kg/日でした[7]．これがどのような意味をもっているかというと，日本栄養治療学会（JSPEN；旧称は日本臨床栄養代謝学会・日本静脈経腸栄養学会）が発表した**ガイドラインで推奨されている投与量に対して，いずれも1/3程度しか投与されていなかった**ということになります[8]．さらに，脂質の投与に関しては中央値が0 g/kg/日であり，調査期間中ほとんど投与されていませんでした．

ちなみに，前述のJSPENのガイドラインには，必要栄養量は25〜30 kcal/kg/日，アミノ酸投与量は1.0〜1.2 g/kg/日，末梢からのPNでは脂質の投与が有用であり，長期になる場合は高カロリー輸液を選択し，そして早期に経口摂取を再開するように記載されています．しかし，この報告[7]の結果を見ると，日本の臨床ではこういった指針が全く活かされていないことがわかります．誤嚥性肺炎の患者が再び誤嚥しないようにするためには，嚥下リハが必要となります．前述のように，リハ栄養では必要栄養量は多めに，必要たんぱく質量はかなり多めになるということを考慮すると，こんな状況で再び経口摂取ができるようになること自体が奇跡的な経過になってしまいますし，仮にそれができたとしても，さらに誤嚥のリスクが増えてしまっていることでしょう．

❸ 臨床現場でできることは？ しなければならないことは？

嚥下関連筋の減少に伴って，私たちの嚥下機能はどうしても加齢とともに低下していきます．この状態を「老嚥」といい，この時点では普通の食事摂取が可能です（**図23-7**）．その後，誤嚥性肺炎を起こしてさらにサルコペニアが進行すると，最終的に「嚥下障害」に陥り，この状態になると経口摂取が困難になります．サルコペニアの進行には，廃用，飢餓，侵襲が関与しているとされていますが，残念なことに，今の日本の臨床は廃用・飢餓を促進させるような管理をしているという事実が，ここで紹介した報告[7]から明らかになってしまいました．本来であれば，適切なリハ栄養管理を行い，老嚥の状態に戻してあげるのが医療の役割であるはずです．また，ここまで誤嚥性肺炎患者での調査結果についてお伝えしてきましたが，重要なのは，それ以外の疾患の患者でも同様な事態が起こっている可能性がきわめて高い点です．

リハ施行中かどうかに関係なく患者がなんらかの理由で十分な栄養量を摂取できなくなったとき，皆さんはどうしていますか？ 主治医（担当医）が処方したPNが実施されていれば，多くの方はそれにとくに疑問をもっていないのではないかと思います．そうじゃなければ，こんなデータが報告されるはずがありません．

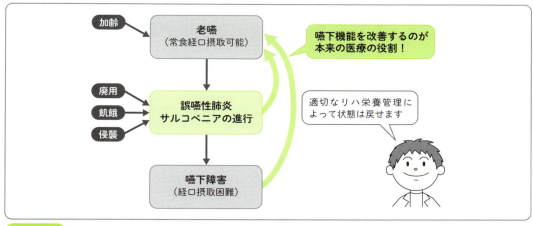

図 23-7 加齢に伴う嚥下機能低下が嚥下障害に至るまで

「老嚥」は嚥下機能が低下しているものの通常の食事摂取が可能な状態，「嚥下障害」は経口摂取が困難な状態を指す．嚥下障害をきたす要因として廃用，飢餓，侵襲があげられる．本来は適切な栄養管理とリハを行って嚥下障害を老嚥の状態まで戻してあげることが重要となるが，実際の臨床ではむしろ嚥下障害を促進させるような管理がされている．

リハ薬剤における薬剤師の役割

　ここからは主に薬剤師に向けたメッセージになります．何度もお伝えしたとおり，PNに用いられる輸液製剤はすべて医薬品に該当します．つまり，薬剤師が専門とすべきところです．薬剤師法第24条に規定されているように，疑義照会は薬剤師の重要な責務です．例えば，腎機能低下患者に対して薬剤の投与量が多い場合には，必ず疑義照会が行われていますよね？では，"よく見る輸液定食"（詳しくはp.37，第2章をご参照ください）のときには疑義照会は行われていますか？栄養量，アミノ酸量，いずれも絶対的に不足しているPN組成です．これって，本来ならば薬剤師が疑義照会すべきものではありませんか？

　これはリハ栄養に限った話ではありませんが，とくにリハ施行中は必要栄養量・アミノ酸量が増えるため，ここがおろそかになったときに患者が被る被害はきわめて大きいと私は考えています．リハ施行中でもPNが必要となることはあります．やはり，PNへの薬剤師の貢献はとても重要であり，リハ栄養においてもその役割は大きいと言えます．もちろん，医療従事者全体で取り組んでいかなければならないところでもありますね．

文献

1) Wakabayashi H：J Gen Fam Med, 19 (2)：43-44, 2018. [PMID：29600126]
2) Kaiser MJ, et al.（Mini Nutritional Assessment International Group）：J Am Geriatr Soc, 58 (9)：1734-1738, 2010. [PMID：20863332]
3) 若林秀隆 編著：リハビリテーション栄養ハンドブック，医歯薬出版，2010.
4) Fried LP, et al.（Cardiovascular Health Study Collaborative Research Group）：J Gerontol A Biol Sci Med Sci, 56 (3)：M146-156, 2001. [PMID：11253156]
5) Cruz-Jentoft AJ, et al.（Writing Group for the EWGSOP2, and the Extended Group for EWGSOP2）：Age Ageing, 48 (1)：16-31, 2019. [PMID：30312372]
6) 若林秀隆：PT・OT・STのためのリハビリテーション栄養 −栄養ケアがリハを変える，医歯薬出版，2010.
7) Maeda K, et al.：Arch Gerontol Geriatr, 95：104398, 2021. [PMID：33798999]
8) 日本静脈経腸栄養学会 編：静脈経腸栄養ガイドライン 第3版，照林社，2013.

V 病態別栄養

24 | 番外編❷ リハビリテーションと薬剤（リハ薬剤）

　引き続き，リハビリテーション（リハ）に関する話題です．前章の繰り返しになりますが，私は，リハビリテーション栄養（リハ栄養）における薬剤師をはじめとする医療従事者の役割が大きく分けて3つあると考えています．1つめは「直接，栄養に関すること」でした．今度は，2つめの「**間接的に栄養に関すること**」について考えていきましょう．

リハビリテーション栄養：栄養に関する間接的な介入

　間接的に栄養に関すること，それは，**摂食嚥下・食欲に悪影響を及ぼすような薬剤**が漫然と使用されていないかをチェックすることです．ふだん私たちが無意識的にやっている摂食嚥下（もぐもぐゴックン）ですが，実際は5つの機能に分類され，それを「摂食嚥下の5期」とよびます（**図24-1**）．5期の細かな説明は割愛しますが，五感を介して食べ物や食べかたを認知し口に運ぶ時期を先行期（認知期），食べ物を咀嚼して舌の上で食塊をつくる時期を準備期，つくった食塊を舌の運動によって口腔から咽頭に送り込む時期を口腔期，嚥下反射によって食塊を咽頭から喉頭に送り込む時期を咽頭期，そして食道を通じて食塊を胃に送り込む時期を食道期といいます．

　実は，非常に多くの薬剤が摂食嚥下5期に影響を及ぼしています（**図24-1**）．しかも，ここで紹介したものは，ほんの一部の例をあげているに過ぎません．例えば，中枢抑制作用を示す薬剤は食道期以外のすべての段階に悪影響を及ぼします．皆さんはものすごく眠たいときにご飯を食べられますか？　間違いなく食欲よりも眠気の方が勝つので，食べられないはずです．そういったときに他の誰かが食べ物を口に運んでくれたとしても，絶対に咀嚼しません．そのほか，薬剤によって錐体外路症状をきたしてしまうと，不随意運動のせいでうまく咀嚼・嚥下ができなくなってしまいます．

❶ 抗ヒスタミン薬の罠？

　ここで少し注目していただきたいのが，**抗ヒスタミン薬**です．皆さんは抗ヒスタミン薬についてどのような印象をもっていますか？　市販の感冒薬にも含まれていることが多いため，比較的安全性が高く，高齢者にも使いやすい薬剤という感じだと思います．実際，使用している高齢患者も多く，これはあってはならないことですが，複数の医療機関から多種類の抗ヒスタミン薬が処方されている例もときどき見かけます．

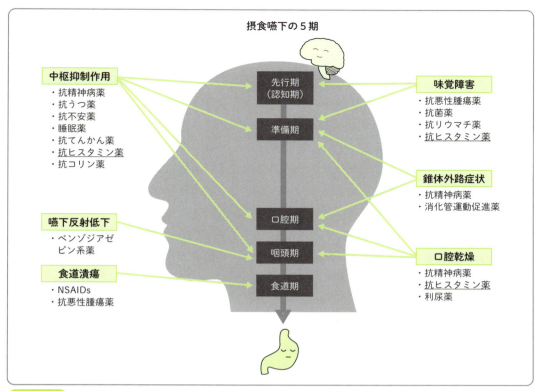

図 24-1 摂食嚥下5期とそれぞれに悪影響を及ぼす薬剤の例

　ところが，摂食嚥下5期に悪影響を及ぼす薬剤例（図24-1）を見るとわかるように，抗ヒスタミン薬は摂食嚥下5期の多くの段階に，さまざまな機序で悪影響を及ぼしてしまいます．抗ヒスタミン薬には代表的な副作用として，眠気に代表される**中枢抑制作用**と，口渇や便秘といった**抗コリン作用**による症状が認められます．

中枢抑制作用

　中枢抑制作用の強さは抗ヒスタミン薬の脳内移行性の高さによって異なり，一般的には，脳内移行性の低い第二世代とよばれる抗ヒスタミン薬であれば眠気を起こしにくいとされています．ただ，全く脳内移行性をもたない抗ヒスタミン薬は存在しないため，とくに高齢者に対しては，メリットとデメリットを十分に考慮したうえで使用するかどうかを決定する必要があります．

抗コリン作用

　抗ヒスタミン薬がもつ抗コリン作用の代表的な症状として，**唾液分泌低下**とそれに伴う**口腔乾燥**があります．この唾液は摂食・嚥下，食欲に非常に重要な役割をもっています．
　まず，**摂食・嚥下**に関してですが，私たちは物を食べるときに，咀嚼をしながら舌の上に食塊を形成しています．その際，唾液は"つなぎ"の役割をしています．また，食塊を咽頭・喉頭に送り込む際には，唾液が潤滑の役割を担っています．つまり，唾液がないと食塊がつくれなくなり，食べ物が喉に入っていかなくなります．結果として嚥下しにくくなるだけでなく，誤嚥のリ

スクがかなり高くなります．ぜひ一度，舌の下に脱脂綿を入れた状態で食事してみてください．どういうことか，身をもって理解していただけると思います（誤嚥のリスクについては自己責任でお願いします）．

　唾液のもうひとつの重要な役割が，**味覚**です．私たちの舌には味を感じる細胞である味細胞がありますが，舌に固形の食べ物がそのまま到達しても，実は味を感じることができません．唾液と食べ物が同時に存在することで，味の成分が唾液に溶け込み，それが舌の味細胞に到達することで初めて味を感じられるようになります．そのため，抗コリン作用によって唾液の分泌が低下すると，味覚障害が起こってしまいます．「何を食べても砂を食べているような感じ」といったような，いわゆる味覚の喪失を主症状とする味覚障害を認める場合には，まず口腔内環境を観察してみてください．おそらく唾液分泌低下に伴う口腔乾燥が強く認められると思います．もし，その症例が抗ヒスタミン薬などの抗コリン作用をもった薬剤を使用していたとしたら，それを中止するだけで味覚障害が改善する場合も結構あります．

味覚の異常を安易に捉えない！

　味覚障害は，食欲に強く関係しています．皆さんも同じだと思いますが，食べたときに「まずい！」と感じたものをみずからもう一度食べるかと言われたら，おそらく食べませんよね？　口に運ぼうともしないはずです．患者も同様で，味覚障害は患者の認知に強く影響し，摂食嚥下5期のうち，とくに先行期（認知期），準備期に悪影響を及ぼしてしまいます．

　よく「"味覚障害"なら，すなわち"亜鉛不足"」と考えられていて，味覚に異常があればすぐに亜鉛製剤が処方されることも多いと思われますが，**食事がある程度摂取できていれば，基本的に亜鉛不足にはなりにくい**でしょう．場合によっては，亜鉛製剤では効果が得られないどころか，本来であれば不要な薬剤を服用しなければならない状況にもなりかねません．味覚障害を認めた際には**亜鉛不足を考える前にまず口腔環境を確認**していただけるとよいと思います．

❷ "食べる"ために医療従事者がすべきこと

　摂食・嚥下，食欲に悪影響を及ぼす薬剤はたくさんありますし，事実，ほとんどの薬剤の添付文書に副作用として記載されています．摂食・嚥下障害や食欲低下が認められ，もし背景に薬剤性が疑われるのであれば，原因となる薬剤の変更や中止を提案すべきです．あなたが薬剤師であるならばもちろん，主治医と十分に相談したうえで決めなければいけませんが，常日頃からそういった視点をもって薬学管理に携わるべきだと言えます．

　摂食・嚥下や食欲に関する副作用は，基本的に添付文書上の「その他の副作用」に分類されます．「重篤な副作用」に比べると緊急性があまり感じられないため，われわれ医療従事者はそこまで気にしてこなかったのかもしれません．しかし，"食べる"ことは，人が健やかに生きていくための重要な土台です．よって，摂食・嚥下，食欲に関する副作用は，確かに臨床的には「その他の副作用」なのですが，私は**社会的には「重篤な副作用」**だと考えています．

　いったん始まった薬剤を中止するのは，勇気のいることでもあります．一方で，症状が改善していてもう不要だと判断できる薬剤を見かけることも多々あるでしょう．そのようなときには，少し勇気を出して中止を提案してみませんか？　その薬剤が"食べる"ことの障害になっていたと

すれば，その提案は間違いなく本当の意味で患者のための薬物療法につながっていくはずです．

リハビリテーション薬剤（リハ薬剤）

番外編の最後は**リハビリテーション薬剤**（**リハ薬剤**）についてです．リハ栄養における2つめの役割「間接的に栄養に関すること」とは，摂食嚥下・食欲に悪影響を及ぼすような薬剤が漫然と使用されていないかをチェックすることとお伝えしましたが，これはリハ薬剤でもあります．そして，ここまでをふまえて，これからの医療現場・これからの薬物療法で必ず求められるようになる視点とはどういったものなのかについて，一緒に考えていきましょう．

① リハビリテーション薬剤の定義

リハ薬剤とはリハ栄養の薬剤版であり，フレイル高齢者や障害者の機能，活動，参加，QOLを最大限高める「**リハからみた薬剤**」や「**薬剤からみたリハ**」と定義されています[1]．リハ栄養よりもさらに新しい概念であり，2018年に誕生しました．

リハ薬剤では，リハ栄養と同様に**国際生活機能分類**（**ICF**；p.203の図23-1）による全人的評価，つまり「病気だけじゃなくてもっと広い視野で患者という"人"を診なさいよ～」という考えかたが重要となります．ICFで評価を行ったうえで，リハの効率を最大限高めるための薬物療法を提供する，…これがリハ薬剤です．

② リハビリテーションと薬剤の関連性

薬剤がもつ摂食嚥下・食欲に関する副作用は先ほど説明したとおりですが，当然ながら薬剤がもつ副作用はそれだけではありません．**直接リハに悪影響を及ぼす薬剤**もたくさんあります（**表24-1**）．

例えば，**中枢抑制作用**をもつ薬剤は眠気やふらつきを起こします．眠気やふらつきは転倒の原因になりますし，立位・座位の保持の困難，集中力の低下など，あらゆる面でリハの効率を下げてしまいます．そのほか**筋弛緩作用**を有する薬剤は，筋力の低下の原因となるためリハに悪影響を及ぼします．実際の医療現場では，こういったリハの支障となる薬剤がないかどうかをしっかり把握し，必要に応じて薬剤の調整を行っていかなければなりません．

③ 急性期と回復期の薬物療法の違い

回復期リハ病棟に入棟してくる患者のなかには，多種類の薬剤を服用・使用している例も散見されます．実際，回復期リハ病棟入院中の脳卒中患者の33%で6剤以上の多剤併用が認められ，それら多剤群では機能的自立度評価法（functional independence measure：FIM）のスコアが有意に低かったとの報告もあります[2]．詳細な説明は割愛しますが，FIMは日常生活動作（ADL）の評価法であり，リハの効果の評価に用いられるものでもあります．

では，なぜ回復期リハ病棟に入棟してくる患者の多くが多剤併用中なのでしょう？　私は，ここに急性期と回復期の薬物療法の違いが現れていると考えています．

| 表 24-1 | リハビリテーションに影響を及ぼす薬剤の例 |

薬剤の種類	影響する作用・副作用，注意事項
①直接筋肉に影響する薬剤	
筋弛緩薬，筋弛緩作用をもつ薬剤	—
ステロイド薬（グルココルチコイド製剤）	—
②活動性を低下させる薬剤	
鎮痛薬（NSAIDs，オピオイド製剤，プレガバリン，ガバペンチン）	嘔気・嘔吐，過鎮静，便秘，瘙痒，痛覚過敏症，免疫抑制
神経刺激作用をもつ薬剤（ドネペジルなど）	自然経過から薬剤を中止するタイミングに困り，最終的に処方カスケードの要因となる
抗精神病薬（第一世代，第二世代）	鎮静，低血圧，抗コリン作用，代謝の悪化，錐体外路障害，転倒リスク増大，心電図上の QT 延長
抗うつ薬（SSRI，SNRI など）	—
抗けいれん薬（バクロフェン，チザニジンなど）	—
睡眠薬（ベンゾジアゼピン系・非ベンゾジアゼピン系を含むすべて；エチゾラム，フルニトラゼパム，トリアゾラム，ゾルピデムなど）	過鎮静，せん妄
抗てんかん薬	過鎮静，嚥下障害

急性期の薬物療法

　私は，**急性期は“足し算”の薬物療法**だと考えています（図 24-2）．どういうことかというと，急性期医療を受ける患者の多くには，入院前からすでに，高血圧や糖尿病といった「基礎疾患の治療に用いられる薬剤」が使われています．そこに，「今回の入院の原因となった疾患の治療に用いられる薬剤」が追加されます．さらに，「入院期間が長引くことによって出てくる諸症状に対する薬剤」が追加されます．すべてがそうだとは言いませんが，このように基本的に薬剤が“足し算”されていく要素が強いのが急性期の薬物療法だと言えます．結果として多剤併用，あるいはそれによって副作用や相互作用といった有害事象が出現しているポリファーマシーになるリスクも高くなります．

回復期の薬物療法

　今回のテーマであるリハ薬剤の主な場は，回復期リハ病棟となります．急性期の薬物療法が“足し算”であるのに対して，**回復期の薬物療法は“引き算”**だと言えます（図 24-3）．前述したように，回復期に入棟してくる患者は多剤併用やポリファーマシーの状態であることが多いです．この傾向は，とくに脳卒中後の患者で認められます．

　回復期における薬物療法を考えるうえでとても重要なのが，「**基本的に入院の契機となった疾**

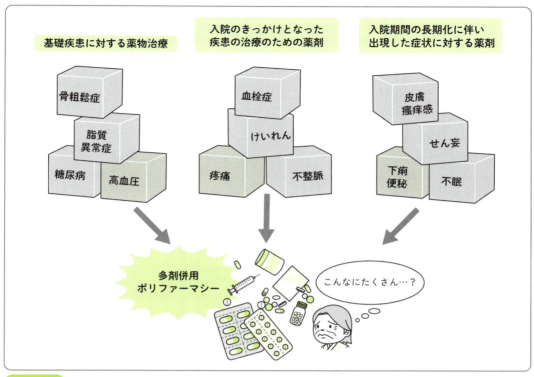

図24-2 急性期の薬物療法（「足し算」の薬物療法）

患の治療は終了している」という視点です．脳卒中であっても大腿骨頸部骨折であっても，治療が終了しているのです．そのため，症状の改善とともに不要となった薬剤を減量・中止する時期であるとも言えます．そして，本当に必要な薬剤だけにする時期，それが回復期なのです．回復期は言い換えると，多剤併用やポリファーマシーを是正する絶好の場でもあります．

❹ リハビリテーション薬剤の本質

ここまでの説明を読むと，「リハ薬剤＝多剤併用・ポリファーマシーの是正」のように思われるかもしれませんし，大筋はそれで結構です．ただ，場合によってはリハの効率を高めるために薬剤の追加が有効なこともあります．例えば，脳卒中後の意欲低下に対してアマンタジン（ドパミン放出促進薬）を追加することで，意欲が上昇し，食事量が増えたりリハの効率が高まったりする患者もいます．そのため，私が考えるリハ薬剤とは，「**個々の患者に対する薬物療法の適正化**」です．不要な薬剤を減らして，必要な薬剤は増やす．そのうえで患者が本当に必要とする薬剤だけにする，これがリハ薬剤の本質だと言えます．

薬剤のことなら薬剤師の出番？

薬物療法の適正化というならば，医療従事者のなかでも薬剤師の出番ではないかと言いたいところですが，なんと，ここでひとつ大きな問題があります．それは，リハ薬剤（リハ栄養もですが）の主な場である回復期リハ病棟に薬剤師が配置されている病院がほとんどないことです．

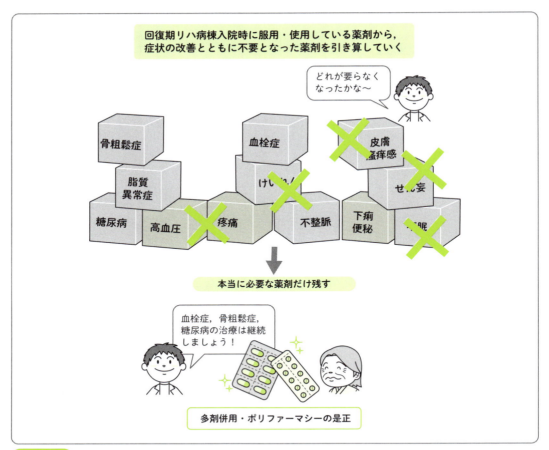

図 24-3 回復期の薬物療法（「引き算」の薬物療法）

　おそらくですが，薬剤師が病院の収益に貢献できる薬剤管理指導料などが回復期リハ病棟入院基本料のなかに含まれてしまっているといった，診療報酬上の背景があるのだと思われます．しかし，回復期のほぼすべての患者が薬剤を使用していますし，リハ薬剤の実践には薬剤師のチカラは必要不可欠です．できるだけ早く，回復期リハ病棟に薬剤師が常駐していることが当たり前になってもらいたいものです．その実現まではまだ時間がかかるかもしれませんが，目の前にすでに患者がいる以上，そうは言ってられません．他の職種の皆さんは，ぜひ薬剤師を回復期の医療にどんどん巻き込んでくださいね．

❺ リハ栄養とリハ薬剤の関連性

　リハ栄養とリハ薬剤は，患者の回復サポートのうえでは互いに関連し合っています（図 24-4）．すべての患者は回復を目標にしますが，リハ栄養は患者の回復を手助けする重要な動力となります．リハ薬剤も同様に動力となりますが，リハ薬剤にはもうひとつの側面があります．それは，リハ栄養をより効果的に実践するための動力にもなるということです．リハ栄養をより効率的に実践するためにも，リハ薬剤のますますの普及が望まれます．

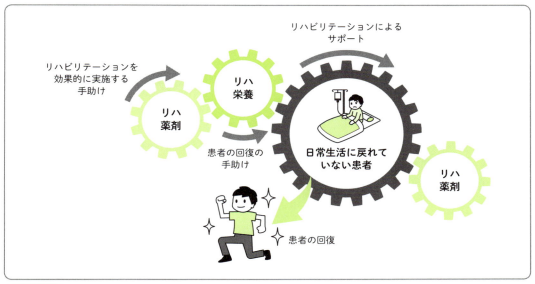

図 24-4 リハ栄養とリハ薬剤の関連性

これからの薬物治療に必ず求められる視点

　これから必ず求められる視点，それは，==生活モデルに基づいた薬物療法==です．これまでわれわれ医療従事者は疾病モデルに基づいた薬物療法に注力してきました．ですが，今後の医療は間違いなく在宅中心のものにシフトしていくでしょう．そうしたなかで，疾病モデルだけに基づいた薬物療法は，はたして患者のためになっているのでしょうか？

1 生活モデルに基づいた薬物療法

　ICF が示しているように，ヒトは心身機能や健康状態だけでなく，さまざまな要素から成り立っており，まさに生活を営んでいるのです．==薬物療法は本来ならば生活のなかにあるもの==であり，生活まで考慮された薬物療法でなければなりません．これは，本書のテーマである経静脈栄養（PN）にも通じる考えだと思いますし，私は薬剤師ですので，薬剤師の視点から考えると，おそらく薬剤師の認識のなかで不足していた部分でもあるでしょう．また，もしかしたら他の職種の方も同様なのかもしれません．

　皆さんは，経口剤，外用剤，注射剤に関係なく，処方が決定されたときや処方箋に基づいて調剤をするとき，そういった薬剤を使っている患者がいるとき，その患者の生活について少しでもイメージしたことはありますか？ 生活を完璧に予測することは不可能であっても，それをイメージする習慣をつけるだけで，生活モデルに基づいた薬物療法の実現につながっていくと私は信じています．

　いま一度考えてみましょう，「薬物療法にはもっと生活の視点が必要だと思いませんか？」「薬剤の専門家である薬剤師にも，もっと生活の視点が必要だと思いませんか？」と．

② リハ栄養・リハ薬剤という概念を知った皆さんへ

　日本人の平均寿命と健康寿命のあいだには，男性で8~9年，女性で約12年の乖離があり，その乖離はここ20年間ずっと縮まっていないことを皆さんご存知ですか？ 今後ますます進む高齢化社会に向けて，この乖離をいかに縮めて元気な高齢者を増やしていくかが，社会的・医療的にきわめて重要な課題のひとつとなるでしょう．

　その際，リハ栄養・リハ薬剤はとても重要な概念となるでしょうし，これらに積極的に関われば，疾患モデルだけでなく生活モデルにも基づいた薬物療法の実践に貢献していけるでしょう．リハ栄養・リハ薬剤を知っている医療従事者が増えれば間違いなく，国民の健康寿命を延ばす大きな要因になっていくので，ぜひ，皆さんも今から一緒に勉強していきましょう．

文献

1) Wakabayashi H：J Gen Fam Med, 19（2）：43-44, 2018. [PMID：29600126]
2) Kose E, et al.：Geriatr Gerontol Int, 18（2）：321-328, 2018. [PMID：29105246]

VI

栄養アセスメントとモニタリング

VI 栄養アセスメントとモニタリング

25 栄養状態の評価，アセスメント

　栄養管理の対象は栄養障害のある患者であり，栄養障害は主に低栄養と過栄養に分けられます．臨床ではほぼ低栄養患者が対象となるため，本章では低栄養に絞って解説します．栄養管理が必要かを判断するにはまず栄養状態の評価・アセスメントが必要となります．栄養評価では，栄養管理の必要性や適応の有無，栄養障害の程度も判定します．また，管理開始後も効果を判定するために再評価が必要であり，栄養評価は最も重要な要素です．

低栄養とは

　低栄養は，栄養不足が続くことで起こり，ほとんどがたんぱく・エネルギー低栄養（protein energy malnutrition：PEM）です．PEM は，文字どおりたんぱく質と熱量（カロリー）の不足により起こり，高齢者では，PEM がある場合，PEM がない場合と比べて有意に死亡率が高いという報告もあります[1]．とくに，除脂肪体重（lean body mass：LBM）の減少は，その程度によって生命機能に影響を及ぼし，最終的には生命予後（窒素死；nitrogen death）にもつながります（図 25-1）[2]．そのため，定期的に LBM を測定し，現在の状況と栄養管理の方向性を決めることが重要となります．

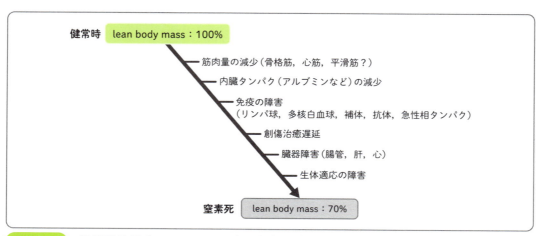

図 25-1　除脂肪体重（lean body mass）と窒素死（nitrogen death）

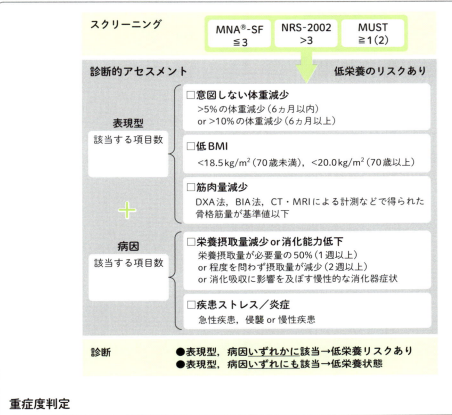

図 25-2 低栄養診断の国際基準（GLIM 基準） （文献 3, 4 を参考に作成）

　低栄養の診断基準はこれまでさまざまな学会や団体によって出されてきましたが，アジア静脈経腸栄養学会（PENSA），欧州臨床栄養代謝学会（通称 ESPEN），米国静脈経腸栄養学会（ASPEN）などの栄養関連学会が合同で国際的な低栄養の診断基準である the global leadership initiative on malnutrition criteria（**GLIM 基準**）を発表しました[3,4]．GLIM 基準は，スクリーニング，診断的アセスメント，診断，重症度判定の 4 つの段階から成っています（**図 25-2**）[3,4]．

スクリーニング

　栄養管理上のスクリーニングとは，低栄養の可能性がある患者を選別することであり，栄養評

| 表 25-1 | MNA®-SF の栄養状態評価 | | |

問い	解答	点数
過去 3 ヵ月間における食欲不振，消化器系障害，咀嚼や嚥下困難などによる食事量の減少	顕著な減少	0
	中等度の減少	1
	減少なし	2
過去 3 ヵ月間における体重の減少	3 kg 以上の減少	0
	不明	1
	1〜3 kg の減少	2
	減少なし	3
自力歩行	寝たきり，またはつねに車椅子を使用	0
	ベッドや椅子から起き上がれるが，歩いて外出はできない	1
	問題なく歩行可能	2
神経・精神の問題	重度認知症またはうつ	0
	中度の認知症	1
	問題なし	2
BMI*	19 未満	0
	19 以上，21 未満	1
	21 以上，23 未満	2
	23 以上	3

＊：BMI 測定が困難な人は，ふくらはぎの周囲が 31 cm 未満（0 点），31 cm 以上（3 点）で加算する
・スクリーニング値　0〜7 点：低栄養，8〜11 点：低栄養の疑い，12〜14 点：問題なし
・詳細は，簡易栄養状態評価表（MNA®-SF）https://www.mna-elderly.com/sites/default/files/2021-10/mna-mini-japanese.pdf を参照

（文献 5 を参考に作成）

価の最初のステップでもあります．スクリーニングに用いるツールは複数ありますが，GLIM 基準では妥当性が検証されたスクリーニングツールを用いることになっています．ここでは，代表的なスクリーニングツールについて紹介します．

❶ Mini Nutritional Assessment® （MNA®）

　国際老年医学会が 1990 年に発表した，65 歳以上の高齢者を対象としたスクリーニングツールです[5]．臨床では MNA® の簡易版である MNA®-SF が広く用いられています（表 25-1）[5]．MNA®-SF は，食欲，体重などに関する全 6 項目から成っており，それぞれの項目の点数の合計で患者の低栄養のリスクを判定します．合計点数が少ないほど低栄養のリスクが高いということになります．一点だけ，用いる際に条件があり，MNA®-SF の対象が 65 歳以上の高齢者である点には注意が必要です．

表 25-2 NRS-2002

	栄養状態の低下		疾患の重症度（必要栄養量の増加）
0 点	通常の栄養状態	0 点	疾患なし
1 点 （軽度）	体重減少：>5%/3 ヵ月 or 一週間の食事摂取量が必要量の 50-70%以下	1 点 （軽度）	股関節の骨折， 急性合併症を伴う次の患者：肝硬変， 慢性閉塞性肺疾患，血液透析，糖尿 病，がん
2 点 （中等度）	体重減少：>5%/2 ヵ月 or BMI：18.5-20.5 + 全身状態の低下 or 一週間の食事摂取量が必要量の 25-60%	2 点 （中等度）	腹部大手術，脳卒中， 重症肺炎，血液がん
3 点 （重度）	体重減少：>5%/1 ヵ月 or BMI：<18.5 + 全身状態の低下 or 一週間の食事摂取量が必要量の 0-25%	3 点 （重度）	頭部外傷，骨髄移植， 集中治療を必要とする患者 （APACHE＞10）
	a いずれかに該当すれば，＋1 点		**b** 該当する点数の合計
年齢	70 歳以上の場合，**a** と **b** の合計点数＋1 点		

・合計点数 3 以上：低栄養リスクあり→栄養管理計画の策定
・合計点数 3 未満：週に 1 回再評価．大手術などで栄養障害のリスクが予見できるときは，予防的に栄養管理計画を策定

（文献 6 を参考に作成）

2 Nutritional Risk Screening-2002 (NRS-2002)

NRS-2002 は ESPEN が提唱しているスクリーニングツールであり，とくに欧州で広く用いられています[6]．NRS-2002 は，体重，BMI，食事摂取量といった直接の栄養状態，そして疾患の重篤度によって点数をつけ，合計点数で患者の低栄養リスクを判定します（**表 25-2**）[6]．栄養状態，疾患の重篤度いずれも 0〜3 点の 4 段階で評価し，合計が 3 点以上の場合に低栄養のリスクがあると判断します．このスクリーニングツールは，年齢が 70 歳以上の場合でも 1 点加算することになっています．

3 Malnutrition Universal Screening Tool (MUST)

MUST は英国静脈経腸栄養学会の栄養障害対策委員会によって 2003 年に考案された，成人用のスクリーニングツールです[7]．MUST は，BMI，体重減少率，最近の栄養摂取状況をスコア化し，その合計の点数によって患者の栄養障害の危険度の診断を行います．BMI，体重減少率は 0〜2 点の 3 段階で評価，最近の栄養摂取状況は 0 点もしくは 2 点の 2 段階で評価し，合計点が 2 点以上の場合に，「栄養障害の危険度：高」として積極的な栄養管理の介入を行うこととしています．

表 25-3		主観的包括的評価（SGA）
病歴	体重	・過去 6 ヵ月間の体重：[減少量　　 kg]，[減少率　　 %] ・過去 2 週間の体重：□増加，□変化なし，□減少
	食事	・食事量の変化：□なし，□あり（　　 日程度） ・食事内容：□通常食，□経腸栄養，□経静脈栄養，□その他
	消化器系の症状	2 週間以上の維持 □なし，□悪心，□嘔吐，□下痢，□食欲不振
	身体機能の状態	・制限：□あり，□なし [　　 日程度] ・制限の程度：□労働の制限，□歩行可能，□寝たきり
	疾患とストレス	・疾患名：[　　　　　　] ・代謝ストレス：□なし，□軽度，□中等度，□重度
身体所見		正常：0 点，軽度：1 点，中等度：2 点，重度：3 点 ・皮下脂肪の減少（三頭筋，胸部）：[　　 点] ・筋肉量の減少（四頭筋，三角筋）：[　　 点] ・くるぶしの浮腫：[　　 点] ・仙骨の浮腫：[　　 点] ・腹水：[　　 点]
主観的包括的評価		・栄養状態良好：A ・中等度の栄養不良：B ・重度の栄養不良：C

（文献 8 を参考に作成）

❹ Subjective Global Assessment（SGA）

SGA は主観的包括的評価と訳することができ，その名のとおり評価者の主観をもとにした評価です．評価者の主観というといささか不安になりますが，栄養障害リスクの患者を抽出する能力はあります．

SGA は Detsky らによって 1987 年に提唱されたスクリーニングツールです（**表 25-3**）[8]．日本に栄養サポートチーム（nutrition support team：NST）が普及したころは主流のスクリーニングツールだったため，現在でも SGA を用いている施設も多いと思われます．SGA は，患者の体重変化や食事摂取変化，疾患などの病歴と皮下脂肪の喪失など身体状況を包括的に評価したうえで，それらをふまえて最終的に評価者の主観によって，栄養状態良好，中等度の栄養障害，高度の栄養障害の 3 段階に評価する方法です．

❺ スクリーニングツールの選びかた

スクリーニングはあくまで栄養障害（低栄養）のリスクのある患者を選別する方法ですが，栄養評価の土台となるものでもあります．スクリーニングツールが複数あり，どれを用いるべきか迷うこともあると思いますが，基本的にどのツールも用いても問題ありません．

診断的アセスメント

GLIM 基準による低栄養診断の 2 つめのステップは**診断的アセスメント**です（**図 25-2**）．診断

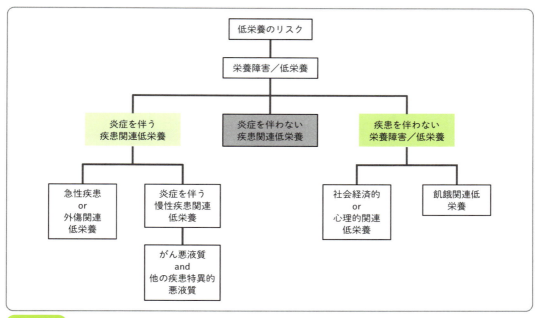

図 25-3　低栄養の分類と原因

的アセスメントとは，スクリーニングによって栄養障害（低栄養）のリスクが認められた患者の身体組成の変化（表現型）および病因を明らかにすることです．

栄養評価の指標

ここでのポイントは，表現型において骨格筋量減少の有無を判断する項目があり，骨格筋量を実測する必要がある点です．これまでの栄養評価では血中アルブミン濃度が栄養状態の指標として用いられてきましたが，血中アルブミン濃度はさまざまな因子の影響を受けやすく，実際の栄養状態を反映していないことが多いです．そのため，栄養状態の指標としては用いられないようになってきました．現在は，血中アルブミン濃度よりも実際の活動量の指標となる骨格筋量が重要視されるようになっており，GLIM 基準でもそのようになっています．

診断

GLIM 基準による低栄養の 3 つめのステップは，スクリーニング，診断的アセスメントの結果をふまえて診断することです．診断は比較的単純であり，診断的アセスメントの表現型と病因いずれかが 1 つでも該当した場合は**低栄養リスク状態**，表現型と病因いずれも該当した場合は**低栄養**となります．低栄養は疾患の有無によって疾患関連低栄養と疾患のない低栄養に分類されます（図 25-3）．さらに，疾患関連の低栄養は炎症の有無によって分けられ，疾患のない低栄養も社会経済的・心理的関連低栄養と飢餓関連低栄養に分けられます[9]．

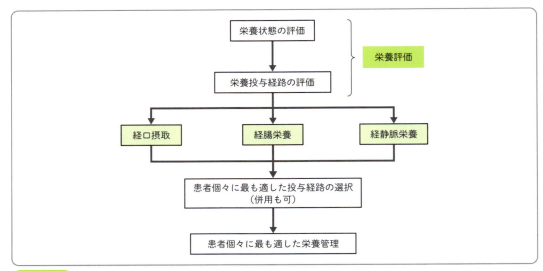

図 25-4 栄養管理の手順

重症度判定

栄養障害（低栄養）と診断されたのちは，最後のステップである重症度の判定を行います．重症度の判定は，意図しない体重減少，BMI，筋肉量の減少それぞれの度合いによって判定します（**図 25-2**）．筋肉量の減少については，具体的な数値が示されていないため，基本的には体重減少と BMI によって判断することとなります．

まとめ

GLIM 基準を用いて栄養評価を行い，栄養管理が必要と判断された場合，次に検討が必要なのは，栄養の投与経路の決定です（**図 25-4**）．栄養の投与経路を判断する際に最も重要なのは，消化管が使えるかどうかという点です．消化管が機能していて，食事のみで十分量の栄養が吸収できると判断される場合には，経口摂取が基本となります．消化管は機能していても，経口からの栄養摂取量が必要栄養量に満たない場合や，誤嚥のリスクが高い場合には，経腸栄養も選択肢となります．一方で，疾患などによって消化管が機能していない，経腸栄養を使用できない場合には，経静脈栄養が選択されます．栄養管理では，個々の症例に最も適した栄養投与経路を選択しなければなりません．よって，消化管が機能しているのかを判断することも，栄養評価の重要な要素のひとつです．

低栄養患者に栄養管理を行う場合，低栄養の重症度だけでなく原因も十分に理解したうえで，最も効率的な栄養管理をしなければなかなか改善しません．そのため，栄養評価は栄養管理においてきわめて重要なものと言えます．

文献

1) Cederholm T, et al.：Am J Med 98（1）：67-74, 1995. [PMID：7825621]
2) Steffee WP：JAMA, 244（23）：2630-2635, 1980. [PMID：6776304]
3) Cederholm T, et al.（GLIM Working Group）：Clin Nutr, 38（1）：1-9, 2019. [PMID：30181091]
4) Jencen GL, et al.：JPEN J Parenter Enteral Nutr, 43（1）：32-40, 2019. [PMID：30175461]
5) Van Nes MC, et al.：Age Ageing, 30（3）：221-226, 2001. [PMID：11443023]
6) Kondrup J, et al.（Ad Hoc ESPEN Working Group）：Clin Nutr, 22（3）：321-336, 2003. [PMID：12765673]
7) Scott A：Br J Community Nurs, 13（9）：410-412, 2008. [PMID：19024035]
8) Detslky AS, et al.：JPEN J Parenter Enteral Nutr, 11（1）：8-13, 1987. [PMID：3820522]
9) Cederholm T, et al.：Clin Nutr, 36（1）：7-10, 2016. [PMID：28034565]

VI　栄養アセスメントとモニタリング

26 | モニタリングなしは栄養管理にあらず

　経静脈栄養（parenteral nutrition：PN）を含む栄養管理に限ったことではありませんが，とくに栄養管理においてはモニタリングの重要性がとても大きいです．これまでの内容も，しっかりモニタリングをしなければほとんど効果を発揮しないどころか，患者に害をもたらす PN になってしまう可能性すらあります．

　ということで，本章はこれがなければ栄養管理とは言えない，モニタリングについて解説します．

モニタリングする意義

　はじめに強くお伝えしておきたいことがあります．それは，「**栄養管理に正解は存在しない**」ということです．私も含めて患者の栄養管理に携わっている者が実際に行っているのは，"できるだけ正解に近づける栄養管理"です．これはどういうことなのか，一緒に考えてみましょう．

1 必要栄養量は仮説にすぎない？！

　皆さんに，第 2 章（p.37）で健康な人の PN 組成を考えてもらったとき，必要栄養量は計算式を使用せずに"だいたい"で決めてもらったと思います．ここにモニタリングを行う意義が隠れていました．

　必要栄養量を計算で決めたとしても，計算式のなかには計算者の主観で決まる数字が存在します．例えば，医学的ストレスの度合いを示すストレス係数（SF）は，「この患者は少し熱があるから 1.1 くらいかな」みたいな感じで，計算者の主観が大きく反映される数字になります．計算式のなかに主観が反映された数字が含まれた時点で，そこから導き出される値はすべて"だいたい"になります．つまり，計算で導き出そうが，最初から"だいたい"で決めようが，その値のもつ意味はあまり変わらず，いずれもあくまで仮説にすぎないということを忘れてはいけません．

　そして，仮説は実際に実行・検証してみて，それが正しいかどうかを判断する必要があります．もし問題点があると判断されたら，それらを修正・改善した新たな仮説を立て，そしてまた検証し，判断していきます．この流れを「仮説思考」といいます（**図 26-1**）[1]．私が栄養管理を行う際は，この仮説思考のサイクルを何度も回すことで，トライ＆エラーを繰り返しながら栄養管理をできるだけ正解のものに近づけようとしています．

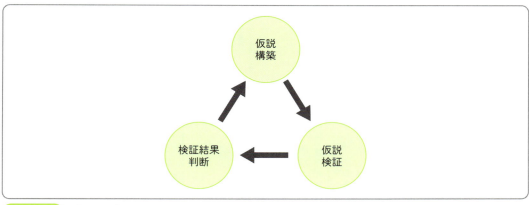

図 26-1 仮説思考

表 26-1 栄養管理を行う際にモニタリングすべき身体所見（一部）

モニタリング項目	モニタリングの目的	上昇・増加した場合	低下・減量した場合
体重・BMI	設定した必要栄養量の評価	・低栄養患者：問題なし（増加が早すぎる場合は注意） ・過栄養患者：栄養投与量を減らす	・低栄養患者：栄養投与量を増やす ・過栄養患者：問題なし
体脂肪率	栄養状態の評価	・低栄養患者：増えすぎていなければ問題なし ・過栄養患者：栄養投与量を減らす	・低栄養患者：栄養投与量を増やす ・過栄養患者：問題なし
骨格筋量	栄養状態の評価	・低栄養患者：問題なし ・過栄養患者：問題なし	・低栄養患者：栄養投与量を増やし，運動量も増やす ・過栄養患者：栄養投与量はそのままで，運動量を増やす
尿量	水分出納の評価	水分投与量をみて，過剰に出ていなければ問題なし	水分投与量が不足している可能性があるため，再検討
皮膚状態	・脱水，溢水の有無の評価 ・必須脂肪酸欠乏の有無	―	
活気	栄養状態の評価	問題なし	栄養投与量，栄養組成の再検討

ここに示したのは，あくまで栄養管理を行ううえでの評価・対処法であり，すべての症例に当てはまるものではないことに留意する．

❷ 栄養管理の設定を評価・検証するためにモニタリングを！

　栄養管理は，患者の栄養状態の変化に伴い，その内容も変更していかなければなりません．そうなると，経過のなかのあらゆる段階で栄養管理の仮説を立てることになるわけですが，それを検証・判断するときに絶対に必要になるのがモニタリングというわけです．

　栄養管理に限ったことではありませんが，計算式を用いて推算値を算出すると，それがあたかも正解であるかのような錯覚に陥ることはないでしょうか？　しかし，実際その値のほとんどは仮説にすぎないのです．それを正解であるかのように錯覚して，その後のモニタリングを怠るような事態になると，結果として，栄養管理そのものが患者にとって害になってしまう可能性もあります．仮説思考はあらゆる面で重要な考え方になります．ぜひ覚えておいてください．

　ただ，すべてのモニタリング項目を紹介すると大変な量になってしまうので，ここではあくまで代表的なものを紹介します（表 26-1，表 26-2）．

表 26-2 栄養管理を行う際にモニタリングすべき検査項目（一部）

モニタリング項目	モニタリングの目的	上昇・増加した場合	低下・減量した場合
血清アルブミン（Alb）	栄養状態の評価（ただし検査値の評価には注意が必要）	問題なし	・炎症がある場合：栄養管理としては問題なし ・炎症がない場合：タンパク質（アミノ酸）量を増やす（アルブミンが低下する要因がないか検索必須）
トランスサイレチン（TTR）	栄養管理によるタンパク質合成の評価	問題なし	材料であるタンパク質（アミノ酸）の量が不足しているのか，タンパク合成に必要なエネルギー（ノンプロテインカロリー）が不足しているのかを評価し，不足しているものを増やす
尿素窒素（UN）	窒素出納の評価	・タンパク質（アミノ酸）が過剰である可能性があるので，投与量の再検討 ・脱水の有無の確認	・タンパク質（アミノ酸）不足でなければ問題なし ・溢水の有無の確認
肝機能	refeeding syndromeの有無	・軽度であれば問題なし ・高度であればrefeeding syndromeの可能性があるため，栄養投与量，タンパク質（アミノ酸）投与量を減らす	問題なし
血清ナトリウム（Na 値）	・Na 投与量の評価 ・脱水，溢水の有無の評価	・脱水の有無の確認 ・脱水がなければ Na の投与量を減らす ・脱水があれば水分投与量を増やす	・溢水の有無の確認 ・溢水がなければ Na の投与量を増やす ・溢水があれば水分投与量を減らす
血清カリウム（K 値）	・K 投与量の評価 ・refeeding syndromeの有無	・K の投与量を減らす	・ブドウ糖の過剰投与＋インスリンの使用があれば，ブドウ糖の投与量を減らす ・それがなければ，K の投与量を増やす
血清無機リン（P 値）	refeeding syndromeの有無	・P の投与量を減らす〔食事の場合はタンパク質の量を減らす（タンパク質には P も含まれているため）〕	・ブドウ糖の過剰投与＋インスリンの使用があれば，ブドウ糖の投与量を減らす ・それでも改善しなければ，P の投与量を増やす ・脂肪乳剤（リン脂質として P を含んでいる）の併用
血糖値	ブドウ糖投与量の評価	・ブドウ糖の投与量を減らす ・ブドウ糖の投与量を減らすことで十分なエネルギー投与が困難になる場合には，インスリンの併用を考慮	・インスリン量，ブドウ糖投与量の再検討
ヘモグロビン（Hb）	・貧血の有無 ・鉄過剰投与の有無	問題なし（脱水の影響を受けている可能性もあるので注意）	・出血の有無を確認 ・溢水の有無を確認 ・鉄過剰状態でないかどうかを確認し，その可能性がある場合には鉄の投与量を減らす
尿生化	・電解質出納の評価 ・水分出納の評価など	—	—

ここに示したのは，あくまで栄養管理を行ううえでの評価・対処法であり，すべての症例に当てはまるものではないことに留意する.

栄養管理を行ううえでモニタリングすべき点

VI

栄養アセスメントとモニタリング

❶ 身体所見

体重，BMI

体重，BMI は，栄養管理を行ううえで必須のモニタリング項目です．設定した必要栄養量が適切であるかどうかを判断します．体重（BMI も含む）が予想よりも増加しない，あるいは（過栄養に対する栄養管理中に）減少しない場合には，必要栄養量を再設定する必要があります．また，急激な体重変化は体に大きな負担となりますので，経過中に体重を測定することで，そういったところもモニタリングするようにしましょう．

体脂肪率，骨格筋量

低栄養状態の患者の体重が栄養管理によって増加したとしても，体脂肪だけが増えている状態はよくありません．実際，サルコペニアと肥満が合併した状態である「sarcopenic obesity」は，ただのサルコペニアよりも，死亡率などさまざまな点で患者に不利益となるため，避けられるべきだと指摘されています[2]．

骨格筋量を実測するのは容易ではありませんが，体脂肪率は比較的容易に測定できます．体脂肪率すら測れない場合には，患者の活動状況や運動強度から筋肉量を推測するだけでもだいぶ違ってきます．

尿量

尿量は，水分出納を考えるうえで，きわめて重要なモニタリング項目となります．以前にもお伝えしましたが，人間の水分喪失は主に尿，便，そして不感蒸泄から成っています．このなかで，唯一正確に実測できるのが尿からの水分喪失量，つまり尿量になります．尿の量だけでなく，尿の色も見ておいた方がよいでしょう．色の濃淡で濃縮尿か希釈尿かをモニタリングすると，より水分出納を考えやすくなります．

のちほど解説しますが，尿は実にさまざまな情報を伝えてくれるので，私は必ずモニタリングしています．

皮膚状態

皮膚状態も必須のモニタリング項目です．これも以前お伝えしましたが，必須脂肪酸が欠乏すると，魚鱗様，パラフィン様皮膚になるので，ひと目でわかります．また，浮腫があれば，現在の水分投与量が多く，溢水に陥っている可能性を考慮しなければなりません．逆に，ツルゴール反応は脱水の有無を判断するのに有用です．皮膚をつまみ，もとに戻るまでの時間を測定し，それが2秒以上かかると脱水状態と判断されます．皮膚状態の観察は，痛みもなく簡単にできるうえ，とても重要なさまざまな情報を教えてくれます．

活気

当たり前ですが，低栄養状態だと活気もないことが多いです．そのような患者は，栄養状態の改善に伴い活気も上昇してきます．自分が考えた栄養管理で患者が元気を取り戻せたことを実感できると，とても嬉しいですよね．何気ないことかもしれませんが，活気もモニタリングしてみるとよいでしょう．

❷ 血液データ

アルブミン（Alb）

栄養指標と言われると，アルブミンを思い浮かべる方も多いと思います．ところが，2019年に公開された国際的な低栄養に関する診断基準であるGLIM基準（the global leadership initiativeon malnutrition criteria）では，栄養評価の指標にアルブミンが含まれていません[3,4]．これにはいくつか理由があるのですが，一番はアルブミン値が栄養状態以外にも身体状況による影響を受けて大きく変動するためです．例えば，炎症が存在するとアルブミン値は低下します．この低下は主に炎症部位でのアルブミンの喪失によるものです．

では，血液生化学検査で得られるアルブミン値は栄養管理のモニタリング項目に全くならないのかというと，必ずしもそうではありません．アルブミン値は変動するということ，そしてその原因（主に炎症）を理解して，栄養状態以外の影響を見分けられるよう注意を払っておけば，ある程度はモニタリング項目になります．ただ，その場合でも，アルブミン値の増減に一喜一憂しないようにするのが大事です．

トランスサイレチン（TTR）

トランスサイレチンは別名「プレアルブミン」ともよばれます．アルブミン炎症による影響を大きく受けるだけではなく半減期が長いため，短期的な栄養指標として用いるのには不向きです．一方，トランスサイレチンの半減期は2日程度とされており，短期的な栄養指標となります．基準値より低下している場合には低栄養とされますが，アルブミンと同様に炎症性疾患によっても値が低下します．

さらに，トランスサイレチン値のモニタリングには，別の目的もあります．例えば，PN組成を立案してそれが実際に投与されたとします．その結果，投与したアミノ酸がどの程度タンパク質合成に用いられているのかをモニタリングするときなどに用います．つまり，栄養管理の効果を早期に評価できるようになるので，とくに栄養管理を開始したのち1週間以内に測定するとよいでしょう．

尿素窒素（UN）

窒素代謝産物である尿素窒素は，窒素源がタンパク合成に使われずエネルギーとして燃焼したときの燃えカスであると言えます．そのため，PNによる栄養管理中には，アミノ酸投与量が過剰になっていないかを判断するためのモニタリング項目となります．

私たちが焼肉をお腹いっぱい食べた次の日には，血清尿素窒素（BUN）の値が上昇しています．これは，タンパク質合成に用いられる以上の窒素源が体内に入ってきて，最終的にエネル

ギーとして燃焼した証拠です．患者でも同様の現象が起こります．トランスサイレチン値よりも容易に測定できるため，アミノ酸投与量が適切かどうかを判断するためにも必ずモニタリングしましょう．

肝機能（AST，ALT，γ-GTP）

肝機能に関する検査値も重要なモニタリング項目です．低栄養状態の患者に高カロリー輸液（total parenteralnutrition：TPN）を開始し，しばらくすると，肝酵素が少し上昇することがあります．「TPNを開始したせいじゃない？」と不安になる方もいるでしょうが，多くの場合これは大丈夫です．わかりやすく例えると，それは"体の中に栄養が入ってきたことに肝臓がびっくりしている"だけです．他に問題がなければ経時的に改善することがほとんどなので，しっかりモニタリングするようにしましょう．

一方で，過剰な栄養投与によって生じる肝機能障害はrefeeding syndrome（リフィーディング症候群）でみられる症状のひとつであるため，避けるべきです．前述の"肝臓がびっくりした"ときの肝酵素の上昇がせいぜい100 IU/L前後までなのに対して，refeeding syndromeでの肝酵素の上昇は4桁までに至ることがあります．先ほどと同様に例えると，"肝臓がびっくりしすぎて腰を抜かした"状態です．こうならないためにも，極度の低栄養状態の患者に対する栄養管理を行う場合には，少量ずつ開始すること，そして肝機能のモニタリングを行うことが必須となります．

もうひとつ覚えておきたいのは，肝機能の検査値は必須脂肪酸が欠乏しているときにも動くことです．第8章（p.104）のなかでも説明しましたが，必須脂肪酸欠乏が起こると脂肪肝になります．長期間無脂肪での栄養管理が行われていて，肝機能障害が認められたときには，まず必須脂肪酸欠乏を疑いましょう．そういった場合には，脂肪乳剤の投与を行うと，驚くほどすみやかに肝機能が改善していきます．

血清ナトリウム（Na）値

血清ナトリウム値（Na値）は高すぎても低すぎても神経症状をきたす原因になるので，重要な検査項目です．とくに低栄養状態の患者では，それまでNa値がそれほど問題なかったとしても，PNの水分負荷によって体液が希釈され低ナトリウム血症に陥ることもあるため，Na値は必ずモニタリングした方がよいでしょう．

Naは細胞外に多く存在し，水分の影響を大きく受けます．つまり，脱水や溢水によって濃度が大きく変動するため，注意が必要です．仮にNa値が低下しても，すぐに「Naが不足している」と安易に考えるのではなく，水分出納なども考慮して本当にNaを補充する必要があるかどうかを見きわめましょう．その際，水分の影響を受けやすいヘモグロビンや尿酸値，尿素窒素などの他の検査値も見て，総合的に判断するとよいと思います．

血清カリウム（K）値

血清カリウム値（K値）はしばしば，慢性腎臓病患者の電解質管理時や，スピロノラクトンなど高カリウム血症をきたす可能性のある薬剤の副作用回避にモニタリングされる項目です．で

は，栄養管理では？ というと，やはり refeeding syndrome 関連でモニタリングすべき項目の
ひとつとなります．

　低栄養状態の患者に高濃度のブドウ糖を投与すると，血糖コントロールのためにインスリンが
必要となる場合がほとんどです．インスリンには血中の糖を細胞内に取り込ませる作用がありま
すが，同時にKも細胞内に移動させます．その結果，重篤な低カリウム血症が生じ，致死的な不
整脈の原因になってしまうこともあります．低栄養が高度な場合はなおさらですので，K値も
しっかりモニタリングしましょう．

血清リン（P）値

　血清リン値（P値）については第6章（p.79）でお伝えしていますので，ここでは簡潔に説明し
ます．

　インスリンの作用で細胞内に取り込まれるのはKだけでなくPもです．低リン血症がもたらす
最悪な結果は，乳酸アシドーシスによる死亡です．それは，一般的なビタミン B_1 欠乏による乳
酸アシドーシスとは異なり，神経症状（ウェルニッケ脳症）を呈さず，心不全，呼吸不全といっ
たまるで衰弱死のような経過をたどります．低カリウム血症も同様ですが，栄養管理による低リ
ン血症の原因は，ブドウ糖の過剰投与です．ただ，投与量が過剰でなくても，高度の低栄養状態
患者では十分に起こりうる事態です．低栄養の患者であればあるほど，栄養管理を行う際にはモ
ニタリングが重要となります．

血糖値

　インスリン使用の有無にかかわらず，血糖値もモニタリングした方がよいです．術後や炎症な
どで異化亢進状態ならば，それまで血糖値に問題がなかった患者でも高血糖になる場合がありま
す．一方，インスリンを使用している場合には，低血糖のリスクもあります．いずれにしても血
糖値をモニタリングしていなければ気づけません．

ヘモグロビン値（Hb）

　ヘモグロビン値は貧血の有無を判断するために用いられます．栄養管理においても貧血の有無
は大事な指標になるのですが，とくにPNで管理している場合には“鉄過剰ではないか？”のモニ
タリングに用います．

　微量元素製剤（マルチバッグ製剤に含まれている微量元素は除く）には鉄が多く含まれていま
す．そのため，連日投与を続けると鉄過剰になることがあります．鉄過剰になると貯蔵鉄である
フェリチンの血中量は高値になりますが，貧血が進行します．鉄がたくさんあるため，体が赤血
球をつくる必要がないと判断してしまう，つまり負のフィードバックがかかるためです．そのた
め，PNで栄養管理を行う際，とくに微量元素製剤を連日併用する場合には，必ずヘモグロビン
値をモニタリングしましょう．

　もし貧血が進行するようであれば，まずは出血などの貧血の原因を検索し，原因が見当たらな
ければ微量元素製剤の投与を週3回程度に減らしてみましょう．それだけでも貧血が改善するこ
とが多いです．

❸ その他

尿生化

尿生化（尿生化学検査）は，血液検査よりも安価で，患者の侵襲も少なく，それでいてたくさんのことを教えてくれます．尿中の電解質排泄濃度と尿量がわかれば1日あたりの電解質排泄量が算出できます．電解質の投与量って悩みますよね？　そういうときは尿生化を一度測定してみましょう．かなり参考になりますよ．

電解質以外も，浸透圧や尿タンパクの有無，混濁の有無など本当にたくさんのことを教えてくれる尿生化．私は栄養管理を行う際に必ずモニタリングしています．

まとめ

今回取り上げたモニタリングすべき項目はあくまで一部のものです．そして，重点的にモニタリングすべき項目は，それぞれの患者で異なります．ですので，モニタリングはとても奥が深いです．

一方で，モニタリングさえしっかりできていれば，今のPN内容を評価できます．問題点や改善点があれば，すみやかな対処が可能です．PNは食事と違い，患者状態に大きな変化がなければ，同じ量，同じ組成のものが連日投与されます．ただし，見た目に変化がなくても，体の中で変化が起こっていることは当然あります．そんなときに，十分なモニタリングを行わずに「大丈夫そうだから同じ組成のPNで」と判断するような栄養管理，皆さんなら受けたいですか？　私はそんなPN，絶対に受けたくありません．

「モニタリングなくして栄養管理なし」です．本章を読んでいただき，PNの真の三ツ星シェフになってもらえると嬉しいですね．

文献

1) 江口夏郎，山川隆史：仮説思考．ファーストプレス，2007．
2) Waters DL, et al.：Clin Geriatr Med, 27 (3)：401-421, 2011. [PMID：21824555]
3) Cederholm T, et al.（GLIM Working Group）：Clin Nutr, 38 (1)：1-9, 2019. [PMID：30181091]
4) Jencen GL, et al.：JPEN J Parenter Enteral Nutr, 43 (1)：32-40, 2019. [PMID：30175461]

●●● 本書を最後までお読みいただいた方へ ●●●

　皆さんは，本書を通じて経静脈栄養の三ツ星シェフとしての第一歩を踏み出していただけたと思います．少なくとも，経静脈栄養に対して壁を感じていた方にとっては，その壁を低くするきっかけにはなったのではないでしょうか．それと同時に，現在の臨床現場で見かける経静脈栄養の組成が実際どういうものかということにも気づいていただけたかとも思います．

　実は，本書の隠れテーマのひとつに「"楽しく"学んで，"正しく"怖がる」があります．本書の最初で課題としてお示しして，おそらく皆さんにも考えていただけたであろう健康な人の経静脈栄養組成を経験すると，ふだん臨床で見かける輸液組成の多くで common sense（一般的な感覚）が欠けていること，そしてそれが患者に連日投与され続けているということに，"怖い"という感覚をもたれる方が多いのではないのでしょうか．実はこれはとても大切なことです．今現在，多くの医療従事者はそういった輸液の組成に対して疑問すら感じていないのです．それを"正しく"怖がり，そして疑問に思う医療従事者が増えていくことが，患者にとって本当に適切で愛のある経静脈栄養の提供への第一歩になります．

　本書では主に経静脈栄養のことについてお伝えしましたが，ほとんどの部分は経口摂取や経腸栄養といった他の栄養管理にも十分応用ができる内容です．序文で書いたように，経静脈栄養では，アミノ酸のみ，ブドウ糖のみといった感じで個々の栄養素の量の調整が容易にできることから，私は栄養管理のなかでは経静脈栄養が一番簡単だと思っています（食事や経腸栄養で栄養量の調整ができる栄養士の方たちに私はいつも尊敬の眼差しを向けています！）．ですので，すべての栄養管理を学ぶときの入り口としての経静脈栄養という考えかたも個人的には「あり」だと考えています．

　私は薬剤師ですので，経静脈栄養の組成の立案に薬剤師がもっともっと積極的に関わってほしいと思っていますし，そうあるべきだとも思っています．それが実現するまでのあいだは，他の職種の皆さんのチカラをぜひ貸してください．もちろん，他にも配合変化や腎機能のことなど考えるべきポイントはたくさんあるのですが，そういったところは医薬品の専門家である薬剤師に全部任せちゃいましょう．

　さて，栄養管理法を比較したときに「経静脈栄養よりも経口摂取や経腸栄養の方が優れている」という言葉をよく聞きます．これは必ずしも間違っているわけではなく，経口摂取や経腸栄養は消化管を使用するので生理的ですし，あらゆる栄養素をまんべんなく摂取できるなどのメリットが多いのは事実です．食物繊維は経静脈栄養では投与できませんからね．でも，私はこうも考えています．「そりゃあ"今の"経静脈栄養組成と比べたらそういう意見にもなるよね」と．それと同時に，「せめて個々に適した組成の経静脈栄養がほとんどすべての患者に対して提供されてから，経口摂取や経腸栄養とどちらが優れているのかを判断してはどうか」と．本書を最後までお読みいただいた皆さんはどう思われますか？ ぜひご意見をお聞かせいただきたいです．

　当たり前のことですが，私は，経口摂取，経腸栄養，経静脈栄養それぞれにちゃんと役割があ

ると思っています．しかし，経静脈栄養だけは，なんとなく栄養というよりも治療薬としての意味合いが強いのかも…とも思っています．これが今の状況をつくり出している原因のひとつなのかもしれません．ただ，本文中にも書きましたが，消化管が機能していない，消化管が使えない人にとっては，経静脈栄養が唯一の栄養源になります．経静脈栄養を必要とする患者がいなくなることは，今のところありえません．そうであれば，そのすべてに最適な経静脈栄養が提供されなければなりませんし，そうなることが私の夢でもあります．そのひとつの手がかりに本書がなってくれることを心から期待しています．

最後に本書で一番お伝えしたかった言葉をここにもう一度書きます．

"common sense based nutrition."

私の勝手な造語ではありますが，ぜひ皆さんの心のどこかに置いておいてください．

2024年10月

浅ノ川総合病院 薬剤部
東 敬一朗

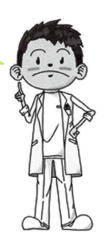

輸液課題の解答例

課題 1

①必要栄養量：2,000 kcal/日，②アミノ酸量：90 g/日

③経静脈栄養組成（巻頭 p.viii，輸液製剤カードを使用）

- **メイン**：中心静脈栄養（CVC）
  - ・フルじゃないカリック 3 号　1 本
  - ・シッカリアミノ　500 mL（200 mL×2.5 本）
  - ・マルチビタミン，微量元素製剤
  - ・10% NaCl　40 mL（20 mL×2 本）
  - ・50%ブドウ糖　100 mL（20 mL×5 本）
- **サブ**：末梢静脈栄養（PVC）
  - ・20%イントラポリス　250 mL

- **組成の内訳**：熱量 2,060 kcal，アミノ酸 90 g，ブドウ糖 300 g，脂質 50 g，水分 1,990 mL
- **モニタリングすべき点**：体重，走るペース，尿量，血糖値，血清 Na 値，脱水症状の有無，筋肉のつき具合（全身の写真を毎日撮影），ルート穿刺部の状態　など

- **立案の POINT**
- ・痩せたいとのことなので，マラソンを走る人としては少なめの栄養量にした
- ・走りきる筋肉・痩せるための筋肉をつけたいため，アミノ酸量は多めに設定
- ・塩分に関しては 7 g/日程度に設定
- ・TPN を背負ってランニングしても OK
- ・シッカリアミノが 2.5 本なので，薬剤部で混注する必要がある

課題 2

①必要栄養量：2,000 kcal/日，②アミノ酸量：60 g/日

③経静脈栄養組成（巻頭 p.viii，輸液製剤カードを使用）

- **メイン**：中心静脈栄養（CVC）
  - ・フルじゃないカリック 3 号　1 本
  - ・シッカリアミノ　200 mL
  - ・マルチビタミン，微量元素製剤
  - ・10% NaCl　20 mL
  - ・50%ブドウ糖　100 mL（20 mL×5 本）
- **サブ**：末梢静脈栄養（PVC）
  - ・20%イントラポリス　250 mL

- **組成の内訳**：熱量 1,940 kcal，アミノ酸 60 g，ブドウ糖 300 g，脂質 50 g，水分 1,670 mL
- **モニタリングすべき点**：体重，尿量，血糖値，血清 Na 値，血圧，脱水症状の有無，腎機能，ルート穿刺部の状態　など
- **立案の POINT**
- ・栄養状態維持が目的のため，透析前だが，たんぱく質制限のなかでも多めの 0.8 g/kg/日に設定
- ・塩分制限が重要なので，5 g/日程度に抑える
- ・実は課題 1 の解答例からシッカリアミノと 10% NaCl の本数を少なくしただけ

課題 3（その 1）

①必要栄養量：1,400 kcal/日，②アミノ酸量：40～50 g/日

③経静脈栄養組成（巻頭 p.viii，輸液製剤カードを使用）

- **メイン**：末梢静脈栄養（PVC）
  - ・○－フリード　1 本
  - ・ビタミン B 群複合剤（1 回のみ）
  - ・10% NaCl　20 mL
  - ・50%ブドウ糖　40 mL（20 mL×2 本）
- **サブ**：末梢静脈栄養（PVC）
  - ・20%イントラポリス　250 mL

- **組成の内訳**：熱量 1,080 kcal，アミノ酸 30 g，ブドウ糖 115 g，脂質 50 g，水分 1,370 mL
- **モニタリングすべき点**：体重，活気，尿量，浮腫の有無，血清 Na 値，腎機能，ルート穿刺部の状態　など
- **立案の POINT**
- ・投与栄養量，アミノ酸量ともに少なめである（これ以上栄養を増やそうとすると，高齢者の場合は水

分負荷が大きくなりすぎる）ため，このままだと低栄養が進む可能性高い
- 投与栄養量に占める脂質の割合が高め
- 塩分は 6 g/日程度に設定
- 高カロリー輸液用製剤を使用していないため，マルチビタミン・微量元素製剤は投与不可
- 血管痛や静脈炎のリスクあり

課題 3（その 2）

①必要栄養量：1,400 kcal/日，②アミノ酸量：40〜50 g/日
③経静脈栄養組成（巻頭 p.viii，輸液製剤カードを使用）

● メイン：中心静脈栄養（CVC）
- フルじゃないカリック 2 号　1 本
- シッカリアミノ　200 mL
- マルチビタミン，微量元素製剤
- 10% NaCl　20 mL
- 50%ブドウ糖　40 mL（20 mL×2 本）

● サブ：末梢静脈栄養（PVC）
- 20%イントラポリス　200 mL（100 mL×2 本）

- 組成の内訳：熱量 1,380 kcal，アミノ酸 50 g，ブドウ糖 195 g，脂質 40 g，水分 1,460 mL
- モニタリングすべき点：体重，活気，尿量，浮腫の有無，血清 Na 値，血糖値，血清 BUN 値，腎機能，ルート穿刺部の状態　など

● 立案の POINT
- 少ない水分負荷でしっかり栄養が投与できている
- アミノ酸がちゃんとタンパク質合成に用いられているかどうか確認するために，BUN 値をモニタリングする
- 塩分は 5 g/日程度に設定
- マルチビタミン・微量元素製剤が投与可能

課題 4

①必要栄養量：2,300 kcal/日，②アミノ酸量：80 g/日
③経静脈栄養組成（巻頭 p.viii，輸液製剤カードを使用）

● メイン：中心静脈栄養（CVC）
- フルじゃないカリック 2 号　1 本
- シッカリアミノ　500 mL（200 mL×2.5 本）
- マルチビタミン，微量元素製剤
- 10% NaCl　40 mL（20 mL×2 本）
- 50%ブドウ糖　100 mL（20 mL×5 本）

● サブ：末梢静脈栄養（PVC）
- 20%イントラポリス　500 mL（250 mL×2 本）

- 組成の内訳：熱量 2,220 kcal，アミノ酸 80 g，ブドウ糖 225 g，脂質 100 g，水分 2,140 mL
- モニタリングすべき点：体重，尿量，血糖値，血清 Na 値，脱水症状の有無，血中トリグリセライド（TG）値，血ガス（可能であれば），経口摂取量，ルート穿刺部の状態　など

● 立案の POINT
- 必要栄養量は健常時の 1.4 倍に設定
- アミノ酸量は健常時の 1.5 倍に設定
- 消化管には問題ないので，少量でもいいから必ず経口摂取を併用する（それで栄養量が多くなっても，栄養状態の改善につながるので OK）
- 呼吸商を考慮して，脂質の量は多めにする
- 塩分は 7 g/日程度に設定

課題 5

- 皆さんがつくった組成すべてが大正解です！
- その経静脈栄養組成を投与することで 1 ヵ月後どうなっているかを知りたい方がいらっしゃいましたら，東（kei.higashi0920@gmail.com）までメールでお知らせください．結果を予想して返信します．書籍のご感想もお待ちしています．

241

●●● 日本語索引 ●●●

● あ ●

悪液質 …………… 178, 190
アクチット® ………………… 26
アセスメント ………………… 226
アミゼット® …………… 16, 134
アミノ酸 …… 41, 91, 116, 204
——強化 ………………… 175
アミノ酸製剤 ………… 91, 136
アミノレバン® …… 17, 98, 134
アミパレン® ………… 16, 134
アルギニン ………………… 99
アルブミン …… 63, 227, 234
安静時エネルギー消費量
　（REE） ………………… 75
アンモニア（NH$_3$）… 96, 98

● い ●

イクイバレント（Eq）……… 59
医原性低栄養 ………… 31, 37
意識レベル ………………… 105
1号液 ………………… 142
インスリン ………………… 83
イントラリポス® ……… 19, 134
インライン
　フィルター ……… 72, 161

● う～お ●

ヴィーン® ………… 22, 141
ウェルニッケ脳症 …………… 88

栄養アセスメント …… 30, 113
栄養サポートチーム
　（NST） ………………… 30
栄養指標 ………………… 114
栄養療法 ………………… 30
エネフリード® ……… 15, 132
エネルギー強化 ………… 184
エネルギー産生栄養素 …… 79

エルネオパ® ………… 6, 127
嚥下機能 ………… 45, 210
嚥下障害 ………………… 210
塩分制限 …… 167, 175, 179

嘔気・嘔吐 ………………… 107
オスモル（Osm）………… 60

● か ●

活動係数（AF）……… 74, 204
カテーテル関連血流感染症
　（CRBSI）………… 70, 158
カリウム（K）………………… 235
——制限 ………………… 167
カリウムイオン（K$^+$）……… 118
がん ………………… 187
がん悪液質 ………………… 190
肝硬変 ………………… 173
肝性脳症 ………………… 98
肝不全用アミノ酸
　製剤 ………… 93, 97, 136

● き～け ●

飢餓 ………… 100, 173
基礎エネルギー消費量
　（BEE） ………………… 74
基礎代謝量 ………………… 74
キドミン® …… 18, 98, 134
胸水 ………… 63, 179
禁忌 ………………… 110
筋弛緩作用 ………………… 215

グルコース
　（ブドウ糖）……… 79, 117

経静脈栄養 …… 30, 32, 48,
　　　　　　　　66, 113
経腸栄養 ………… 30, 32
——剤 ………………… 33

● こ ●

血管痛 ………… 107, 111
血漿 ………………… 54
血漿浸透圧 ………………… 61
血清アルブミン（Alb）……… 96
血清総蛋白（TP）……… 96
血清尿素窒素（BUN）……… 96
血糖管理 ………………… 70
血糖値 ………………… 236

高カリウム血症 ………………… 89
高カロリー輸液用
　糖・電解質液 ………… 124
高カロリー輸液用マルチバッグ
　製剤 ………………… 125
抗コリン作用 ………………… 213
膠質浸透圧 ………………… 63
高張性脱水 ………………… 147
高尿素窒素血症 ………………… 98
高濃度ブドウ糖液 ………… 89
抗ヒスタミン薬 ………………… 212
高齢者 ………………… 94
誤嚥性肺炎 …… 44, 209
呼吸商 ………………… 184
骨格筋量 ……… 227, 233
5％ブドウ糖液 …… 59, 148

● さ ●

細胞外液 ………… 54, 139
細胞外液補充液 …… 139, 149
細胞間液 ………………… 54
細胞内液 ………………… 54
酢酸リンゲル液 …… 141, 150
鎖骨下静脈穿刺 …… 71, 159
サルコペニア ………………… 205
3号液 ………………… 142

●し●

脂質 ················ 48, 104, 117
脂肪肝 ··························· 106
脂肪制限食 ···················· 105
脂肪乳剤 ····· 72, 89, 104, 107,
　　　　　　　　　　125, 136
周術期 ···························· 193
重炭酸リンゲル液 ····· 141, 150
術前栄養療法 ················· 193
晶質浸透圧 ······················ 64
脂溶性ビタミン ·············· 151
除脂肪体重 ···················· 222
心臓悪液質 ···················· 178
身体所見 ················ 231, 233
診断的アセスメント ······· 226
浸透圧 ······················ 62, 70
心不全 ···························· 178
腎不全用アミノ酸
　製剤 ······· 93, 98, 136, 169
腎不全用高カロリー輸液
　基本液 ·························· 89

●す〜そ●

水分制限 ························ 179
水分量 ···························· 115
水溶性ビタミン ·············· 151
スクリーニング ·············· 223
ストレス係数 (SF) ····· 74, 93

生食ロック ···················· 161
生理食塩液 ······· 58, 141, 150

総エネルギー消費量
　(TEE) ·························· 74
総合アミノ酸製剤 ····· 91, 136
ソリタ® ························· 132
—— -T3 号 G 輸液 ······ 10
—— -T1 号輸液 ············ 24
—— -T2 号輸液 ············ 25
—— -T3 号輸液 ············ 26
—— -T4 号輸液 ············ 27
ソリタックス® ········ 11, 132
ソルアセト® ··················· 22

ソルデム® ····················· 132
—— 3AG 輸液 ············· 11
—— 1 輸液 ··················· 24
—— 2 輸液 ··················· 25
—— 3A 輸液 ················ 26
—— 6 輸液 ··················· 27
ソルラクト® ··········· 21, 141

●た●

体液 ································· 54
体脂肪率 ························ 233
体重 ························· 76, 233
多剤併用 ························ 216
脱水 ······························· 147
たんぱく質 ·············· 91, 204
——強化 ····· 169, 175, 184
——の摂取制限 ···· 101, 167

●ち〜て●

窒素代謝産物 ·········· 166, 180
中心静脈栄養 (TPN) ···· 66, 70
中心静脈カテーテル
　(CVC) ················ 70, 159
中心静脈ルート ·············· 159
中枢抑制作用 ·········· 213, 215

低栄養 ·············· 31, 37, 222
低張液 ···························· 140
低張性脱水 ···················· 148
低張電解質輸液 ······· 140, 148
低リン血症 ··············· 86, 124
電解質 ··············· 54, 63, 118,
　　　　　　　　　　139, 166
——組成 ························ 54
電解質輸液 ············· 139, 148

●と●

糖質 ······························· 79
透析 ························ 102, 166
等張電解質輸液 ······· 139, 149
投与速度 ····· 33, 80, 107, 117
投与ルート ······················ 69

当量 ································· 59
トランスサイレチン ········· 234
トリフリード® ··········· 9, 132

●な行●

ナトリウム (Na) ··········· 235
ナトリウムイオン
　(Na$^+$) ······················ 118

2 号液 ···························· 142
乳酸アシドーシス ······· 80, 88,
　　　　　　　　　　124, 134
乳酸リンゲル液 ······· 141, 150
尿素窒素 ········· 96, 100, 234
尿量 ······························ 233

ネオアミユー® ··· 18, 98, 134
ネオパレン® ·············· 5, 127

●は●

ハイカリック® ·········· 2, 127
—— RF 輸液 ····· 2, 89, 124
廃用性萎縮 ·············· 45, 210
パレセーフ® ············ 13, 132
パレプラス® ············ 14, 132
半透膜 ····························· 62

●ひ●

ピーエヌツイン® ········· 3, 127
ビカネイト® ············ 23, 141
ビカーボン® ············ 23, 141
ビタミン ························ 151
——剤 ························· 151
ビタミン B$_1$ ········ 71, 80,
　　　　　　　　　　124, 134
非たんぱく質熱量/窒素比
　(NPC/N 比) ··········· 91, 95
必須アミノ酸 (EAA) ········ 91
必須脂肪酸欠乏 ·············· 105
必要栄養量 ······· 41, 73, 115,
　　　　　　　　　　204, 230
皮膚障害 ························ 233

243

皮膚症状 ……………… 105
ビーフリード® ……… 13, 132
標準体重 ………………… 76
病態別アミノ酸製剤 …… 93, 97
微量元素 ……………… 153
　　——製剤 ……… 151

● ふ〜ほ ●

フィジオ® …………… 132, 141
　　—— 35 輸液 ………… 10
　　—— 140 輸液 ……… 22
フィジオゾール® …… 9, 132
腹水 ……………… 63, 175
浮腫 ……… 64, 175, 179
物質量 ………………… 57
ブドウ糖
　　（グルコース）…… 79, 117
ブドウ糖液 ………… 59, 89
プラスアミノ® …… 12, 132
フルカリック® …… 4, 127
フレイル ……………… 205
プロテアミン® …… 17, 134
分岐鎖アミノ酸（BCAA）… 92

●

ヘパリンロック ……… 161
ヘモグロビン ………… 236

●

芳香族アミノ酸（AAA）…… 93
補完的中心静脈栄養法
　　（SPN）………… 71, 185

補正体重 ………………… 76
ポタコール® ………… 141
ポリファーマシー …… 216

● ま行 ●

末梢静脈栄養
　　（PPN）………… 66, 69, 131
末梢静脈栄養用輸液製剤 … 131
末梢静脈カテーテル … 70, 158
末梢挿入式中心静脈カテーテル
　　（PICC）………… 72, 159
末梢ルート …………… 158
慢性腎臓病（CKD）…… 89, 166
慢性閉塞性肺疾患
　　（COPD）………… 182

●

味覚障害 ……………… 214
ミキシッド® ……… 8, 127
水・電解質管理 ……… 54
ミリオスモル（mOsm）… 60
ミリ当量 ……………… 59

●

無脂肪食 ………… 48, 166

●

モニタリング ……… 42, 96,
　　　　　　　　　119, 230
モリヘパミン® …… 17, 98, 134
モル（mol）…………… 57

● や行 ●

夜食療法（LES）……… 175

●

輸液製剤 …………… 33, 118
輸液ライン ……………… 72

●

4 号液 ………………… 142

● ら〜わ ●

ラクテック® ……… 21, 141

●

リハビリテーション ……… 94
リハビリテーション栄養
　　（リハ栄養）……… 202, 212
リハビリテーション薬剤
　　（リハ薬剤）………… 215
リフィーディング症候群
　　（refeeding syndrome）
　　……………… 86, 171
リン（P）…… 86, 124, 236
リンゲル液 ………… 141, 150
臨床栄養 …………… 30, 37

●

ルート管理 …………… 158
ルーメン ……………… 160

●

ロック ………………… 161

●

ワンパル® ……… 7, 127

●●● 外国語索引 ●●●

● 数字 ●

1 号液 ················· 142
2 号液 ················· 142
3 号液 ················· 142
4 号液 ················· 142
5%ブドウ糖液 ······· 59, 148

● A ●

AAA (aromatic amino
　acids) ··················· 93
AF (active factor) ···· 74, 204
Alb (albumin) ············· 96

● B ●

BCAA (branchedchain
　amino acids) ··············· 92
BEE (basal energy
　expenditure) ················ 74
BMI (body mass
　index) ················· 233
BUN (blood urea
　nitrogen) ················· 96

● C~F ●

CKD (chronic kidney
　disease) ········· 89, 166
common sense based
　nutrition ················· 46
COPD (chronic obstructive
　pulmonary disease) ···· 182
CRBSI (catheter related
　bloodstream infection)
　················· 70, 158
CVC (central venous
　catheter) ················· 159

● ●

EAA (essential amino
　acids) ················· 91
Eq (equivalent) ········· 59
evidence based
　nutrition ················· 47

● G~L ●

GLIM 基準 ·············· 114, 224

Harris-Benedict の式 ········ 74

IVH (intravenous
　hyperalimentation) ···· 130

KN1 号輸液 ············· 24
—— 2 号輸液 ········· 25
—— 3 号輸液 ········· 26
—— 4 号輸液 ········· 27

LES (late evening
　snack) ················· 175

● M~O ●

mEq (milliequivalent) ······ 59
MNA® (Mini Nutritional
　Assessment®) ············· 224
mol ················· 57
mOsm (milliosmole) ········ 60
MUST (Malnutrition
　Universal Screening
　Tool) ················· 225

NH$_3$ (アンモニア) ········ 96, 98
NPC/N 比 (non-protein
　calorie/nitrogen
　ratio) ················· 91, 95
NRS-2002 (Nutritional Risk

Screening-2002) ········ 225
NST (nutrition support
　team) ················· 30

ONS (oral nutritional
　supplements) ············· 68
Osm (osmole) ············· 60

● P~R ●

PFC 比 (PFC バランス) ····· 42
PICC (peripherally inserted
　central catheter)
　················· 72, 159
PPN (peripheral parenteral
　nutrition) ········· 66, 69
PVC (peripheral venous
　catheter) ················· 158

REE (resting energy
　expenditure) ················ 75
refeeding syndrome
　················· 86, 171

● S~Z ●

SF (stress factor) ········ 74, 93
SGA (Subjective Global
　assessment) ················· 226
SPN (supplemental
　parenteral nutrition)
　················· 71, 185

TEE (total energy
　expenditure) ················ 74
TEO 基準 ················· 92
TP (total protein) ········· 96
TPN (total parenteral
　nutrition) ········· 66, 70

著者略歴

東　敬一朗
（ひがし　けいいちろう）

1976年9月20日生　三重県出身

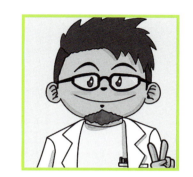

【学歴】
1999年3月　摂南大学薬学部 卒業
2001年3月　摂南大学大学院薬学研究科（博士前期課程）修了
2012年3月　金沢大学大学院自然科学研究科（博士後期課程）修了
　　　　　　博士号（薬学）取得

【職歴】
2001年4月　金沢大学附属病院薬剤部 入職
2009年4月　同 主任
2012年4月　金沢市立病院薬剤室 入職，主任
2014年11月　浅ノ川総合病院薬剤部 入職
2019年4月　同 主任

※ 2004年より栄養サポートチーム（NST）として栄養管理に従事

三ツ星シェフへの道「経静脈栄養」実践GUIDE

2024年11月15日　1版1刷　　　Ⓒ 2024

著　者
　東　敬一朗
　（ひがし　けいいちろう）

発行者
　株式会社 南山堂　代表者 鈴木幹太
　〒113-0034　東京都文京区湯島4-1-11
　TEL 代表 03-5689-7850　www.nanzando.com
　ISBN 978-4-525-26081-1

<JCOPY> ＜出版者著作権管理機構 委託出版物＞
複製を行う場合はそのつど事前に（一社）出版者著作権管理機構（電話03-5244-5088，FAX 03-5244-5089，e-mail: info@jcopy.or.jp）の許諾を得るようお願いいたします．

本書の内容を無断で複製することは，著作権法上での例外を除き禁じられています．また，代行業者等の第三者に依頼してスキャニング，デジタルデータ化を行うことは認められておりません．